LES FAMILLES MONOPARENTALES

MATRICENTRIQUES ET PATRICENTRIQUES
HÉTÉRO ET HOMOSEXUELLES

5-7, rue de l'Ecole polytechnique ; 75005 Paris

http://www.librairieharmattan.com
diffusion.harmattan@wanadoo.fr
harmattan1@wanadoo.fr

ISBN : 978-2-296-11712-9
EAN : 9782296117129

Huguette CAGLAR

LES FAMILLES MONOPARENTALES

MATRICENTRIQUES ET PATRICENTRIQUES HÉTÉRO ET HOMOSEXUELLES

L'Harmattan

DU MÊME AUTEUR

La structure psychologique de l'adolescent toxicomane au travers du test de Rorschach, Montréal, Éd. Marathon, 1978.

La psychologie scolaire, Paris, Presses Universitaires de France, Coll. « Que Sais-je ? », 1983, 3e éd. 1993, traduit en espagnol, grec, arabe.

La psychologia escolar, Mexico, Fondo de Cultura Economica, 1985.

Adolescence et suicide (sous la direction de), Paris, ESF, 2e éd. 1991.

Échec scolaire. Nouvelles perspectives systémiques (co-auteur) « La compréhension de l'échec scolaire à travers la lecture des crises familiales : la technique du double cursus commenté (DCC) », Paris, ESF, 1994.

Nouveau traité de psychiatrie de l'enfant et de l'adolescent, « Le suicide chez l'enfant et l'adolescent : approches thérapeutiques », Paris, Presses Universitaires de France, 2e éd. 1995.

Mémoires et devenir. Regards croisés sur la psychologie scolaire (co-auteur). Quand le magicien sans magie se fait apprenti sorcier, ou les limites de la systémie scolaire. Grenoble, Pluriels de Psyché, 1996.

Être enseignant. Un métier impossible ? Hommage à Ada Abraham (sous la direction de), Paris, Éd. L'Harmattan, 1999.

REMERCIEMENTS

C'est à *Lise Gilbert* que nous devons la mise en page de cet ouvrage. Nous lui adressons tous nos remerciements pour sa grande compétence, sa constante disponibilité.

Nous tenons à remercier *Richard*, *Ludovic*, *Johanne*, *Mélissa* et *tous les autres enfants* qui ont bien voulu nous livrer avec confiance, et parfois avec souffrance, leur histoire familiale. Ces histoires familiales viennent illustrer et enrichir les recherches et les théories exposées dans cet ouvrage. Monsieur Denis Pryen, directeur des Éditions L'Harmattan, a bien voulu assumer la reproduction des dessins en couleur. Nous lui en sommes reconnaissante.

INTRODUCTION

Nous sommes ce que nous avons fait de ce qu'on a fait de nous.

Jean-Paul Sartre

La famille n'est pas la cellule sociale. On peut concevoir une société absolument différente de la nôtre, la famille se reformera. C'est l'amour qui l'impose parce qu'il veut durer.
Jacques Chardonne, 1884-1968
L'amour, c'est beaucoup plus que l'amour.
– Écrivain reconnu pour avoir su trouver « assez de nuances dans les gris pour peindre l'intimité, l'amour dans la vie à deux » –

Nombreuses sont les voix qui s'élèvent pour prédire la mort de la famille quand apparaissent dans les années soixante-dix les premiers changements culturels, signes avant-coureurs de l'avènement de la société postmoderne.

Comme l'avait annoncé Jacques Chardonne, la famille se reforme ... mais, non plus selon le modèle nucléaire jusqu'alors dominant et érigé en norme, car l'amour n'est plus ce qu'il était, il y a seulement une vingtaine d'années. En ce début de la moitié du XXe siècle, de « l'après-mai 68 », les jeunes gens vivent en union libre, se marient « pour le meilleur ... et sans le pire »[1], brisent le lien de conjugalité dès que les sentiments amoureux disparaissent ou perdent de leur intensité. La famille plurielle est née et va se développer.

Parmi les nouveaux modèles familiaux, une famille se distingue par sa structure particulière : la famille monoparentale.

---

[1] Évelyne Sullerot, *Pour le meilleur et sans le pire*, Paris, Éd. Fayard, janvier 1990, 257 p.

C'est en 1982 que la famille monoparentale est officiellement reconnue en France. L'analyse socio-historique de l'évolution des structures familiales nous montre le long et aride chemin qu'il lui a fallu parcourir pour pouvoir officiellement prendre place dans la mosaïque des nouvelles familles.

Quelles que soient les sociétés, les structures familiales ont toujours été déterminées par une pluralité de facteurs économiques, démographiques, politiques. À ces facteurs viennent s'ajouter les changements des attitudes et des comportements sexuels, conjugaux et familiaux induits par le bouleversement culturel qui va marquer toute la seconde moitié du XXe siècle.

L'évolution des mentalités et des mœurs favorise la banalisation de la monoparentalité, et le regard social porté sur la parentalité singulière s'en trouve modifié.

Tout d'abord perçue comme déviance, marginalité, la monoparentalité est ensuite reconnue comme modèle familial. La pratique de plus en plus répandue de l'union libre, la montée sans précédent du nombre de séparations et de divorces font de la monoparentalité non plus un état, mais un moment, une séquence – unique ou plurielle – dans la trajectoire de la vie familiale d'un individu.

Dès lors, les voies d'accès à la monoparentalité vont se diversifier : à côté de « la fille mère », des veuves et surtout des veufs fort nombreux jusqu'au début du XVIIIe siècle en raison de la durée de l'espérance de vie et de la fréquence élevée des décès maternels à l'accouchement, viennent prendre place : les mères divorcées, les mères séparées, les mères célibataires volontaires dont le nombre ne cesse d'augmenter, les adolescentes mères solitaires et, d'émergence assez récente, les familles monoparentales patricentriques encore peu représentées, bien qu'en légère progression, enfin les familles monoparentales homosexuelles.

Dans ce mouvement de renouveau des mentalités et des mœurs, des individus s'auto-identifient homosexuel(le)s et revendiquent la reconnaissance légale de leur union, des droits pour leurs enfants équivalents à ceux octroyés aux enfants de parents hétérosexuels.

Dès lors, la visibilité des homosexuels s'affirme, suscitant un sentiment d'inquiétude chez les magistrats et chez les travailleurs sociaux. Subséquemment, des recherches portant essentiellement sur le développement psychologique de l'enfant élevé par des parents homosexuels vont être entreprises. Parallèlement, la Cour européenne des droits de l'Homme reconnaît aux couples lesbiens le droit à l'insémination artificielle et à l'adoption.

Cette double reconnaissance dans l'espace juridique et dans l'espace scientifique de cette nouvelle forme de parentalité donne aux familles homoparentales droit de cité parmi les nouvelles familles.

Semblables du point de vue structurel, ces familles monoparentales observées d'un point de vue dynamique se révèlent fort différentes les unes des autres. Si le vécu éprouvé par le parent vivant en situation de monoparentalité est lié aux conditions de rupture dans le mode de vie, ce ressenti monoparental subit aussi l'influence de l'appartenance catégorielle (veuvage, divorce, maternité célibataire volontaire, maternité adolescente solitaire, famille monoparentale patricentrique, homomonoparentalité). En d'autres termes, le concept de monoparentalité recouvre une diversité de situations familiales hétérogènes.

Enfin, la fragilisation des liens d'union, les naissances hors mariage, la maternité adolescente célibataire en constante progression, l'apparition de l'homoparentalité ont retenu l'attention des spécialistes de l'enfance qui ont centré leurs recherches sur la mise en évidence d'une relation de causalité entre l'appartenance de l'enfant à une famille monoparentale matricentrique ou patricentrique hétérosexuelle ou homosexuelle et la présence éventuelle de perturbations ou retard dans son développement cognitif, socio-affectif ou dans sa scolarité.

Si les conclusions de ces recherches divergent souvent, l'accord se fait sur la nécessité et l'efficacité des systèmes de soutien intrafamiliaux et extrafamiliaux, des modèles d'intervention préventive et thérapeutique offerts aux familles engagées dans une procédure de divorce, en crise éclatées ou confrontées aux critiques que suscite l'orientation sexuelle du parent singulier.

Au terme de la revue de la littérature consacrée au développement psychologique de l'enfant et de l'adolescent de famille monoparentale hétérosexuelle ou homosexuelle, deux constats s'imposent : l'importance de la place accordée dans ces recherches à l'enfant de parents divorcés et, d'autre part, le statut de l'enfant vu comme objet d'étude et non comme enfant sujet de son histoire car la parole ne lui a été que très rarement donnée. Aussi, avons-nous souhaité la lui restituer en illustrant les conclusions des recherches dites « classiques » avec les dessins de la famille et les récits d'enfants de parents divorcés, mais aussi d'enfants de mères célibataires volontaires ; de mères adolescentes célibataires en situation de rupture familiale ou sociale ou, encore, vivant en cohabitation familiale ; d'orphelins.

Ce sont ces différents aspects des familles monoparentales hétérosexuelles et homosexuelles, matricentriques et patricentriques, que nous avons tenté d'appréhender et d'exposer dans le cadre de cet ouvrage. Nous avons choisi de présenter conjointement les familles monoparentales hétérosexuelles et les familles monoparentales homosexuelles. Non pas dans une perspective comparative, mais plutôt pour préserver et souligner la spécificité de ces deux structures familiales, laissant au lecteur la possibilité, s'il le désire, de faire lui-même des comparaisons.

De par son histoire et sa nature, l'étude du processus de monoparentalité est complexe et son approche ne peut être que pluridisciplinaire, sans pour autant pouvoir prétendre être exhaustive.

Nous espérons cependant que le lecteur pourra puiser dans cet ouvrage des éléments de connaissance et de réflexion qui lui permettront d'élargir et d'approfondir sa connaissance des familles monoparentales matricentriques et patricentriques, qu'elles soient hétérosexuelles ou homosexuelles.

PREMIÈRE PARTIE

LES MUTATIONS DE LA FAMILLE

Quand la faute est devenue commune, elle a cessé d'être une faute. Ce que la loi de jadis prohibait comme un crime, la loi nouvelle le reconnaît alors comme un droit.

Léon Blum, *Du mariage*, 1907

Chapitre premier

ÉVOLUTION DES STRUCTURES FAMILIALES

Vers le milieu du XXe siècle, une structure familiale particulière, la famille monoparentale, suscite un vif intérêt partagé par les spécialistes de différentes disciplines : psychologues, sociologues, pédopsychiatres, démographes, juristes, mais aussi par les hommes politiques et capte l'attention des médias.

Questionné, le fait familial monoparental se révèle être le symptôme de l'évolution générale des structures familiales des sociétés postmodernes.

En effet, quelles que soient les sociétés et les époques étudiées, les structures familiales ont toujours été étroitement liées à l'interférence des conditions économiques, politiques, sociales, démographiques, des changements des comportements et des attitudes dans les sphères sexuelle, conjugale et familiale. Il convient donc de s'interroger sur l'évolution structurelle, sociétale et familiale dans laquelle s'inscrit l'émergence de ce nouveau modèle familial : la famille monoparentale.

DE LA FAMILLE ÉLARGIE À LA FAMILLE CONJUGALE OU NUCLÉAIRE

— Dans la Gaule romaine et jusqu'aux dernières invasions du IXe siècle, la famille conjugale ou nucléaire domine[1].

— Un besoin de protection amène les familles de la noblesse et de la paysannerie de la Féodalité à adopter une organisation familiale élargie[2] face à la décadence de l'État[3].

— Quand celui-ci se renforce au XIIIe siècle, la famille conjugale réapparaît. En dépit de quelques exceptions notables, elle restera la règle durant tout le XIVe siècle.

— Dans la France, l'Angleterre, l'Italie préindustrielles, pour les populations majoritairement agricoles, les modèles familiaux varient selon les conditions d'accès à la terre.

Le sociologue de la famille P. Ariès[4] note que, sous l'Ancien Régime, les organisations familiales prennent une forme tantôt élargie, tantôt conjugale en fonction des conditions économiques, sociales, politiques, démographiques de l'époque.

Du XVIe siècle au XIXe siècle, trois modèles familiaux coexistent en Europe, selon F. Leplay[5] :

— Le *modèle nucléaire* basé sur le mariage tardif des enfants en dehors du foyer parental reste le plus répandu.

— Le *modèle de famille-souche* lié à la permanence d'une « maison » ou d'une exploitation familiale, héritage d'un seul enfant.

— Le *modèle patriarcal ou communautaire* où les fils se mariaient et s'établissaient au foyer paternel.

---

[1] Est définie par la cohabitation et la coopération socialement reconnues d'un couple avec ses enfants. G.-P. Murdoch, *De la structure sociale*, Payot, Paris, 1972.

[2] Se dit d'une famille comprenant autour des parents et des enfants, d'autres parents (grands-parents, oncle, tante…).

[3] F. Lebrun, *La vie conjugale sous l'Ancien Régime*, Paris, Armand Colin, 1975, 4e édition, 1998.

[4] P. Ariès, *L'enfant et la vie familiale sous l'Ancien Régime*, Paris, Seuil, 1975.

[5] A. Collomp (sous la direction de F. de Singly), *Les formes de la famille. Approche historique*, *Dans : La Famille, L'État Des Savoirs*, Paris, La Découverte, 1991, p. 9-21.

En France, malgré quelques disparités régionales, la répartition des systèmes familiaux divise le territoire en deux zones : le nord où domine le modèle nucléaire et le sud où règne la famille-souche. Ce clivage entre le nord et le sud s'expliquerait par la géographie du droit successoral (équité dans le partage au nord et à l'ouest, droit d'aînesse dans le sud), mais aussi par le mode de répartition des terres et celui de leur exploitation. Dans le nord, les fermiers exploitent les grandes propriétés nobles, ecclésiastiques ou bourgeoises, contrairement aux propriétaires du sud qui exploitent leurs propres biens. Quant aux provinces du centre, elles sembleraient privilégier le modèle communautaire.

LA GÉNÉRALISATION DU MODÈLE NUCLÉAIRE

Le contexte socio-économique de l'époque préindustrielle, caractérisé par une forte pénurie alimentaire, une hygiène précaire et une protection étatique quasi inexistante, contraint les familles à une certaine cohésion afin d'être en mesure d'assumer les multiples fonctions engendrées par un tel contexte.

La famille de la société préindustrielle a pour fonctions principales la pratique commune d'un métier agricole ou artisanal, l'entraide quotidienne, la conservation et la transmission du patrimoine, essentiel à sa survie. Malgré des conditions de vie difficiles, une mortalité infantile qui avoisine les 50%, la fréquence des décès maternels à l'accouchement, le taux des familles nombreuses est élevé car se reproduire est vital pour perpétuer le nom et le patrimoine. Selon J. Fourastié, au XVIIe siècle, la fécondité des femmes gravite autour de six ou sept enfants. Cependant, la durée moyenne des unions n'excède guère une dizaine d'années en raison, indépendamment du sexe, de la durée de l'espérance de vie et, d'autre part, du nombre élevé de femmes mortes en couches en laissant plusieurs orphelins. Pour 1 000 hommes mariés à 27 ans, la moitié environ survivait à 50 ans. Parmi ceux-ci, 300 étaient encore mariés à leur première femme, 170 remariés et 60 veufs.

Dans les sociétés paysannes des XVIIe et XVIIIe siècles, reconstituer une nouvelle famille est donc perçu comme une démarche naturelle, à finalité utilitaire à la survie du groupe familial et, par conséquent, bien acceptée par la société. La nouvelle épouse est investie d'une double tâche : élever les enfants du premier et parfois du second lit et procréer, à son tour, afin d'assurer la main-d'œuvre nécessaire à l'exploitation agricole. Pour les mêmes raisons, le remariage des jeunes veuves ou des veuves fortunées est également bien toléré.

Quant aux familles monoparentales ayant pour chef de famille un veuf ou une veuve, elles bénéficient du respect et de la compassion de l'entourage alors que les maternités hors mariage, généralement non désirées, sont assimilées à une faute ou à un péché et sont toujours objet d'opprobre.

— Durant les deux derniers siècles, sous l'action conjuguée de l'avènement et du développement de l'industrialisation et de l'urbanisation, le modèle de la famille nucléaire va se généraliser et se stabiliser.

La révolution industrielle instaure le salariat et son extension ne tarde pas à provoquer le déclin des exploitations agricoles et artisanales. La disparition du lien direct entre les besoins en main-d'œuvre du système économique et de l'économie de la reproduction familiale déstabilise la famille. La mouvance du marché du travail oblige les ouvriers et les paysans, la plupart illettrés, à une mobilité géographique, facteur inducteur prévalent de l'éclatement de la famille patrimoniale et de l'extension du modèle conjugal [8][*].

Simultanément, les interactions complexes d'une constellation de facteurs participent à la consolidation de ce type d'organisation familiale. Le progrès technique qui s'étend à d'autres domaines (santé, hygiène, habitat, production) entraîne une baisse de la mortalité infantile et de la natalité, favorise l'augmentation de la consommation, l'accès à certains loisirs.

L'État, les entreprises prennent progressivement en charge un nombre croissant de fonctions (écoles, formation professionnelle, santé ...) jusqu'alors assumées entièrement par la famille, ce qui a pour effet de renforcer la stabilisation de l'ouvrier dans son milieu familial.

---

[*] Les chiffres entre crochets renvoient aux références bibliographiques situées à la fin de cet ouvrage.

Néanmoins, l'organisation des familles ouvrières dans les villes reste très largement tributaire de leurs conditions de vie. Selon M. Ségalen [28], les modèles familiaux chez les ouvriers sont aussi disparates que les conditions de logement qu'ils doivent affronter et le niveau des salaires offerts par les entreprises. Ainsi, l'étude menée par William Sewell (1971) sur la ville de Marseille montre qu'au milieu du XIXe siècle, le mariage est pratique courante chez les ouvriers qualifiés et leur union stable, contrairement aux ouvriers non qualifiés plus enclins au célibat et à la mobilité sociale et géographique.

De manière générale, la condition ouvrière à cette époque reste misérable. En 1842 à Manchester, le quart de la population dépend de la charité bourgeoise. En 1856 à Lille, en dépit du travail conjoint de l'homme et de la femme dans les filatures de coton de 5h30 à 20h durant 300 jours par an, le travail des enfants est un appoint indispensable pour la survie familiale [8].

En ces débuts d'industrialisation, l'absence dans les villes d'infrastructures pour loger les ouvriers se fait cruellement sentir et va provoquer le retour à une organisation familiale élargie. Malgré l'insalubrité, l'exiguïté des logements, le montant des locations représente la moitié des dépenses du ménage. Jeunes couples et parents âgés recourent donc à la cohabitation, d'autant plus qu'en l'absence d'aide sociale le soutien des autres membres de la famille devient nécessité : la garde des enfants peut ainsi être assurée par les grands-parents.

Cette précarité de la condition ouvrière explique la montée du concubinage dicté par la peur d'un engagement difficile à respecter (au XIXe siècle, 25% des ouvriers sont légalement mariés), du nombre élevé d'enfants illégitimes qui, selon L. Chevalier, atteint 30% dans le Paris de 1840, de la fréquence des abandons.

À l'opposé, pour la classe bourgeoise, le XIXe siècle ouvre une période de prospérité. La révolution industrielle ne rend plus nécessaire la participation de la femme issue de la bourgeoisie à la gestion et à l'essor de l'entreprise familiale. Désormais elle va, secondée par des domestiques, se consacrer à l'éducation des enfants, aux relations sociales entretenues dans le but de promouvoir les activités professionnelles du mari. D'autre part, la forte croissance des professions libérales et du fonctionnariat qui ne requièrent pas l'assistance de l'épouse, favorise la généralisation de ce nouveau rôle de la femme au foyer. La famille nucléaire est alors instituée comme modèle, présentée comme le cadre « normal » et nécessaire à la socialisation et à l'épanouissement des enfants.

Au début du XXe siècle, c'est la mère qui est valorisée et offerte comme modèle aux femmes du monde ouvrier, et les efforts des industriels se conjuguent pour diffuser ce modèle bourgeois à toutes les classes de la société. La construction, par de nombreuses entreprises, de logements ouvriers attenants au lieu de travail, l'attribution de jardins – source supplémentaire de revenus dans un monde pécuniairement fragile – constituent d'importants facteurs de facilitation de l'implantation du modèle conjugal bourgeois. L'impact est particulièrement fort dans les villes minières où l'installation d'industries métallurgiques, qui recrutent essentiellement de la main-d'œuvre masculine, cantonne les femmes au foyer.

À la fin du XIXe siècle et jusqu'au milieu du XXe siècle, une nuptialité intense caractérise tous les milieux sociaux. Entre 1930 et 1970, les démographes observent un rajeunissement général de l'âge du mariage. En France, en 1954, le pourcentage de célibataires à 20 ans est de 78% et tombe à 67% en 1968. Aux États-Unis, l'écart est encore plus grand : de 64% en 1940, il passe à 46% en 1960 et le même phénomène se retrouve pour ces populations aux âges de 25 et 30 ans.

Parallèlement, la France, l'Angleterre, l'Allemagne, mais aussi l'Amérique du Nord affichent une élévation des indices du moment de fécondité. Pour ces trois premiers pays, ces indices pour les années d'observation de 1941 à 1945 sont respectivement de 2,11 ; 1,98 et 1,90 et montent en 1961-1965 à 2,84 ; 2,83 et 2,50.

Le célibat est rare et le concubinage est jugé comme une « déviance » socialement réprouvée. Le taux de divortialité, faible, reste stable : en France, de 10,84 en 1950, il n'atteint que 11,84% en 1970. Et même si l'industrialisation a ouvert le marché du travail – jusqu'alors occupé par les femmes de condition sociale inférieure – aux femmes des classes moyennes, c'est ce modèle bourgeois de la femme au foyer qui prévaudra dans tous les milieux sociaux. Malgré les incitations étatiques au travail féminin des années 60 et les souhaits du pouvoir public d'augmenter la production nationale de 25% de 1956 à 1961, selon les objectifs dégagés par le IIIe plan de modernisation et d'équipement (1958-1961), le taux d'activité des femmes françaises, constate I. Théry, accuse une décroissance continue et atteint son minimum historique en 1961. Il faudra attendre 1988 pour que ce taux puisse redevenir égal à ce qu'il était… en 1911.

Selon les tenants du modèle diffusionniste, tels que G. Desplanques et J.-C. Deville[6], il existerait un mode de diffusion progressive des pratiques culturelles d'un milieu social à l'autre. Parties des couches sociales supérieures, elles gagneraient les classes moyennes pour atteindre, plus tardivement, les milieux ouvriers et paysans.

D'autres sociologues, dont J. Donzelot[7], y voient plutôt l'indice de procédés de contrôle, de domination d'une classe sur l'autre. Pour B. Bawin-Legros[8], si la famille conjugale a pu s'imposer comme modèle de la vie privée, c'est qu'elle satisfait les discours des gens d'Église et des gens d'État et « les logiques économiques de reproduction (transmission des biens), en même temps que des logiques sociales d'intégration et de cohésion ».

En réalité, la famille nucléaire n'a été qu'un modèle de courte durée (*grosso modo*, dans les années 50) en tant que norme statistiquement dominante.

Indépendamment du type d'explications retenu, dès 1960 le modèle familial nucléaire, insidieusement, se lézarde sous l'action conjuguée des mouvements de contestation des féministes et des étudiants, du courant de l'antipsychiatrie pour éclater en 1968. Et en 1972, le psychiatre D. Cooper publiera « Mort de la famille ».

À partir de 1972, notre société civile se défait, note É. Sullerot[9] : « les nœuds craquent, les fils ne sont plus croisés solidement, les mailles filent ».

E. Shorter[10] dans son ouvrage « Naissance de la famille moderne », sur un ton alarmiste, constate le changement de la

---

[6] G. Desplanques, J-C. Deville, « Fécondité et milieu social : les différences demeurent », *Dans : Économie et statistique*, Paris, INSEE, no 111, mai 1979.
[7] J. Donzelot, *La police des familles*, Paris, Éd. Minuit, 1977.
[8] B. Bawin-Legros, *Familles, mariage, divorce,* Liège-Bruxelles, Éd. Mardaga, 1988, p. 24.
[9] É. Sullerot, *Pour le meilleur et sans le pire*, Paris, Éd. Fayard, 1990.
[10] E. Shorter, *Naissance de la famille moderne*, Paris, Le Seuil, « Points », 1981, p. 339.

famille nucléaire « qui tombe en ruine », et exprime sa crainte de la voir remplacée par « un couple à la dérive, une dyade sujette à des fusions spectaculaires ».

Quels que soient les prises de position adoptées et le ton utilisé pour les exprimer, l'avènement de la famille postmoderne est annoncé.

LA FAMILLE POSTMODERNE

Vers la seconde moitié du XXe siècle, la carte des modes de vie familiaux se modifie à nouveau. Au déclin du mode familial nucléaire, érigé en norme absolue, succède un net rejet de cette référence institutionnelle au profit d'une diversification des types d'organisation familiale.

C'est en Scandinavie, vers la fin des années 60, que ces nouvelles mutations familiales vont apparaître. Puis, elles vont s'étendre à la plupart des pays industrialisés (Europe centrale, Europe occidentale, Amérique du Nord). En France, leur apparition se situe vers 1972.

Ce pluralisme des modèles familiaux et la montée de la monoparentalité résultent, tout comme les modèles familiaux uniques, caractéristiques des siècles passés, de l'interaction complexe de plusieurs facteurs.

Mais, aux changements économiques et démographiques, premiers facteurs de déstabilisation de la famille conjugale traditionnelle, vient s'ajouter l'influence prégnante de nouveaux comportements sexuels, conjugaux, indicateurs d'un changement culturel profond propre à l'ère postmoderne.

UNE DÉSAFFECTION GÉNÉRALISÉE À L'ÉGARD DE L'INSTITUTION MATRIMONIALE

Elle se manifeste sous diverses formes :

Un recul continu du mariage

Il y a seulement trois décennies, il constituait la norme pour les couples. En France[11], le taux de nuptialité pour 1 000 habitants qui

---

[11] Annuaire statistique de la France, INSEE, 1999.

était de 7,4 en 1979 passe à 5,1 en 1990 pour stagner à 4,4 jusqu'en 1998. Depuis le pic symbolique de l'an 2000, le nombre de mariages ne cesse de reculer. En 2004[12], les démographes relèvent une baisse de près de 6% par rapport à l'année précédente. Depuis le début de ce déclin en 1970, le taux de nuptialité a baissé de plus de 40%. Cependant, au 1er janvier 2006, les spécialistes de l'INSEE relèvent pour la première fois que depuis le pic de l'an 2000, le nombre de mariages reste constant tandis que la progression du nombre de PACS se poursuit[13].

Les États-Unis, le Japon, l'Union Européenne connaissent aussi une baisse de leur taux de nuptialité. En 1996, le nombre de mariages pour 1 000 habitants était respectivement pour ces pays : 8,6, 6,47 et 5,9 et passait en 1999 à 4,2 pour les États-Unis, à 5,1 en 2000 pour le Japon et à 4,8 pour l'Union européenne.

Enfin, au Canada[14], le taux de nuptialité qui se situait à 7,0 en 1988, régresse à 5,82 en 1996 et à 3,02 en 2002. Au Québec, on se marie de moins en moins : le nombre de mariages a diminué de moitié entre 1976 et 1996. En 2002, moins d'un tiers des hommes et près du tiers des femmes se marieraient avant leur cinquantième anniversaire de naissance si les taux de ces dernières années demeuraient constants.

Mais, les politiques sociale et législative ne sont pas sans incidence sur la courbe du nombre de mariages et l'organisation de la cellule familiale. Ainsi, en France, le taux de nuptialité remonte à 4,8 en 1996 et 4,9 en 1997. Selon les démographes de l'INSEE[15], cette hausse de la nuptialité pourrait trouver son explication dans un intérêt fiscal consécutif à l'annulation de certaines règles d'imposition qui avantageaient les parents non mariés (amendement Courson). Pour un pourcentage de foyers imposables composés de deux parents actifs avec enfants, le mariage présentait pour les parents cohabitants un avantage plus important. Le nombre de mariages ayant légitimé des enfants s'est donc sensiblement accru en 1996 et 1997 : plus de 37% par rapport à 1995 et l'augmentation serait encore de 15% en 2000. De nos

---

[12] Annuaire statistique de la France, INSEE, 2004-2005.
[13] INSEE, N° 1059 – Jan. 2006. Bilan démographique 2005.
[14] Les familles et les enfants au Québec : Principales statistiques. Éd. 2005, Ministère de la Famille.
[15] Annuaire statistique de la France, INSEE, 1998-1999.

jours, remarquent les spécialistes de l'INSEE, les enfants célèbrent les noces de leurs parents dans trois mariages sur dix.

Mais, la poursuite de la baisse du nombre de mariages en 2000 n'était que conjoncturelle comme l'attestent les taux de nuptialité.

En effet, le nombre des mariages baisse à nouveau : 273 669 célébrations en 2007, à 273 500 célébrations en 2008. Ce déclin du mariage se fait au profit de l'union libre et du PACS.

En 2006, pour la première fois au Canada, le nombre de personnes non mariées est supérieur au nombre de personnes mariées. Au Québec, les taux de nuptialité (pour 1 000 habitants) accusent une décroissance. De 6,89 en 1980, il passe en 1985 à 5,6 et tombe à 2,9 en 2007.

Par contre en 2008, en Suisse[16], le nombre de mariages a augmenté de +1,3% comparé à l'année précédente.

Un mariage de plus en plus tardif

Dans nos sociétés postmodernes, l'âge du premier mariage a progressé de six ans environ en 20 ans. Depuis 1990, l'âge au premier mariage a progressé de trois ans. Alors qu'en 1970, il était en France de 22,9 ans pour les femmes et de 25,1 ans pour les hommes, en 2004, il se stabilise en moyenne à 28,5 ans pour les femmes et à 30,6 ans pour les hommes[17]. Au Québec[18], les démographes observent la même tendance : en 2002, l'âge moyen au premier mariage était de 29,1 ans pour les femmes et de 31,0 ans pour les hommes.

En 2007, l'âge moyen au mariage des célibataires est de 29 ans et cinq mois pour les femmes et de 31 ans et cinq mois pour les hommes. 21,5% des enfants nés en 2008 ont une mère âgée de 35 ans ou plus.

Plusieurs facteurs peuvent expliquer ce mariage de plus en plus tardif : la cohabitation juvénile, l'allongement de la durée des études, de la formation professionnelle, l'instabilité du marché de l'emploi, le nombre croissant de femmes exerçant une activité professionnelle.

---

[16] Office fédéral de la Statistique, Neuchâtel, 2008.

[17] Annuaire statistique de la France, INSEE, 2004-2005.

[18] Les familles et les enfants au Québec, éd. 2005. Op. cit.

En 1996, les démographes français observent une augmentation du nombre des mariages trois fois plus élevé entre 37 et 41 ans. Cette augmentation est également présente chez les célibataires ou chez les divorcés âgés de 50 à 54 ans. D'après les spécialistes de l'INSEE[19], il s'agit vraisemblablement de mariages de régularisation de couples de cohabitants vivant ensemble depuis longtemps. La décision de se marier serait liée à l'approche du vieillissement et du statut plus protecteur de veuf(ve) comparé à celui d'ancien(ne) concubin(e) en cas de décès.

Un célibat plus répandu et prolongé

L'arrivée massive des femmes sur le marché du travail, quelle que soit leur appartenance sociale, est au cœur de l'explication des transformations structurelles de la cellule conjugale actuelle.

En l'an 2005, l'homme n'est plus perçu comme un pourvoyeur. Grâce à un niveau de diplômes plus élevé ou à une formation professionnelle plus poussée, les femmes veulent, en priorité, exercer leur profession. Il y a bien, comme le souligne J. Commaille, un déplacement du statut de la femme comme pivot de la vie familiale, d'une identité définie uniquement par son investissement dans la vie domestique vers un statut de la femme constitué par une existence comme individu, comme sujet capable de s'investir hors de la vie familiale, notamment dans des activités professionnelles.

La France illustre bien ce changement sociétal. En 1992, presque deux tiers des femmes de 25 ans sont encore célibataires contre un tiers dix ans plus tôt, et 34% des femmes le sont encore à 30 ans. En 1996, à 35 ans, plus d'une femme sur quatre ne s'est jamais mariée, et en 1998 la proportion des femmes célibataires atteint 46%[20].

Cependant, une certaine prudence s'impose face à ces chiffres étant donné le flou de la définition du célibat, et les difficultés méthodologiques que pose une évaluation précise du nombre de célibataires. Pour l'administration, une personne est administrativement qualifiée « seule » à partir du critère de non-cohabitation stable dans un même logement. Or, selon l'enquête

[19] Annuaire statistique de la France, INSEE, 2000.
[20] Annuaire statistique de la France. Op. cit.

menée par H. Leridon et C. Villeneuve-Gokalp[21], un quart des hommes « seuls » et un tiers des femmes « seules » disent avoir une « relation amoureuse stable ». Au déclin du célibat résignation, prioritairement présent chez les agriculteurs, les ouvriers agricoles, succède le célibat volontaire en hausse constante depuis 1980 chez les hommes comme chez les femmes de toutes conditions sociales.

Peut-être faut-il alors s'interroger sur le « pourquoi ce mode de vie » ? S'agit-il d'un choix délibéré ? Réfléchi ? Celui des « célibattantes » qui ont préféré une vie professionnelle aux investissements familiaux ? D'un choix « idéologique », héritage des mouvements féministes des années 70 ? Ou encore, d'un « choix imposé » ? L'autonomie financière et personnelle des femmes exerçant des professions libérales, des ingénieures, des cadres supérieures peuvent susciter certains sentiments de concurrence ou de crainte chez d'éventuels prétendants, surtout lorsqu'il existe une inégalité de salaires ou de niveau d'études entre les deux partenaires. Le poids de « la dot scolaire » a souvent été l'explication avancée par les sociologues. La réponse est d'autant plus complexe que ces mêmes sociologues constatent que les femmes qui ont moins ou peu de qualifications semblent aussi préférer l'exercice d'un métier, même peu rémunéré, au rôle de femme au foyer.

Pourtant, pour toutes ces femmes – célibataires ou célibattantes – l'horloge biologique sonnera à l'aube de la quarantaine l'heure du choix de la maternité ou de son refus. À celles qui auront choisi la maternité célibataire sera dévolu le statut de chef de famille monoparentale, apparemment semblable à celui de la « fille mère » des siècles passés, mais au vécu psychologique bien différent.

Au Japon, pays aux traditions fortement ancrées, le taux de célibat chez les 25-29 ans grimpe en 1995 à 48%, alors qu'il ne s'élevait qu'à 18% cinq ans auparavant. Il s'agirait, selon l'expression japonaise, de « célibataires parasites » qui, bien que travaillant, résident chez leurs parents où ils trouvent gîte et couvert, sans bourse déliée.

D'autre part, il n'existe au Japon aucune législation qui permettrait de s'assurer que les accords pris par les époux lors du

---

[21] Villeneuve-Gokalp, C., « Vivre en couple chacun chez soi », Paris, INED, *Population*, no 5, sept. 1997 : 1059-1081.

divorce soient respectés. Les conditions de grande précarité économique et sociale de l'après divorce, particulièrement pour les femmes (absence de pension alimentaire, perte des assurances sociales liées à l'emploi de l'ex-conjoint, difficultés à prendre place ou à retourner sur le marché de l'emploi ...), peuvent aussi expliquer leur célibat prolongé, révélateur de la crainte des jeunes japonaises face à un engagement qu'elles perçoivent incertain et difficile à vivre si un divorce venait y mettre fin.

Un mariage temporaire

C'est ainsi qu'aux États-Unis, dans l'État du Michigan, le mariage peut être renouvelé tous les trois, cinq ou dix ans.

Une forme de conjugalité nouvelle : le couple non cohabitant

Dans les enquêtes de l'INED, ce mode de conjugalité sans domicile commun est désormais statistiquement repérable.

La progression de l'union libre et sa banalisation

Si dans nos sociétés postmodernes les familles biparentales sont encore majoritairement formées de couples mariés, le nombre de couples vivant en union libre connaît une croissance sans précédent. Elle s'explique principalement par la cohabitation juvénile, pratique observée dès les années 60 par L. Roussel [25]. Il s'agissait alors, le plus souvent, d'une période d'essai ou d'union prénuptiale dans l'attente de la fin des études, et nombre de ces cohabitations trouvaient effectivement leur conclusion dans le mariage. Puis, au début des années 80, la cohabitation juvénile gagne les milieux ouvriers : l'espoir d'une promotion sociale devient une incitation au report de l'engagement légalisé, tout comme l'instabilité ou le retard professionnel. À la fin du XXe siècle, si la cohabitation juvénile s'est généralisée chez les jeunes européens et nord-américains, elle revêt désormais un autre sens.

En 1996, parmi les jeunes Québécois de 20 à 24 ans qui vivent en couple, 83% des hommes et 65% des femmes vivent en union libre que le Conseil de la famille et des enfants du Québec définit comme « une entente privée où l'engagement n'est pas inconditionnel ou formalisé juridiquement ». En 2001[22], pour la

---

[22] Les familles et les enfants au Québec, éd. 2005. Op. cit.

même tranche d'âge, 82% des hommes et 83,8% des femmes vivent en union libre ; entre 30-34 ans, 55,2% des hommes et 48,6% des femmes.

En 2007, la proportion de canadiens adultes qui ne sont pas ou plus mariés s'élève à 51,5%. Au Québec[23], la proportion d'unions libres atteint 55% en 1997 et passe à 60% en 2003. La progression de cette forme d'union se poursuit entre 2001 et 2006. En 2007, le Québec regroupe 44% des familles du Canada constituées de couples vivant en union libre ou 34,6% des couples de la province du Québec vivant en union libre, devançant la Finlande 23,9% et la Suède 23,4%.

C. Villeneuve-Gokalp abonde dans le même sens : dans le cycle conjugal, le mariage n'est plus qu'une étape facultative que chacun peut choisir de franchir au moment qui lui semble opportun.

La désacralisation du mariage, l'affaiblissement des tabous concernant l'illégitimité, l'assouplissement des lois sur le divorce votées par la plupart des pays industrialisés vont contribuer à l'adoption de « l'union sans papiers » comprise comme : cohabitation de fiançailles ou de prudence, alternative au mariage ou refus de l'institution matrimoniale. Un nombre grandissant d'adultes va donc adopter ce mode de vie : union libre d'adultes célibataires, veufs, séparés ou divorcés. En France, en 1968, un couple sur 35 vivait en union libre, un sur huit en 1990. En 1995, plus de deux milliers de couples de cohabitants témoignent de cette réorganisation de la cellule conjugale[24]. Et l'adoption en 1999 du PACS[25] défini comme « un contrat conclu entre deux personnes physiques majeures de sexe opposé ou de même sexe pour organiser leur vie commune » connaît un grand succès : au cours des trois premiers trimestres de 2003, il marque une hausse de 20% par rapport à la même période de l'année précédente. Pour les spécialistes, la pratique l'a consacré comme une nouvelle forme de conjugalité[26].

Le PACS connaît un succès grandissant à partir de 2005 lorsque son régime fiscal a été aligné sur celui du mariage. En 2008, le

---

[23] Les familles et les enfants au Québec, éd. 2008. Op. cit.
[24] INSEE, Bilan démographique, année 2001. Op. cit.
[25] Voté le 15 avril 1999, loi 99-944.
[26] INSEE, Bilan démographique, année 2005.

PACS se rapproche du mariage : 140 000 PACS signés, 275 000 mariages. Il y a donc un PACS pour deux mariages, alors qu'en 2003, il y avait neuf fois plus de mariages que de PACS. En 2008, 94% des PACS signés concernaient des partenaires de sexe opposé.

En Suisse, le partenariat enregistré entré en vigueur le 1er janvier 2007 a été majoritairement choisi par les hommes (21%).

La Suisse[27] se distingue par le faible pourcentage d'unions libres : 8,8%. 17% des couples vivant en union libre ont des enfants.

Au Québec[28], le nombre de familles biparentales vivant en union libre a triplé en dix ans. En 1991, ces couples représentaient 14% des familles biparentales, en 2001 ils constituent 28% des familles biparentales.

Une forte augmentation des naissances hors mariage

De nos jours, les mariages ne semblent plus être le socle nécessaire pour fonder une famille. Le pourcentage d'enfants français nés hors mariage a quadruplé en 18 ans : de 11,4% en 1980, il passe à 40,7% en 1998. En 2004, 47% des bébés sont issus de couples non mariés contre 6% en 1965[29], stagne à 46,4% en 2006 pour atteindre 52% en 2008.

L'union libre est tellement répandue que les pouvoirs publics ont dû en tirer les conséquences. En France, dès 1972, les droits des enfants naturels ont été alignés sur ceux des enfants légitimes. En 2005, l'appellation « enfant naturel » a été bannie du code civil qui ne distingue plus les enfants nés dans et hors mariage.

Cette situation démographique s'explique par le fait que les jeunes choisissent de vivre en union libre. D'autre part, plus les mères sont jeunes, plus elles conçoivent leur enfant hors mariage.

En Europe, la Suède, la Norvège et le Danemark ont les plus forts pourcentages de naissances hors mariage : 54,7%, 49% et 44,8%[30]. Quant à l'Italie et à la Grèce, elles présentent les taux les plus faibles : 9% et 3,8%.

---

[27] Office fédéral de la Statistique, Neuchâtel, 2008.

[28] Les familles et les enfants au Québec, éd. 2005. Op. cit.

[29] INSEE, Bilan démographique, année 2005. Op. cit.

[30] INSEE, Bilan démographique, année 2001. Op. cit.

La Suisse[31] présente un faible pourcentage de naissances hors mariage (16,2%) par rapport à la moyenne européenne de 33%. Cependant, cette proportion augmente puisqu'elle a doublé en dix ans (8,8% en 1988). Le nombre de reconnaissances de paternité augmente également, notamment avant la naissance de l'enfant.

UNE CONTRACTION DE LA CELLULE FAMILIALE

Elle fut, à tort, souvent assimilée à une crise de la famille alors qu'elle traduit dans les faits la volonté des couples de choisir, grâce à une fécondité maîtrisée, le moment et le nombre d'enfants qu'ils désirent avoir. Dans nos sociétés industrielles avancées, l'enfant n'est plus perçu comme une main-d'œuvre nécessaire à la survie familiale. Le désir d'enfant a remplacé la nécessité économique.

Les femmes qui pour la plupart exercent une activité professionnelle ont tendance à retarder leur première grossesse, ce qui a pour conséquence de défavoriser une seconde et surtout une troisième grossesse. C'est ce report de la première naissance qui en raccourcissant la période de fécondité provoque un resserrement de la taille des familles. Selon l'INSEE[32], en 2000, l'âge moyen (non pondéré) des mères françaises était 29,4 ans. Au Québec[33], en 2004, l'âge moyen de la mère à la naissance (tous rangs) était 29,3 ans, et l'âge moyen à la première naissance était 27,8 ans.

En 2001, les familles biparentales nombreuses (trois ou quatre enfants) se raréfient (7% et 2%) alors qu'en 1996 (cinq ans plus tôt) le pourcentage de familles biparentales nombreuses (3 ou plus) était de 18%, soit le double.

En Suisse[34] en 2007, l'âge moyen à la maternité est de 30,8 ans. Les démographes observent un nombre grandissant (un tiers de plus qu'il y a sept ans) de femmes âgées de plus de 35 ans à la naissance de leur premier enfant.

---

[31] Office fédéral de la Statistique, Neuchâtel, 2008.
[32] INSEE, n° 901, juin 2003.
[33] Les familles et les enfants au Québec, éd. 2005. Op. cit.
[34] Office fédéral de la Statistique, Neuchâtel, 2008.

UN REGAIN DES NAISSANCES

Aux alentours de 1964, les démographes observent une baisse de la natalité. Néanmoins, la France présente un indice synthétique de fécondité* (ISF) de 1,73 qui remonte en 2000 à 1,89. En 2008, avec plus de deux enfants par femme (2,02), la France a, avec l'Irlande, le taux de fécondité le plus élevé d'Europe. Le nombre de bébés nés en 2008, 800 000, n'avait pas été atteint depuis 1981. Le renouvellement des générations est ainsi assuré. Pour les pays méditerranéens, le taux stagne à 1,3 enfant par femme. En 2001, la natalité s'est maintenue au niveau élevé atteint en 2000. En 2005, le nombre de naissances a augmenté et a presque atteint le niveau record de l'an 2000. Quant aux nouveaux pays de l'Union européenne, ils se distinguent par une fécondité très faible : elle varie de 1,41 à 1,16 enfant par femme en moyenne.

La Suisse accuse également une hausse du nombre des naissances. En 2007, 1,5% de plus qu'en 2006. Il s'agit du nombre de naissances le plus haut depuis 2001 (74 500). Néanmoins, ce nombre reste inférieur au 2,1 nécessaire au renouvellement des générations.

LA FRAGILISATION DES UNIONS

Elle se manifeste par :

La montée continue du nombre de divorces[35]

En France, les démographes observent depuis 1970 une progression continue du divorce. En 24 ans le nombre des divorces a triplé. En 1990, 105 813 divorces sont prononcés, 134 477 en 2007 pour atteindre en 2008 le nombre de 135 910. Le phénomène de la montée du divorce touche beaucoup de pays industrialisés. Ainsi, les indices de divortialité en 1998 étaient de 4,3 pour les États-Unis, de 3,8 pour la Fédération russe, de 1,8 pour l'Europe des Quinze et pour le Japon. Si en 2004, le taux de divortialité est sensiblement le même pour le Japon[36], il ne semblerait pas refléter avec exactitude la situation réelle.

---

* Indice synthétique de fécondité (ISF) : nombre moyen d'enfants par femme selon les conditions de fécondité d'une année.

[35] INSEE, Bilan démographique, 2008.

[36] Japan Times. Op. cit.

En effet, nombreuses sont les japonaises qui préfèrent un mariage insatisfaisant à la précarité financière de l'après divorce. Qu'il s'agisse du partage des biens ou du versement d'une pension à son ex-épouse, le mari japonais n'est tenu à aucune obligation réelle. Aussi, les femmes, surtout si elles sont sans ressources ou si elles ne disposent que de faibles revenus, hésitent ou abandonnent l'idée d'un recours, la durée de cette procédure pouvant excéder les deux ans. Cette situation serait à l'origine du nombre élevé de « divorces au foyer », formule choisie par beaucoup de japonais dans le but d'éviter le coût onéreux et la lenteur des procédures, et acceptée par les japonaises pour échapper à la situation difficile de l'après divorce.

Au Québec, la situation semble différente. Selon le ministère de la Justice du Québec, après le sommet atteint en 1987 (96 000 divorces prononcés), on assiste à une baisse continue du nombre des divorces : entre 2000 et 2002, le taux brut de divortialité a baissé de 3,2%. Indépendamment du sexe, c'est entre 40-44 ans que les conjoint(e)s sont les plus nombreux à prendre la décision de divorcer.

La même tendance est observée en Suisse. En 2007, les divorces ont été moins nombreux que l'année précédente (-5,2%). Les démographes estiment qu'à l'avenir un mariage sur deux se terminerait par un divorce si les comportements actuels observés se maintenaient.

Quelle que soit la durée du mariage

Les taux de divortialité sont de plus en plus élevés.

La précocité des ruptures d'union

Elles se produisent dans le début du mariage et surviennent de plus en plus tôt. Alors qu'en 1968, la rupture du lien conjugal survenait dix ans après le mariage, en 1998 elle survient après cinq ans et moins.

LA FAMILLE PLURIELLE

L'ampleur de la divortialité des années 70, la montée continue du nombre de divorces, la fragilité des unions sont à l'origine de la multiplication des familles monoparentales et des familles recomposées. Si la famille biparentale conjugale avec enfants reste le modèle familial dominant, les familles monoparentales et recomposées font désormais partie du paysage familial : la famille est devenue plurielle.

Pour la sociologue I. Théry[37], ce pluriel dans le contexte des années 70 est surtout considéré comme « le produit « d'une désidéologisation » de la famille » et non comme une réelle modification de son mode de fonctionnement.

Ce « pluriel conquis » est aussi porteur d'un choix : celui de voir ces transformations comme des mutations et non comme la destruction de la cellule familiale. Ce pluriel refléterait la vitalité de la famille et non pas sa disparition.

Le passage du singulier au pluriel introduit également la question de la diversité des formes familiales. Diversité que les sociologues entendent questionner.

Ainsi, J. Kellerhals[38] s'interroge : au niveau microsociologique, cette diversité pourrait-elle être la collection d'individus effectuant le même parcours familial, mais qui se situent à des phases différentes ? Il s'agirait non pas de types familiaux mais de moments différents dans la trajectoire de vie d'un individu. Au niveau macrosociologique, la diversité actuelle ne pourrait-elle pas marquer un mouvement très général, les familles de couches sociales différentes n'étant pas au même stade d'évolution ?

Dans cette optique, la trajectoire matrimoniale apparaît comme étant une succession de séquences biparentales et monoparentales. Ces deux types de configuration familiale, différente quant au nombre d'adultes présents au foyer, ne se distinguent pas dans leurs modes de fonctionnement[39].

---

[37] I. Théry, « Quel est le pluriel du mot famille ? », *Dans : Le groupe familial,* n° 120, 1988:4-11.

[38] J. Kellerhals, « Diversité et diversification des types de familles dans les pays industrialisés », *Dans :* « Les familles d'aujourd'hui ». Actes du Colloque de Genève, 17-20 sept. 1984, AIDELF 1986, p. 120.

[39] B. Bastard, L. Cardia-Vonèche, « Quelques réflexions sociologiques sur le remariage et les familles composées », *Dans* : *Dialogue*, n° 97*(3)*, 1987:98-103.

Chapitre II

L'ÉMERGENCE DE NOUVEAUX MODÈLES FAMILIAUX

Famille, familleS. Mais peut-on parler réellement de « nouvelles familles » ? Si nous nous plaçons d'un point de vue structurel, certainement pas. Comme nous l'avons vu précédemment, l'union libre, appelée alors concubinage, était pratique courante dans le monde ouvrier du milieu du XIXe siècle, et les familles monoparentales et recomposées ont existé de tout temps. Ainsi, selon la criminologue M. Aebi, le nombre de familles monoparentales en Suisse était plus élevé dans les années 1920 et 1930 qu'il ne l'est en 1997, alors que la Suisse ne participera pas à la Première Guerre mondiale.

Par contre, si nous déplaçons l'angle de lecture en adoptant un point de vue dynamique, le paysage familial change totalement. En effet, ces unions libres apparaissent comme « des unions libres de misère » (L. Roussel) engendrées soit par la précarité économique, soit par l'abandon d'un projet de mariage par des ouvriers ou des paysans analphabètes, découragés par les démarches administratives. Quant à la monoparentalité, elle s'installait suite à l'abandon du foyer par des pères soumis à une constante mobilité géographique et professionnelle ou lassés d'une vie familiale trop difficile. Enfin, le nombre élevé de familles recomposées, caractéristique des sociétés préindustrielles, trouve son explication dans le remariage des veufs à une époque où un mariage sur quatre se terminait par un veuvage, et où la famille nombreuse était la condition nécessaire à la survie du groupe.

À l'opposé, la dynamique des familles monoparentales hétérosexuelles et homosexuelles comme celle des recomposées de nos sociétés postmodernes est d'une tout autre nature : elle traduit une évolution des mœurs et un changement culturel profonds. Pris dans ce sens, le concept de « nouvelles familles » nous apparaît cohérent.

LES FAMILLES HÉTÉROSEXUELLES MONOPARENTALES

C'est à l'occasion du recensement de 1982 que les familles monoparentales sont classées pour la première fois parmi les catégories de la statistique française officielle[1], à côté des couples, modèle familial composé de deux conjoints, mariés ou non, avec ou sans enfants célibataires âgés de moins de 25 ans : « La famille est un groupe comprenant au moins deux personnes et constitué soit d'un couple et, le cas échéant, de ses enfants, soit d'une personne sans conjoint et de ses enfants (famille monoparentale) »[2].

L'analyse socio-historique de l'évolution des structures familiales nous a déjà permis d'entrevoir l'hétérogénéité des situations que recouvre le concept de famille monoparentale. L'étude de ces diverses situations fera l'objet de la seconde partie de cet ouvrage.

LES FAMILLES RECOMPOSÉES HÉTÉROSEXUELLES

Familles recomposées, familles reconstituées, familles reconstruites… Les formes plurielles de la recomposition familiale reflètent bien la complexité structurelle et interrelationnelle de ce nouveau type de famille : la famille reconstituée est multidimensionnelle et polyvalente souligne Diane Germain [15].

D'une façon générale, une famille est reconnue comme reconstituée lorsqu'un enfant vit avec un de ses parents naturels et un autre adulte unis par un lien de conjugalité. Les partenaires de ce nouveau couple peuvent être liés par mariage, remariage ou

[1] INSEE, Recensement général de la population 1982. Note tech. N° 55, *Type de famille*.
[2] Ibid, note 51.

union de fait, et les enfants peuvent maintenir ou non des contacts avec l'autre parent naturel.

Selon Diane Germain [15], il est possible de distinguer deux types de recomposition :

LA RECOMPOSITION PAR REMPLACEMENT

La famille se reconstitue par le décès de l'un des deux parents naturels. La famille résiduelle accueille alors le nouveau conjoint du parent biologique, dit le « beau-parent ». Il y a une cinquantaine d'années cette forme de famille recomposée était la plus fréquente puisque les deux tiers des parents seuls étaient des veufs ou des veuves.

LA RECOMPOSITION PAR ADDITION

La fréquence actuellement élevée de cette forme de recomposition s'explique par l'augmentation de la durée de l'espérance de vie entraînant une hausse du nombre de veufs et de veuves susceptibles de reconstituer une cellule familiale, et par la diminution des abandons définitifs, des disparitions. À cette situation s'ajoute un autre facteur prépondérant : l'augmentation sans précédent du nombre de divorces et de séparations fréquemment accompagnés ou suivis du projet de fonder une nouvelle famille.

Ce modèle familial par addition peut revêtir plusieurs formes :

a) La famille recomposée simple composée d'un parent naturel et de son ou ses enfants et d'un conjoint sans enfant (le parent substitut).

b) La famille recomposée complexe formée de deux conjoints, chacun parent d'un ou de plusieurs enfants nés d'une union précédente ou d'unions successives.

c) Par ailleurs, ces deux types de familles recomposées peuvent s'agrandir par la naissance d'un ou de plusieurs enfants, ce qui engendre deux types de fratries : une double fratrie dans le cas d'une famille recomposée simple, une triple fratrie dans le cas d'une famille recomposée complexe.

D'autres variables connexes contribuent à la complexité structurelle et interrelationnelle de la famille recomposée. Par exemple :

a) Le parent naturel a la garde permanente ou occasionnelle des enfants.

b) Les enfants ne gardent aucun lien avec le parent non gardien.

c) Les visites chez le parent non gardien se font de façon régulière (une fois par mois, une fin de semaine sur deux).

d) Les visites chez le parent non gardien se font de façon occasionnelle (durant les vacances).

e) L'adoption de la garde partagée des enfants. Dans ce cas, les deux foyers dans lesquels les enfants grandissent peuvent être ou non en situation monoparentale ou recomposée.

D'après Diane Germain, la combinaison de variables liées au parent naturel et au parent substitut donnerait lieu à 48 profils de familles reconstituées.

LES FAMILLES HOMOPARENTALES

L'homoparentalité est un néologisme créé en 1997 par « l'Association des parents et futurs parents gays et lesbiens » (APGL)*. Le terme « homoparentalité » recouvre « toutes les situations familiales dans lesquelles au moins un adulte qui s'auto-identifie comme homosexuel est le parent d'au moins un enfant ».

Au Québec*, « l'homoparentalité se définit comme toute situation familiale où au moins un parent légal est reconnu publiquement comme homosexuel ».

Dans son Que sais-je ? « L'homoparentalité » (2007), richement documenté, Martine Gross classe, selon leur structure, les configurations familiales contemporaines en deux catégories : les familles à structure biparentale et les familles à structure pluriparentale.

Aussi, distinguerons-nous dans les familles homoparentales trois catégories de structures familiales : aux familles homoparentales à structure biparentale et aux familles homoparentales à structure pluriparentale, telles que définies par Martine Gross, nous ajouterons les familles homoparentales à structure monoparentale. Nous désignerons cette structure familiale sous le terme de famille

---

* www.apgl.asso.fr : le site de l'APGL.

* Un portrait statistique du Québec 2006, Ministère de la Famille, des Aînés et de la Condition féminine.

homomonoparentale. Non par goût des néologismes, plutôt pour que la spécificité de cette structure familiale soit reconnue au même titre que les structures biparentales ou pluriparentale, mais aussi pour mettre en évidence la similitude structurelle des familles monoparentales hétérosexuelles et homosexuelles, tout en partageant l'espoir de Martine Gross de voir disparaître avec le temps la nécessité de mentionner l'orientation sexuelle du chef de famille pour que sa cellule familiale soit reconnue.

LES FAMILLES HOMOPARENTALES À STRUCTURE MONOPARENTALE

Elles sont structurellement identiques aux familles monoparentales hétérosexuelles. Elles peuvent, elles aussi, être matricentriques ou patricentriques. Seul, le choix de l'objet sexuel (homo) du chef de famille (mère lesbienne ou père gay) les distingue des familles hétérosexuelles monoparentales (mère ou père hétérosexuel).

LES FAMILLES HOMOPARENTALES À STRUCTURE BIPARENTALE

Les enfants ont été accueillis dans un contexte homoparental et sont élevés par deux personnes de même sexe. Seule l'une d'elles a un statut de parent légal, tandis que l'autre est un parent associé et, en tant que tel, n'a aucun lien légal avec l'enfant qu'il élève.

LES FAMILLES HOMOPARENTALES À STRUCTURE PLURIPARENTALE

Elles peuvent être des familles recomposées ou des familles formées à partir de la coparentalité.

Les familles recomposées

Dans ces familles, les enfants sont nés d'une union hétérosexuelle antérieure. Lorsque le parent a pu assumer son homosexualité, il a formé un nouveau couple avec une personne du même sexe désignée, selon les cas, sous le terme de « belle-mère ou de beau-père » comme dans les familles recomposées hétérosexuelles.

Les familles composées ou la coparentalité

Un homme et une femme sans vie de couple s'unissent pour concevoir et élever un ou des enfants. Plusieurs adultes entourent l'enfant : les parents biologiques et légaux, une lesbienne et un gay et, éventuellement, leurs conjoints respectifs qui peuvent aussi se comporter en parents. Autrement dit, les parents biologiques et les coparents ou parents sociaux « composent » une famille. Les parents sociaux qui agissent et se vivent au quotidien comme parents sont réciproquement vécus comme parents par l'enfant [16].

Dans les familles à structure biparentale, la notion de couple est centrale. C'est à partir de cette notion de couple que Martine Gross définit le foyer monoparental : « couple à construire ou à reconstruire ».

Dans les familles à structure biparentale, deux adultes élèvent un ou des enfants. Il peut s'agir de parents mariés, de parents concubins hétérosexuels ; de couples de parents de même sexe ou d'un foyer monoparental.

Dans la famille à structure pluriparentale, plus de deux adultes élèvent les enfants. Ces familles rassemblent des parents biologiques et des parents sociaux, c'est-à-dire des adultes qui se comportent comme des parents sans en avoir le statut. La famille recomposée est le type même de structure pluriparentale.

Pour Martine Gross, les familles homoparentales présentent, elles aussi, une pluralité de modèles familiaux, et regroupent plusieurs formes. De plus, ces familles homoparentales se conjuguent selon les modes biparental et pluriparental. Les familles homoparentales peuvent donc figurer dans la pluralité des modèles familiaux [16].

Or, ce mode de catégorisation des familles homoparentales selon les « structure biparentale » et « structure pluriparentale » que propose Martine Gross, nous semble appeler quelques réserves en raison de la définition que l'auteure donne du concept « monoparentalité ».

Certes, la monoparentalité ne peut être comprise comme une situation, un état stable, mais plutôt comme une phase, une séquence – unique ou plurielle – dans la trajectoire de vie d'un sujet. Mais, définir le foyer monoparental uniquement comme un couple en devenir : « … La notion de couple (à construire ou à reconstruire pour les foyers monoparentaux) *est au cœur de ce type de structure* » va, selon nous, à l'encontre de l'essence même du concept « monoparentalité » : la singularité de ce type de structure familiale étant d'avoir *un seul parent* comme chef de famille.

D'autre part, le concept « monoparentalité » recouvre une pluralité de situations familiales *hétérogènes*. En conséquence, définir le foyen monoparental comme « un couple à construire ou à reconstruire », équivaut à méconnaître ou ne pas reconnaître la cellule familiale constituée par les mères célibataires *volontaires* et à leurs enfants… alors que le nombre de ce type de famille ne cesse d'augmenter. C'est également ignorer « *le choix monoparental* » de certains veufs qui refusent l'idée même d'un éventuel second mariage tant est grand leur bonheur de se consacrer entièrement à leurs tâches éducatives, ou encore « *le choix monoparental* » de mères divorcées ou séparées qui affirment vouloir s'installer dans la monoparentalité (cf. p. 60 – G. Poussin, 1990).

Enfin, si les lesbiennes mères célibataires volontaires sont moins nombreuses que les mères hétérosexuelles célibataires volontaires, leur faible représentation n'est probablement pas le reflet d'un désir d'enfant moins fort ou moins présent, mais plutôt la conséquence de l'application des lois bioéthiques de 1994 qui privent les lesbiennes et les gays célibataires des modalités d'accès à la parentalité solitaire : soit que certaines de ces voies leur soient interdites, soit que leur accès soit inaccessible parce que trop difficile, long ou onéreux.

En résumé, cette analyse sociohistorique de l'évolution des structures familiales dans nos sociétés occidentales contemporaines a mis en lumière la grande variété de modèles familiaux différents dans leur forme de conjugalité, dans leur mode d'organisation, dans le choix de l'objet sexuel, mais aussi dans leur durée dans le temps.

À cette diversité des modèles familiaux correspond une diversité des modalités d'accès.

Quelles sont ces différentes voies d'entrée dans la situation de monoparentalité ?

DEUXIÈME PARTIE

LES FAMILLES MONOPARENTALES

La famille d'aujourd'hui n'est ni plus, ni moins parfaite que celle de jadis, elle est autre, parce que les circonstances sont autres. Elle est plus complexe parce que les milieux où elle vit sont plus complexes ; voilà tout.

Émile Durkheim, *Introduction à la sociologie de la famille*, 1888.

Chapitre premier

LA DIVERSITÉ DES MODALITÉS D'ENTRÉE EN SITUATION DE MONOPARENTALITÉ

L'entrée en situation monoparentale est la résultante de l'intrication et de l'interaction de l'histoire personnelle, familiale, sociale et culturelle du parent solitaire, de sa représentation des rapports entre les sexes, de ses propres besoins et de son environnement social. Ainsi, une maternité hors mariage revêt un sens très différent selon qu'elle se situe avant ou après la diffusion des moyens contraceptifs, la légalisation de l'I.V.G.* Les voies d'entrée en monoparentalité sont donc multiples.

* Interruption volontaire de grossesse.

LES FAMILLES MONOPARENTALES HÉTÉROSEXUELLES

À LA SUITE D'UNE RUPTURE D'UNION

Si le veuvage est une rupture imposée, de nos jours la séparation et le divorce résultent, généralement, de la décision de la femme de rompre l'union légitime ou de fait.

Dans les milieux socio-économiques défavorisés, l'alcoolisme et la maltraitance sont les raisons avancées par la femme pour expliquer l'abandon du foyer. Le départ se fait presque toujours dans la précipitation et sans planification, à la suite d'une dispute plus virulente que d'habitude ou si les enfants ont été objet de violence verbale ou physique.

Pour les femmes issues de la classe sociale moyenne, principalement les jeunes générations, le lien conjugal n'a plus sa raison d'être lorsque le sentiment amoureux perd de son intensité ou disparaît. Pour les couples proches du modèle mariage-fusion, la rupture du lien d'union est souvent prise d'un commun accord.

Enfin, situation plus rare, certaines femmes décident de rompre la conjugalité parce qu'elles la perçoivent comme obstacle à leur épanouissement personnel ou professionnel. Ce cas de figure se retrouve surtout parmi les couples hypogames (l'épouse s'est unie à un homme dont le statut est inférieur au sien) qui présentent un taux de divortialité plus élevé que celui des couples monogames (conjoints de même statut). La différence s'accentue encore lorsque la comparaison se fait avec le taux de divortialité des couples hypergames (le mari a un statut supérieur à celui de la femme)[1].

Il arrive que la femme confie la garde des enfants au mari qui devient alors chef de famille monoparentale. Nous sommes en présence d'une structure familiale nouvellement émergente : la famille monoparentale patricentrique. Le père élève seul ses enfants suite au départ de la mère, après un accord passé entre les conjoints à l'amiable ou à l'issue d'une médiation familiale, ou

---

[1] J. Kellerhals, P.-Y. Troutot, E. Lazega, *Microsociologie de la famille*, Paris, PUF, Coll. « Que sais-je ? », 2e éd., 1996.

suite à une décision de justice lors d'une séparation ou d'un divorce.

À LA SUITE D'UNE GROSSESSE NON DÉSIRÉE, MAIS ACCEPTÉE

Dans ce type de grossesse, la part du hasard biologique est déterminante. La jeune femme mènera à terme cette grossesse non planifiée, ni au départ désirée, et cela malgré le refus de son compagnon de partager ce projet. Elle assumera, seule, sa maternité.

À l'inverse, certaines jeunes filles, consciemment ou inconsciemment, deviennent enceintes dans l'espoir d'amener leur partenaire à accepter le mariage. Si leur espoir ne se concrétise pas, elles assumeront néanmoins leur maternité hors mariage.

À LA SUITE D'UNE GROSSESSE SUBIE

Il s'agit de femmes célibataires qui n'ont jamais ni désiré avoir un enfant, ni désiré le conserver. Le dépassement des délais légaux pour recourir à une I.V.G. les place dans l'obligation de mener leur grossesse à terme. Certaines assumeront leur maternité, d'autres abandonneront l'enfant à la naissance. Cette catégorie dominante dans le passé accuse une forte diminution.

À LA SUITE D'UNE MATERNITÉ CÉLIBATAIRE VOLONTAIRE

Nous sommes en présence de femmes qui décident de concevoir un enfant hors des structures habituelles du couple (mariage ou union de fait), et de l'élever seule.

La maternité célibataire volontaire s'inscrit dans la mouvance idéologique de l'après-mai 68 et le courant féministe des années 70. Ces mères célibataires volontaires appartiennent essentiellement à la classe sociale moyenne et possèdent un niveau culturel élevé.

Ce désir de maternité célibataire se situerait selon C. Le Millour[2] au carrefour d'une révolte politique contre la bourgeoisie,

---

[2] C. Le Millour, *La maternité singulière*, Paris, Laffont, 1982.

d'une remise en question des valeurs sociétales, d'un désir de changement des rapports aux hommes, des rapports sociaux, d'un rejet du mariage traditionnel. Mais, certains éléments s'insèrent dans l'histoire personnelle de la mère célibataire volontaire. Histoire individuelle qui tire sa particularité du creuset familial dans lequel elle a pris naissance et s'est développée. Il n'existe donc pas de cas-type de maternité célibataire volontaire.

Pour B. Marbeau-Cleirens [20], qui a centré sa réflexion sur l'inconscient des mères célibataires, la maternité célibataire volontaire serait l'expression d'une problématique œdipienne mal assumée. Dans le processus œdipien, le désir de la fille d'égaler la mère s'exprime dans le souhait fantasmatique d'avoir un enfant du père. Dans la maternité solitaire, la fille va rivaliser avec la mère, la combattre sur son propre terrain, celui de la maternité. L'homme n'est choisi par la mère célibataire que pour son rôle de géniteur de l'enfant qu'elle désire concevoir. Le rôle ainsi réduit qui lui est assigné dans la relation sexuelle laisse la place libre pour le père fantasmatique. La relation sexuelle est bien un acte de rivalité avec la mère.

La mère célibataire volontaire refuse généralement la reconnaissance en paternité car son enfant, non reconnu par le père géniteur, autorise l'inconscient maternel à imaginer son propre père à la place du père géniteur. L'enfant « né de père inconnu » va recevoir le nom de sa mère. Ainsi pour l'inconscient maternel, l'enfant aura un père connu puisqu'il portera le nom de son propre père. Tout se passe comme si la loi réalisait son souhait œdipien.

Enfin, certaines femmes désirent également donner naissance à un enfant et l'élever seules, mais refusent toute relation sexuelle avec un homme. Elles vont donc avoir recours à la parthénogenèse.

LA MATERNITÉ ADOLESCENTE CÉLIBATAIRE

Pour les psychanalystes, cette maternité serait aussi l'expression d'une problématique œdipienne mal surmontée. J.P. Deschamps [10] rappelle, fort justement, que la puberté et l'entrée dans l'adolescence font resurgir les désirs œdipiens infantiles et réactivent les pulsions mises en veilleuse durant la période de latence. L'apparition des premières règles ravivent les fantasmes anciens. L'idée de traumatisme, d'atteinte à l'intégrité de l'image du corps provoquent une forte angoisse. La peur panique qu'elle suscite chez certaines adolescentes est si intense qu'elles tenteront de l'apaiser par un passage à l'acte dans une relation sexuelle pourtant crainte et qui souvent sera unique. L'acte sexuel sera vécu en même temps comme s'inscrivant dans le cadre de la relation œdipienne. Dans cette relation sexuelle, le rôle du partenaire masculin est réduit au rôle de substitut fantasmatique du père, faisant de cette relation sexuelle un acte de rivalité avec la mère.

Indépendamment de la réalisation du désir œdipien inconscient qui conduit de nombreuses adolescentes à une maternité hors mariage, B. Marbeau-Cleirens relève d'autres déterminants psychologiques qui peuvent intervenir. Ainsi, la grossesse, le maternage peuvent être au centre même du désir de maternité. Certaines adolescentes qui ont souffert durant leur enfance de ne pas avoir reçu de leurs parents toute l'attention, toute la tendresse dont elles avaient besoin, vont espérer combler ce manque dans une relation sexuelle qu'elles vont souvent provoquer. Pour d'autres, le bébé représentera symboliquement une compétition, une autopunition ou un manque.

Certains auteurs insistent sur le poids des facteurs sociaux qui interviennent dans le déterminisme de la maternité adolescente solitaire. J.P. Deschamps [10] constate que cette maternité se retrouve surtout parmi les adolescentes aux prises avec une problématique constante de l'échec (affectif, familial, scolaire, professionnel), et issues majoritairement des classes socio-économiques et culturelles défavorisées.

Ces adolescentes vont, consciemment ou inconsciemment, vouloir un enfant qui les valorisera, atténuera le sentiment d'amertume toujours renforcé par des insatisfactions répétées dues aux nombreux échecs, leur donnera un statut social, un revenu (les allocations familiales), un rôle à tenir dans une société où aucune fonction sociale n'est actuellement dévolue aux adolescents. R.A. Davis[3] abonde dans le même sens : le problème de la maternité adolescente célibataire dépend des structures mêmes de la société.

---

[3] R.A. Davis, « Teenage pregnancy : A theoretical analysis of a social problem », *Adolescence*, 1989, Spring, 24*(93)* : 19-28.

Pour ces auteurs, la persistance et parfois la croissance, malgré la diffusion des moyens contraceptifs, de la maternité adolescente solitaire dans les pays industrialisés doivent être comprises comme un problème de société et non pas comme un problème dans la société.

M. Cournoyer[4], soucieuse d'apporter un éclairage nouveau, s'éloigne des thèses qui stipulent que l'entrée prématurée dans la parentalité pose un problème pour l'adolescente elle-même, mais aussi pour sa famille et pour la société. L'auteure rappelle que beaucoup des caractéristiques négatives que la plupart des spécialistes attribuent aux mères adolescentes se retrouvent chez de nombreux adolescents de nos sociétés postmodernes : ils ne montrent que peu ou pas de motivation pour leurs études ou leur formation professionnelle, leurs résultats scolaires sont faibles, ils abandonnent prématurément leurs études ou leur formation professionnelle, ils entrent tardivement sur le marché du travail et occupent des emplois de bas niveau, ils se montrent instables dans leurs relations interpersonnelles, familiales ou professionnelles. Ces jeunes, tout comme les mères adolescentes, ne parviennent pas à trouver la voie qui les conduirait au statut d'adulte, à cette seconde naissance, selon l'expression de G. Lapassade.

D'après M. Cournoyer, les mères adolescentes vivent différemment cette transition, cette « naissance sociale » : la maternité précoce, conclut l'auteure, est un passage inédit à l'âge adulte.

M. Cournoyer attribue également une grande responsabilité à la société qu'elle nous décrit comme une société à deux visages. D'un côté, la société véhicule des images d'abondance, de jeunesse éternelle, confie les plus beaux rôles aux jeunes qui apparaissent comme étant les consommateurs de mode vestimentaire, d'automobiles, d'appareils de remise en forme physique. De l'autre côté, celui de la réalité, la société accorde de moins en moins de rôles et de place aux jeunes. Après avoir été promus, les jeunes seront déchus, conclut l'auteure. Tel est le sort que leur réserve la société. Alors, les jeunes qui sont dépourvus des moyens nécessaires pour pouvoir accéder à l'âge adulte à ces biens, ceux

---

[4] M. Cournoyer, « La maternité précoce : un passage inédit à l'âge adulte », Montréal, *P.R.I.S.M.E.*, 1995, 5*(2-3)* : 266-287.

pour qui l'attente est insupportable, tous ces jeunes vont fausser le processus des seuils de passage au stade adulte. Ils vont déserter la longue et aride préparation aux rôles socioprofessionnels pour entrer directement dans les rôles conjugaux, familiaux.

En sautant des étapes, ils s'approprient des rôles. Mais le passage simultané à la parentalité et à l'âge adulte est aussi complexe que difficile.

LES FAMILLES HOMOMONOPARENTALES

Alors comment faire quand on est homosexuel pour devenir parent ? interroge Benoit Sénéchal : « On triche à la DASS… on adopte à l'étranger… on loue un ventre belge ou hollandais… on s'arrange à deux papas et à deux mamans. Tout est pensable… mais tout n'est pas possible. ».

Benoit Sénéchal dresse là un tableau assez fidèle de la situation actuelle de l'homosexuel(le) désireux de devenir parent.

Après de longues et difficiles luttes, des voies d'accès à la parentalité pour les femmes lesbiennes et les hommes gays ont été récemment conquises dans certains pays de l'Union européenne. Cependant, en France, la réalisation du désir de parentalité nécessite encore des délais parfois fort longs : un délai de deux à dix ans est généralement nécessaire pour qu'une adoption puisse se réaliser. En outre, certaines des voies d'accès à l'homoparentalité restent encore fermées, la France étant un des pays qui présente le plus de résistance face au mariage entre personnes de même sexe, au droit à l'adoption ou à l'insémination artificielle pour les couples de conjoints homosexuels ou de femmes lesbiennes, de gays célibataires.

Dans une enquête réalisée en 2005 au sein de l'Association des parents et futurs parents gays et lesbiens (APGL), 63% des adhérents interrogés (338 sur 1 500 adhérents, 66 hommes et 272 femmes) déclarent élever des enfants. Un peu plus de la moitié d'entre eux ont le statut de parent légal. Quelles sont les modalités accessibles aux femmes lesbiennes et aux hommes gays célibataires pour pouvoir réaliser leur désir d'enfant ?

LE DIVORCE

Malgré leur crainte de perdre la garde de leurs enfants, les mères et les pères homosexuels divorcés constituent la plus importante catégorie des familles monoparentales homosexuelles. Dans l'enquête de l'APGL, précédemment citée, 48% des pères et 53% des mères ont vécu une union hétérosexuelle antérieure. 21% des enfants élevés par les mères qui ont participé à cette enquête sont nés d'une union hétérosexuelle antérieure, et 37% des enfants élevés par des pères qui ont également participé à l'enquête de l'APGL sont nés d'une union hétérosexuelle antérieure.

L'INSÉMINATION ARTIFICIELLE

Le recours à un donneur de sperme anonyme

Pour réaliser son désir de maternité solitaire, la femme lesbienne peut choisir la voie de l'insémination artificielle. En France, depuis les lois de bioéthique de juillet 1994, seuls les couples hétérosexuels mariés ou non, stables (obligation d'apporter la preuve d'une vie commune d'au moins deux ans) en âge de procréer et dont un des conjoints souffre de stérilité ou qu'existe un risque de transmission d'une maladie grave, ont accès à l'insémination artificielle par donneur de sperme anonyme (IAD). Malgré cet interdit, le 5 décembre 2006, la France accepte trois petites filles nées en Belgique par insémination artificielle, signe d'un assouplissement des positions officielles et d'une évolution des mentalités. Lorsque la Cour européenne des droits de l'Homme reconnaît le droit à l'insémination artificielle aux couples de lesbiennes, et le statut de coparent à la mère sociale, c'est-à-dire à la compagne de la mère biologique homosexuelle, l'Angleterre, le Pays de Galles, l'Italie, la Finlande et la Suède ratifient l'Arrêté de la Cour européenne des droits de l'Homme et n'interdisent pas l'insémination artificielle par donneur de sperme anonyme. En l'absence de dispositions législatives, la Belgique, les Pays-Bas et le Portugal possèdent des établissements spécialisés qui définissent les critères d'accès à la procréation médicalement assistée. Mais, selon les associations lesbiennes, les services sociaux ne faciliteraient pas toujours les formalités.

Les femmes lesbiennes qui, en Belgique ou aux Pays-Bas, pouvaient bénéficier de ce traitement étaient presque toujours des couples lesbiens, après accord du comité d'éthique des établissements médicaux qui pratiquent l'IAD. *A fortiori*, l'accès à ce traitement s'avère beaucoup plus difficile pour une femme lesbienne célibataire.

En cas de refus, pour réaliser son projet de maternité solitaire, la femme lesbienne va recourir à un donneur de sperme connu, généralement homosexuel, qui peut ne pas s'inscrire dans la filiation ou l'implication affective.

Le recours à un « donneur connu »

Mais, il existe aussi des femmes désireuses de pouvoir communiquer à l'enfant l'identité du père géniteur. Aux Pays-Bas l'anonymat n'est pas obligatoire, il existe donc une possibilité de recourir à un « donneur connu ». Mais, il y a toujours le risque d'une rétraction de la part du donneur qui peut revenir sur son accord initial de communiquer son identité à l'enfant lorsqu'il atteindra ses 18 ans. Certaines femmes souhaitent que le géniteur de leur enfant soit aussi un « *référent paternel* », mais sans coparentalité. Le donneur connu devient « *un père identifié* ». Le « père identifié » qui ne revendiquera pas le droit de reconnaître son enfant, de lui donner son nom, ni d'exercer de fonctions parentales. Cependant, « le référent paternel » pourra connaître son enfant, le rencontrer, si ce dernier le désire, nouer des relations.

L'ADOPTION

En France, les critères pour l'adoption sont semblables à ceux requis pour l'insémination artificielle, à savoir : l'adoption est réservée aux couples stables pouvant justifier de deux ans de vie commune, mariés ou non, en bute à des problèmes de stérilité pathologique ou présentant un risque de transmission d'une maladie grave en procréant de façon naturelle.

Depuis 1966, le Droit français reconnaît aux célibataires âgés de plus de 28 ans le droit d'adopter un enfant. La loi reste muette sur l'orientation sexuelle et sur le statut matrimonial de l'adoptant. En d'autres termes, rien ne s'oppose en droit à ce qu'un homme gay célibataire ou une femme lesbienne célibataire puisse adopter un enfant. Mais, la réalité se révèle bien différente.

Les homosexuel(le)s qui désirent adopter un enfant peuvent faire une démarche individuelle. L'expérience montre que les candidats homosexuels ont tout intérêt à ne pas afficher leur homosexualité sous peine de s'attirer beaucoup de difficultés pour obtenir l'agrément délivré par le conseil général de leur département après avis des enquêteurs sociaux. Il n'y pas très longtemps, toutes les demandes formulées par des homosexuel(le)s étaient rejetées. Actuellement, 80% des demandes sont encore refusées.

Par son arrêté du 26 février 2002, la Cour européenne des droits de l'Homme reconnaissait le droit à l'homoparentalité. Le 23 janvier 2008, la Cour européenne des droits de l'Homme condamne la France pour discrimination liée à un refus d'agrément à l'adoption apposé à une enseignante homosexuelle, *célibataire*, âgée de 49 ans. Lors de la procédure d'adoption, cette enseignante avait fait part de son homosexualité.

Les gays et les lesbiennes considèrent cette reconnaissance du droit à l'adoption à une lesbienne *célibataire* comme un feu vert pour la reconnaissance du droit d'adoption aux gays et aux lesbiennes célibataires.

Actuellement, la seule voie qui s'offre aux femmes lesbiennes et aux hommes gays célibataires désireux de recourir à l'adoption est de se rendre dans un des pays européens qui autorisent l'adoption aux homosexuel(le)s. Les seuls pays européens qui reconnaissent le droit d'adoption aux couples homosexuels sont les Pays-Bas (2001), le Danemark (2002), la Suède (2002), la Grande-Bretagne (2002), l'Espagne (2005) et la Belgique (2006).

Au Québec, la Charte des droits et libertés de la personne protège le citoyen contre toute forme de discrimination, dont la discrimination sexuelle. Depuis la loi du 2 juin 2002, adoptée à l'unanimité par le Gouvernement du Québec, les femmes lesbiennes et les hommes gays ont officiellement le droit d'adopter un enfant au Québec ou à l'étranger. La loi établit aussi de nouvelles règles de filiation afin de reconnaître l'homoparentalité.

Tous les candidats à l'adoption doivent obtenir une évaluation psychosociale. Cette évaluation porte sur l'histoire personnelle, éventuellement sur l'histoire du couple, des années de vie commune, des aptitudes parentales, de la disponibilité à accueillir un enfant, des aspects pratiques. Cette évaluation mentionne l'orientation sexuelle du candidat, mais ne conclura pas à une incapacité parentale sur la base de cette information.

LE RECOURS À UNE MÈRE PORTEUSE

La mère porteuse a contribué à donner naissance et a renoncé à son statut de parent légal. Elle peut garder des contacts si le père donne son accord, et si les enfants qu'elle a eus sont également d'accord.

Le recours à une mère porteuse ou « maternité pour autrui » ou encore « maternité de substitution » n'est pas autorisé en France depuis les lois de bioéthique de 1994.

Le désir de paternité conduit certains homosexuels, rares il est vrai, à faire appel à « une mère porteuse », qui accouchera sous X. L'enfant sera reconnu par l'homosexuel. Le prix pour recourir à une mère porteuse s'élèverait à 10 000 euros auxquels viennent s'ajouter 15 000 euros pour les intermédiaires. Si un contrat est passé entre l'homosexuel et la mère porteuse, ce contrat ne peut être reconnu. Il semblerait qu'en Grande-Bretagne des recours soient possibles.

D'autres gays, rares eux aussi, n'hésitent pas à se rendre aux États-Unis pour recourir à des agences spécialisées. Dans l'Union européenne, les pays autorisant la maternité pour autrui sont : la Grande-Bretagne, les Pays-Bas, la Finlande, le Danemark, la Belgique, le Luxembourg, la Grèce.

De l'avis général, le nombre de gays qui font appel à une mère porteuse est très faible.

L'étude des différents modèles familiaux a montré combien est grande la distance qui sépare « la fille mère », mise au ban de la société du siècle passé, à la femme lesbienne d'aujourd'hui qui assume son orientation sexuelle et décide de réaliser son désir de maternité solitaire.

Cette constatation soulève la question de l'évolution du concept de monoparentalité : ce sera l'objet de notre prochain chapitre.

Chapitre II

LE CONCEPT DE MONOPARENTALITÉ : DE LA FILLE MÈRE À LA MÈRE CÉLIBATAIRE VOLONTAIRE

Si la monoparentalité a existé de tout temps, son accueil dans la société a varié selon les époques. Il nous semble possible de distinguer trois périodes dans l'évolution du concept de monoparentalité : la monoparentalité vue comme marginalité ; puis, se chevauchant parfois, la monoparentalité comme modèle familial et, enfin, la monoparentalité comme séquence(s) de la trajectoire de vie familiale.

LA MONOPARENTALITÉ VUE COMME MARGINALITÉ

Dans une société où le mariage civil (généralement relié au mariage religieux) est la norme et la famille nucléaire le modèle offert aux différentes classes sociales, la maternité hors mariage est considérée comme une faute ou un péché, et la mère célibataire mise au ban de la société. L'ostracisme social, le manque de moyens financiers acculent les mères célibataires à l'abandon de leur enfant.

En France, au XVIIe siècle, Saint-Vincent-de-Paul recueille les nouveau-nés abandonnés par leur mère dans les églises. Mais il se heurte au refus des dames de charité de s'occuper de ces « enfants du péché » ; refus qui conduira Saint-Vincent-de-Paul à fonder en 1638 « L'Œuvre des Enfants Trouvés ».

Afin de prévenir les infanticides, l'État par le Décret de 1811 institutionnalise des tours dotées de cylindres, de la taille d'un nouveau-né, incrustés dans le mur et pivotant sur eux-mêmes. La mère abandonnante y dépose le nouveau-né qui sera recueilli après qu'elle ait tiré une sonnette. Ce procédé qui permet à la mère abandonnante de garder l'anonymat ne sera que de courte durée. Les tours vont être surveillées jour et nuit, puis en 1860 officiellement supprimées et remplacées par des bureaux. Privée de la possibilité de garder l'anonymat, la mère abandonnante devra affronter, à visage découvert, l'autorité administrative. L'ostracisme de l'État se révèle encore lors de la promulgation de la loi du code Napoléon. Cette loi interdit à la « fille mère » toute recherche en paternité, comme si elle était seule responsable de cette naissance hors mariage. Ce faisant, elle lui fait porter toute la culpabilité sexuelle et la prive de ressources financières. Il faudra attendre 1912 pour que la loi sur la reconnaissance en paternité soit votée.

C'est sous la 3e République que la catégorie des « filles mères » se constitue officiellement à travers la lutte contre la mortalité infantile très élevée à cette époque et qui, associée à une dépopulation naissante, a alerté les dirigeants politiques qui vont réagir par une politique maternaliste. La fille mère est alors jugée doublement coupable. Coupable envers la morale, mais aussi vis-à-vis de la société car elle n'accomplit pas son devoir de citoyenne qui est de mettre au monde plusieurs enfants, la fille mère ne donnant généralement naissance qu'à un seul enfant. Progressivement, des mesures d'aide sociale sont prises en faveur des classes sociales les plus démunies. Mais leur attribution aux filles mères célibataires suscite de vives réactions comme en témoigne la violence du refus exprimé par Léon Lallemand[1] : « à cause de leur degré de vice, cet argent sert fréquemment à alimenter la débauche et ne sert guère à l'enfant ». Dans les romans de l'époque, les héroïnes mères célibataires sont débiles ou prostituées, souvent masochistes, toujours immatures.

Objet d'opprobre, devenue objet d'étude, la mère célibataire est alors décrite par les psychiatres, psychologues ou sociologues sous un angle pathologisant et normatif. Dans les travaux consacrés à la maternité précoce[2] [10], les jeunes mères célibataires sont

---

[1] L. Lallemand, *Histoire des enfants abandonnés et délaissés*. Étude sur la protection de l'enfance, 1885.

[2] P. Faussier, M. Faussier et Cl. Martin, « Les mères célibataires mineures. Étude

généralement décrites comme immatures, présentant des troubles du comportement, une absence d'investissement dans la vie scolaire et professionnelle, peu d'intérêts et d'échanges. J.P. Deschamps [10] soutient « qu'il existe indéniablement un contexte familial et social à « haut risque » de grossesse caractérisé par une enfance perturbée, une famille instable ou dissociée, un milieu social peu favorisé » (p. 2666). Quant à l'enfance des adolescentes mères célibataires, elle a été vécue de façon chaotique ou carencée.

Cette approche pathologisante se retrouve dans les études menées auprès des mères célibataires adultes. Ces mères présenteraient une plus grande vulnérabilité psychologique[3], un grand besoin de dépendance, une forte ambivalence au niveau de l'identité[4], rejoignant ainsi les conclusions de la psychanalyste H. Deutsch sur la présence de difficultés d'identification à une image féminine.

Ces recherches ont soulevé de nombreuses critiques (N. Lefaucheur, 1982 ; D. Le Gall et C. Martin, 1987 ; G. Poussin, 1990). Les critiques de D. Frischer[5] portent surtout sur les travaux des sociologues et démographes qui ont voulu faire de la monoparentalité une déviance en cherchant à établir systématiquement une relation entre la hiérarchie des classes sociales et le pourcentage de mères célibataires issues de ces classes, ou une corrélation entre la situation de monoparentalité et l'appartenance à un milieu social perturbé, dissocié ou incomplet.

La mère célibataire, remarque l'auteure, est décrite comme déviante si elle appartient à un milieu dissocié, immature si elle est d'origine modeste. Si son statut socio-économique et culturel est élevé, elle sera décrite comme névrosée plus ou moins instable. Dans tous les cas, elle est jugée irresponsable.

D. Frischer dénonce aussi un biais méthodologique : l'absence de prise en considération de l'âge dans la comparaison de l'échantillon des mères célibataires avec celui du groupe témoin.

---

des problèmes psychosociaux ». *Revue de Neuropsychiatrie infantile et d'hygiène mentale de l'enfance,* 1976, 24*(4-5)*, 241-249.

[3] P. Underwood, M. Kamien, « Health care needs of the children of single mothers in a Perth suburb ». *Australian Paediatric Journal*, 1984, 20*(3)*, 203-204.

[4] J. Floyd, LL. Viney, « Ego identity and ego ideal in the unwed mother ». *British Journal of Medical Psychology*, G.B., 1974, Sep. 47*(3),* 273-281.

[5] D. Frischer, *Les mères célibataires volontaires*, Paris, Stock 2, 1979.

Or, il s'avère que le contrôle de cette variable conduit à des résultats différents ou contraires à ceux des recherches antérieures qui assimilaient la monoparentalité à une situation marginale.

Ainsi, au terme de sa recherche, C. Vincent[6] n'observe aucune différence en ce qui concerne l'appartenance des mères célibataires mineures à des foyers dissociés ou à climat perturbé lorsqu'elles sont comparées à des jeunes filles de même âge fréquentant une High School.

Dans l'étude de A.M. Trekker[7], la faiblesse de l'écart (14%) entre les mères célibataires mineures appartenant à des foyers brisés permet seulement de constater que les mères célibataires viennent plus souvent que les jeunes filles de même âge du groupe témoin de foyers dissociés. Mais, il n'est pas évident que le milieu d'origine soit déterminant dans l'installation d'une situation de monoparentalité.

LA MONOPARENTALITÉ COMME MODÈLE FAMILIAL

C'est dans la seconde moitié du XXe siècle que le traitement social des différentes situations de monoparentalité s'accentue. De nombreuses lois sont promulguées : les unes entérinent un changement de mentalité et de pratiques familiales, d'autres leur permettent de voir le jour.

Cependant, ce n'est qu'en 70 que la mère célibataire et son ou ses enfants sont officiellement reconnus comme formant une famille. La famille monoparentale fait enfin partie de la mosaïque des nouveaux modèles familiaux. Mais la place qui lui est assignée n'est que périphérique.

En effet, le livret de famille est toujours de format différent, ce qui rend l'état civil de la mère immédiatement identifiable et, surtout, la place dans une catégorie à part, que l'on peut assimiler à un relent de marginalisation. En outre, l'aide sociale qui lui est accordée est l'allocation d'orphelin également versée aux personnes ayant la charge d'orphelins ou dans les cas d'abandon

---

[6] C.E. Vincent, *Unmarried Mothers*, New York : Free Press of Glencoe, 1961.

[7] A.M. Trekker, Recherche citée par D. Frischer, *Dans : Les mères célibataires volontaires*, Paris, Éd. Stock 2, 1979.

durable ou définitif. Cinq ans plus tard, cette aide sociale sera étendue aux femmes séparées ou divorcées, chefs de famille.

Parallèlement, les féministes des années 70 vont fortement contribuer à l'implantation de la monoparentalité comme modèle familial. Tout en menant leur combat idéologique pour l'égalité des droits entre les hommes et les femmes, les féministes n'ont pas renoncé à la maternité, mais à certaines conditions qu'elles dicteront elles-mêmes. Elles décideront du moment de la conception de l'enfant, choisiront le père géniteur (pas toujours informé de ce projet de maternité) et, surtout, elles assumeront, seules, l'entière responsabilité de l'enfant, tant sur le plan financier que sur le plan moral. Certaines couperont toutes relations avec le géniteur, d'autres maintiendront une relation à distance au cas où l'enfant souhaiterait connaître son père.

Peu à peu, la monoparentalité se banalise, résultat de l'action conjointe de plusieurs facteurs : diminution des tabous sexuels, nouveaux rapports entre les hommes et les femmes, rejet du mariage traditionnel, refus de la caution institutionnelle, nouvelles formes d'organisation familiale, union libre et cohabitation notamment, nombre élevé de séparations et de divorces, doute quant à la solidité du lien de conjugalité, maîtrise de la contraception et, surtout, aisance économique des femmes qui ont accédé aux études universitaires ou qui ont bénéficié d'une formation professionnelle poussée et qui sont en mesure d'assumer une parentalité solitaire et, enfin, célibat forcé des femmes possédant une « dote culturelle » élevée.

Cependant, malgré l'évolution des mentalités et des mœurs, la société manifeste toujours une sourde opposition à l'égard des mères célibataires. La persistance de cette opposition s'explique par son caractère inconscient.

D'une part, la maternité solitaire renvoie tout un chacun à sa problématique personnelle : conflit œdipien non dépassé, désir de rivaliser avec la mère, incomplétude féminine… que l'être humain doit refouler pour que son Moi ne soit pas submergé par l'angoisse. D'autre part, la libre expression de ces problématiques personnelles absorberait une grande partie de l'énergie psychique nécessaire au bon fonctionnement de la société.

Certains hommes peuvent voir dans la maternité solitaire la négation de leur rôle. D'autres peuvent avoir peur de perdre la position d'autorité qu'ils détiennent dans leur famille. Pour d'autres encore, la mère célibataire peut être l'incarnation de la force des pulsions sexuelles qu'ils ressentent, redoutent et veulent ignorer. Dans un mouvement défensif, leur Moi a recours à l'introjection projective et ces hommes seront ceux qui condamneront le plus sévèrement la mère célibataire pour sa conduite « éhontée ».

Les femmes apparaissent plus ambivalentes. Si elles sont sensibles à la lourdeur des tâches qui incombent à la mère célibataire, l'idée d'une relation sexuelle entre leur mari et cette femme indépendante qui a fait fi des usages de la société et de ses préjugés, leur fait adopter une attitude de réserve méfiante. Elles sont nombreuses à ressentir un certain malaise face à ce qu'elles perçoivent comme pouvant être une supériorité : la capacité des mères célibataires à assumer pleinement l'éducation de leur(s) enfant(s) sans bénéficier, comme elles, de la sécurité matérielle et affective qu'offre le mariage.

LA MONOPARENTALITÉ COMME SÉQUENCE(S) DE LA TRAJECTOIRE DE LA VIE FAMILIALE

Au siècle passé, lorsque le mariage était encore un engagement « pour le meilleur et pour le pire », la trajectoire de vie familiale était généralement stable et tracée de façon quasi définitive. N'y figurait qu'une seule rupture d'union : celle imposée par le décès de l'un des deux conjoints. Depuis que la possibilité d'une désunion est envisagée en même temps que se prend la décision de s'unir, la trajectoire familiale a changé de configuration. Une ou des ruptures d'union (légale ou de fait) sont venues briser la linéarité de la trajectoire familiale traditionnelle. À chaque point de rupture, une situation de monoparentalité peut prendre place définitivement ou temporairement. Chaque rupture d'union peut introduire une nouvelle organisation familiale semblable à la première ou différente. Par exemple, la trajectoire familiale d'un individu débute par une situation monoparentale qui peut se perpétuer : c'est généralement le cas des mères célibataires volontaires, ou n'être que transitoire : c'est le cas des mères célibataires non volontaires qui après un laps de temps variable vont s'engager dans une nouvelle structure familiale (famille recomposée, union légale ou de fait). À l'inverse, la trajectoire de vie familiale d'un individu peut débuter par un mariage dont la rupture place le parent gardien en situation de monoparentalité qui, ici encore, pourra être définitive ou suivie d'un remariage ou d'une union libre unique ou plurielle, c'est-à-dire souvent entrecoupée de périodes de monoparentalité. Les cas de figure sont aussi variés que courants.

Autrement dit, dans nos sociétés postmodernes, la trajectoire familiale d'un individu est devenue séquentielle et polymorphe. La monoparentalité ne peut être appréhendée systématiquement comme un état, mais comme un moment, une séquence unique ou plurielle de la trajectoire de vie d'un individu.

La banalisation de l'union libre et des familles monoparentales, le regard social porté sur l'homoparentalité devenu moins critique, cette évolution des mentalités nous a-t-elle permis de mieux connaître ces nouvelles familles monoparentales hétérosexuelles et homosexuelles ?

Le prochain chapitre tentera de nous éclairer sur les aspects sociodémographiques, socioéconomiques et socioculturels de ces familles monoparentales.

Chapitre III

APPROCHE SOCIOLOGIQUE DE LA MONOPARENTALITÉ

ASPECTS SOCIODÉMOGRAPHIQUES DE LA MONOPARENTALITÉ

LES FAMILLES MONOPARENTALES HÉTÉROSEXUELLES

La « prolifération des familles monoparentales »

Durant les années 1970-80, l'expression « Famille monoparentale » connaît un vif succès dans les médias comme dans le public, et l'impression ou la croyance en une « prolifération des familles monoparentales » ne tarde pas à s'imposer, confortée par les nombreuses mesures d'aide sociale prises à l'endroit de ces familles.

Simultanément, d'autres facteurs d'ordre quantitatif viennent s'ajouter et contribuent à renforcer cette impression : la montée du nombre de mères célibataires qui a quadruplé en 20 ans et celle, impressionnante, du nombre de familles monoparentales après divorce, particulièrement après la loi de 1975 autorisant le divorce par consentement mutuel, suite à une demande conjointe des deux époux. De nombreuses séparations de fait sont alors régularisées et viennent grossir le nombre des divorces. De 17% en 1968, le pourcentage de familles monoparentales après divorce atteint 43% en 1990.

Cependant, une lecture attentive des données recueillies lors des derniers recensements commande de nuancer cette impression d'« une explosion de familles monoparentales ».

S'il existe effectivement une augmentation du nombre de foyers monoparentaux tels que définis par l'INSEE, c'est-à-dire des familles comportant au moins un enfant âgé de moins de 25 ans, alors la situation ne peut être assimilée à une « prolifération des familles monoparentales »[1].

Cette augmentation sensible du nombre de foyers monoparentaux devient relative lorsqu'on la rapporte, pour la même période, à l'augmentation du nombre de foyers biparentaux ayant au moins un enfant de moins de 25 ans à charge.

En effet, si près d'une famille avec enfant(s) sur dix est monoparentale en 1968 (9,3%), la proportion passe à un peu plus de un pour dix (10,2%) en 1982 pour atteindre 13,2% en 1990 et 17,4% en 1999.

Si nous appréhendons les familles monoparentales selon :

Leur répartition en fonction de l'âge et du sexe des parents gardiens[2]

Quel que soit l'âge des parents gardiens, les familles monoparentales matricentriques sont toujours plus nombreuses que les familles monoparentales patricentriques.

— Entre 25-29 ans. Le pourcentage des familles monoparentales matricentriques s'élève à 4,9%, celui des familles monoparentales patricentriques à 0,36%.

— Entre 30-44 ans. Ces pourcentages s'élèvent respectivement à 10,9% et 1,4%.

— Entre 45-59 ans. Ils atteignent 9,4% pour les familles monoparentales matricentriques, et pour les familles monoparentales patricentriques 2,4%.

Le sexe et les catégories de monoparentalité[3]

Mères célibataires

Leur nombre ne cesse d'augmenter. Alors que le pourcentage des mères célibataires n'était que de 9,2% en 1968, il passe à 17% en 1982, puis à 23% en 1990 pour atteindre 34,1% en 1999.

---

[1] INSEE, La France en faits et en chiffres. Statistiques tirées de l'ouvrage « Les familles monoparentales » de 1994, remises à jour.

[2] INSEE, Données sociales 2002-2003.

[3] Les familles monoparentales. Op. cit.

Les veuves

Le veuvage connaît une décroissance. Le pourcentage des veuves monoparentales en 1968 atteint 55,9%, en 1982 : 30,4%, en 1990 : 19% et enfin en 1999, il n'est plus que de 10,5%.

Les divorcées

Le pourcentage des divorcées monoparentales se situe en 1968 à 17,8%, puis double et atteint 39,5% en 1982, en 1990 : 42,7% et stagne à 42,8% en 1999.

Les pères célibataires

En 1968, leur pourcentage est de 3,7%, en 1982 : 4,9%, en 1990 : 5,6% et en 1999 : 8,4%.

Les veufs

Leur nombre décroit également. En 1968, ils représentent presque la moitié des familles monoparentales patricentriques. Leur pourcentage de 47,8% baisse progressivement. En 1982, il atteint 36,7% ; en 1990, il est de 26,6%, et en 1999 il n'est plus que de 15,2%.

Les divorcés

Leur nombre a aussi connu une importante progression. En 1968, les divorcés constituent 12,7% des familles monoparentales patricentriques. En 1982, leur proportion grimpe jusqu'à 32,4%, atteint 43,1% en 1990 et baisse légèrement pour atteindre 41,7% en 1999.

La part des enfants âgés de 0 à 14 ans vivant dans une famille monoparentale[4]

En 2000, en France, 6,5% des enfants âgés de 0 à 14 ans vivent dans une famille monoparentale. Parmi les pays de l'Union européenne, le Royaume-Uni possède le plus fort pourcentage d'enfants de cette tranche d'âge vivant dans une famille monoparentale, soit 19,8%.

---

[4] INSEE, Première N° 620 : « Les familles monoparentales dans l'Union européenne ».

En 2005, 18% des enfants de moins de 25 ans vivent dans une famille monoparentale contre 8% en 1968. Les ruptures d'union sont à l'origine de cette hausse alors qu'en 1962, 55% des parents à la tête d'une famille monoparentale étaient des veufs.

Ce sont les pays méditerranéens qui accusent les pourcentages les plus faibles : Portugal : 4,7% - Italie : 4,1% - Grèce : 3,0% - Espagne : 2,8%.

En 2006[5], les démographes observent une hausse de 6% du nombre de familles monoparentales au Canada par rapport à l'année précédente. Les familles monoparentales représentent un peu plus du quart de l'ensemble des familles au Canada.

Ce sont les familles monoparentales patricentriques canadiennes qui ont connu la plus forte augmentation : 54 500 contre 37 000 familles monoparentales matricentriques, c'est donc 20% des familles monoparentales qui sont dirigées en 2006 par un homme.

Au Québec[6], la fragilité des unions fait de la monoparentalité un mode de vie de plus en plus répandu ; en 2001, plus du quart (26,5%) des familles[*] avec enfants sont des familles monoparentales.

Près de deux familles monoparentales sur trois n'ont qu'un seul enfant, 28% en ont deux, et près de 3% d'entre elles ont trois enfants ou plus.

Les familles monoparentales matricentriques sont plus nombreuses (80%) que les familles monoparentales patricentriques (18%).

Au Québec, entre 2001 et 2006, les familles monoparentales patricentriques ont connu un taux de croissance de 14%, c'est-à-dire plus du double de celui observé chez les familles monoparentales matricentriques.

Les enfants de famille monoparentale cohabitent généralement avec leur mère. Cependant, 18% de ceux qui ont moins de 17 ans

---

[5] Statistique Canada, 2008.

[6] Les familles et les enfants au Québec, 2008.

[*] En 2001, des changements de définition de la famille ont été apportés : les familles formées d'un couple en union libre incluent maintenant les couples de même sexe. Les comparaisons, avec d'autres pays n'ayant pas cette définition de la famille, deviendront impossibles.

cohabitent avec leur père et un peu plus de 21% de ceux qui sont âgés de 18 ans ou plus vivent avec le père seul.

En Suisse[7], pays plus conservateur, les démographes relèvent un taux croissant de familles monoparentales, particulièrement en zone urbaine. Le nombre de familles monoparentales a plus que doublé de 1970 à 2000.

ASPECTS SOCIOÉCONOMIQUES DE LA MONOPARENTALITÉ

D'une manière générale, la situation économique des femmes est reconnue comme étant plus fragile que celle des hommes. Elles sont inégalement placées par rapport aux hommes face au marché de l'emploi et, à diplômes équivalents, occupent des emplois inférieurs. Elles sont plus exposées que les hommes à l'instabilité du marché de l'emploi et sont plus nombreuses à être touchées par le chômage et la recherche d'un nouvel emploi est plus longue et difficile.

En 2004, en France[8], 10,7% des femmes et 8,8% des hommes sont touchés par le chômage. À l'intérieur de l'Union européenne, ce sont les pays méditerranéens qui présentent les taux de chômage les plus élevés, et ce sont les femmes qui sont les plus touchées. Ainsi, en Espagne le taux de chômage féminin (14,9%) est presque deux fois plus élevé que le taux de chômage masculin (7,9%) ; en Grèce 16,2% et 6,6% et en Italie 10,5% et 6,4%.

Les pays européens qui affichent les taux de chômage les plus faibles, affichent aussi des taux de chômage féminin et masculin équivalents. Ainsi, le Danemark, la Finlande, les Pays-Bas et la Suède ont des taux de chômage féminin qui s'élèvent respectivement à 5,6%, 8,9%, 4,8%, 6,1%, et des taux de chômage masculin de : 5,1%, 8,1%, 4,3% et 6,5%.

En 2005, les familles monoparentales sont les plus touchées par la précarité. Selon l'INSEE (2008)[9], 20% des mères sont au chômage contre 10% pour les couples avec enfants. Parmi les

---

[7] Office fédéral de la Statistique, 2007.

[8] INSEE, La France en faits et en chiffres. Op. cit.

[9] INSEE, Première N° 1195, juin 2008.

mères monoparentales qui travaillent, une sur deux seulement occupe un emploi à temps complet.

Entre 0 et 2 ans, 59% des enfants ont une mère qui ne travaille pas. Les raisons à l'origine de cette situation sont principalement la garde de l'enfant et le peu de motivation de la mère pour un emploi mal rétribué. D'une manière générale, les femmes gagnent 27% de moins que les hommes, 19% de moins pour un emploi à temps complet, 10% de moins à poste et à expérience équivalents.

Par contre en Suisse, peu de mères monoparentales ne travaillent pas : 86% ont une activité professionnelle contre 57% des mères vivant en couple. Alors que ces dernières travaillent généralement à temps partiel, les mères monoparentales ont un taux d'occupation généralement plus élevé.

Aussi, lorsque ces femmes entrent en situation de monoparentalité, la fragilité de leur situation économique s'accroît, parfois jusqu'à la précarité.

Dans l'étude de G. Poussin [24], indépendamment du sexe, les parents monoparentaux estiment que leur niveau de vie est inférieur à celui des parents qui vivent en couple, et 70% d'entre eux affirment avoir constaté une baisse de leur niveau de vie après leur séparation.

Pour C. Martin [21], s'il existe indéniablement une baisse sensible des revenus après la désunion, il est excessif de réduire toutes les situations de monoparentalité à des situations de précarité et encore moins de pauvreté. La monoparentalité n'est pas un état stable souligne le sociologue, et de nos jours vivre un épisode de monoparentalité est courant. D'autre part, le concept de monoparentalité occulte des écarts significatifs de situations et de trajectoires de vie. Par conséquent, il existe une grande diversité de situations économiques parmi les familles monoparentales.

— Les jeunes mères célibataires, issues principalement de milieu social défavorisé, au capital culturel réduit, sans ou avec une formation professionnelle peu poussée, les adolescentes issues d'un milieu social moyen, limite inférieure dont les études ont été interrompues par leur grossesse sont dans une situation de grande vulnérabilité économique.

— Les divorcées n'échappent pas à l'appauvrissement, mais à des degrés différents. Souvent, la femme divorcée après une interruption plus ou moins longue de ses activités professionnelles doit retrouver un emploi alors que le marché du travail est réduit et instable, que de nouvelles technologies sont apparues pour lesquelles elle n'est pas toujours formée. La situation est particulièrement difficile pour la femme divorcée qui n'a jamais exercé d'activité professionnelle : elle devient tributaire des aides sociales, de son ex-conjoint. La situation est encore plus délicate lorsque le divorce est conflictuel : les ex-conjoints « règlent leurs comptes ». De plus, après la rupture d'union, nombreuses sont les divorcées qui doivent faire face à de multiples dépenses qui vont grever leur budget : déménagement, location d'un nouvel appartement, achat de mobilier.

— Les mères célibataires involontaires et les divorcées apparaissent dans l'étude de G. Poussin comme celles qui rencontrent le plus de difficultés financières.

— Les veuves semblent avoir une situation plus confortable. Elles bénéficient parfois d'un héritage et presque toujours de la retraite du conjoint décédé.

— Les mères célibataires volontaires, les planificatrices en particulier, sont celles qui apparaissent le plus à l'aise financièrement.

Les points de vue de V. de Gaulejac et N. Aubert [13] semblent aller dans le même sens : il serait impossible, selon ces sociologues, de rattacher le modèle monoparental à une catégorie socio-économique en raison de l'hétérogénéité des catégories socioprofessionnelles. Même la « marginalité » qui touche ces mères seules n'est pas la même pour toutes : « marginalité » de l'innovation sociale, de la conquête d'autonomie pour une minorité d'entre elles au capital culturel et aux moyens financiers plutôt élevés ; « marginalité » de la pauvreté et de la stigmatisation sociale pour la majorité d'entre elles. Ce sont toutes ces mères seules qui occupent les échelons inférieurs de nombreuses catégories professionnelles : employées de bureau ou de service, manutentionnaires, ouvrières non spécialisées, parfois cadres moyens. Leur situation économique est souvent difficile, quelquefois à la limite de la précarité ou de la pauvreté.

Selon l'INSEE[10], en 2004 en France, 14,1% de familles monoparentales vivent sous le seuil de la pauvreté qui ne touche

---

[10] INSEE, DGI Enquête revenus fiscaux 2003.

que 5,5% des couples. Les pères seuls et les mères seules ne sont pas à égalité devant la pauvreté : 8,5% des familles monoparentales patricentriques vivent sous le seuil de la pauvreté, 30,2% des mères seules inactives et 10,9% des mères seules actives.

En 2003, toujours selon l'INSEE[11], le revenu moyen annuel avant impôt s'élève à 23 782 euros pour une famille monoparentale et à 42 063 euros pour un couple, c'est-à-dire presque deux fois plus. Le père seul dispose d'un revenu annuel de 27 616 euros, la mère seule dispose de 18 466 euros.

En 2003, une famille monoparentale a un niveau de vie moyen de 13 266 euros tandis que celui d'un couple atteint 18 594 euros.

Une famille monoparentale patricentrique a, en 2003, un niveau de vie de 15 520 euros, une mère seule active a un niveau de vie de 13 741 euros qui chute à 10 062 euros pour une mère seule inactive.

En 2005, la situation s'aggrave encore. Toujours selon l'INSEE (2008), 33% des familles monoparentales vivent sous le seuil de la pauvreté contre 12% des couples avec enfants. Le pourcentage des familles vivant sous le seuil de la pauvreté s'élève à 39% quand la famille monoparentale comprend trois enfants.

Un enfant de famille monoparentale sur cinq habite un logement surpeuplé contre un sur dix pour les enfants vivant dans une famille biparentale.

20% des mères célibataires habitent un logement où il manque une pièce ou deux.

17% des pères gardiens et 9% des mères gardiennes partagent leur lieu de vie avec d'autres personnes, généralement un parent, contre seulement 3% de couples.

Signe de difficultés à vivre seul avec des enfants, constatent les spécialistes de l'INSEE, 10% des familles monoparentales contre 3% des couples, partagent leur logement avec d'autres personnes. Il s'agit souvent de jeunes couples qui après leur séparation retournent vivre chez leurs parents.

Quel que soit le pays d'origine, la situation économique des familles monoparentales semble toujours précaire. Ainsi, selon l'Office fédéral de la Statistique, en 2007, en Suisse – pays qui se classe dans les premiers rangs des pays affichant des revenus bruts

---

[11] INSEE, DGI Enquête revenus fiscaux 2003.

élevés – 25% des familles monoparentales vivent sous le seuil de la pauvreté. Selon la taille de la famille, 20 à 30% des enfants vivent dans une famille monoparentale bénéficiaire d'une aide sociale.

Au Québec[12], le revenu annuel moyen après impôt, exprimé en dollars canadiens constants de 2002, est de 60 912 $ pour une famille biparentale et chute à 30 034 dollars pour une famille monoparentale, soit moitié moins. Quant au revenu moyen après impôt d'une mère seule[*], il atteint 27 628 dollars canadiens.

Enfin, la proportion de familles à faible revenu (après impôt) est de 5,6% pour les familles biparentales. Elle est cinq fois plus élevée pour les familles monoparentales puisque la proportion atteint, en 2002, 29,6%.

En 2006, le revenu annuel moyen après impôt s'élève pour un couple avec au moins un enfant à 64 500 $. À la même date, le revenu moyen pour une famille monoparentale est de 34 000 $. Le revenu moyen d'une famille monoparentale patricentrique est supérieur à celui d'une famille monoparentale matricentrique : 54 500 $ contre 37 000 $.

En 2003, le taux d'activité des mères monoparentales qui ont de jeunes enfants âgés de moins de 6 ans reste très en deçà du taux d'activité des mères de famille biparentale. Lorsque l'âge de l'enfant est inférieur à six ans, le taux d'activité d'une mère seule s'élève à 60,2% alors que celui d'une mère de famille biparentale atteint 74,8%. Quant au taux d'activité d'un père seul avec enfant(s) de moins de 6 ans, il s'élève à 87,8% tandis que celui d'un père de famille biparentale également avec enfant(s) atteint 94,5%.

Enfin, une très forte proportion de parents, particulièrement les mères, n'ont pas de diplôme du secondaire. Cependant, ces chiffres ne doivent pas occulter le fait que parmi les jeunes générations de parents d'enfants âgés de moins de 4 ans, 38,4% d'entre eux possèdent un diplôme du collégial ou ont fait des études universitaires avec ou sans diplôme par rapport à 43,7% des parents seuls d'enfants de 5 à 17 ans. Ce sont les anciennes

---

[12] Conseil de la Famille, Ministère de la Famille, des Aînés et de la Condition féminine, 2005.

[*] L'échantillon des pères seuls est trop petit pour fournir des chiffres significatifs.

générations, les parents seuls d'enfants de 17 ans et plus qui ne possèdent aucun diplôme du secondaire.

CLASSES SOCIALES, MODÈLES FAMILIAUX ET TYPES DE MONOPARENTALITÉ

LES MÈRES MONOPARENTALES CÉLIBATAIRES

Dans sa recherche sur « La maternité célibataire et la diffusion des modèles »[13], la sociologue N. Lefaucheur a tenté de mettre en relation les différents « profils type » de mères célibataires issues de différents groupes sociaux avec les modèles familiaux régissant ces groupes, ou avec l'inégal degré de pénétration d'un modèle « dominant » en leur sein. Simultanément, N. Lefaucheur relève les stratégies déployées par ces mères célibataires.

Dans les milieux sous-prolétaires

N. Lefaucheur donne une autre origine, un autre sens aux caractéristiques habituellement attribuées aux mères célibataires. Leur instabilité et leur incapacité à planifier leur avenir – caractéristiques qui se retrouvent de génération en génération – prendraient leur source dans un habitus de culture de pauvreté. À cause de leur capital scolaire réduit, de leur sexe, de la lourdeur de leurs charges familiales, la seule stratégie réaliste que ces mères pourraient envisager pour éviter l'engrenage de « la clochardisation » serait la recherche d'un conjoint. Leur instabilité affective et sexuelle s'expliquerait peut-être, avance l'auteure, autant par l'habitus sous-prolétaire qu'elles auraient intégré que dans cette stratégie de dernière chance, la recherche d'un conjoint.

Dans le même ordre d'idées, l'attachement inconsistant des mères célibataires à leur enfant, la fréquence élevée des abandons « différés » s'expliqueraient, en grande partie, par la conscience qu'auraient ces mères de ne pouvoir survivre sans conjoint, alors que leur maternité constitue une gêne pour la réussite de leur stratégie et augmente l'urgence d'une solution de survie.

---

[13] N. Lefaucheur, « La maternité célibataire et la diffusion des modèles. Histoires de Marie Lambert », Rapport CORDES, 1980.

Dans les groupes de population régis par un modèle conjugal dominant ou par les variantes modernes du modèle patrimonial

Les mères célibataires de ces groupes sociaux ont un âge inférieur à 27 ans, un statut socioprofessionnel relativement bas (emplois de bureau, de service).

Dans ces catégories de population, la maternité célibataire serait perçue soit comme une déviance, soit comme un second choix.

— Dans le premier cas, la maternité célibataire serait considérée comme la conséquence de l'adoption de conduites sexuelles contraires aux normes des modèles conjugaux et patrimoniaux opposés à la liberté sexuelle. Elles seraient donc réprouvées.

— Dans le second cas, les stratégies amoureuses ou matrimoniales comportant des relations sexuelles préconjugales auraient échoué, laissant à la mère la charge d'assumer, seule, sa maternité.

— À côté de ces « profils » de mère célibataire, N. Lefaucheur relève dans le cadre du modèle conjugal dominant la présence d'un second type de mère célibataire, résultat d'une stratégie de reconversion. Il s'agirait de femmes qui auraient un statut socioprofessionnel relativement élevé, mais qui n'auraient pas accédé au statut d'épouse alors que leur âge excèderait la limite supérieure de l'âge modal à la maternité. Selon N. Lefaucheur, cette stratégie de reconversion permettrait à ces femmes de posséder les éléments maternels du statut féminin admis comme normal dans le cadre de ce modèle et de la condition féminine telle que définie par ce modèle.

Dans les classes sociales, creuset des nouveaux modèles familiaux, notamment dans les nouvelles classes moyennes
se situerait le profil de la mère célibataire volontaire

Ces mères célibataires volontaires se distingueraient par un capital scolaire et un statut socioprofessionnel nettement plus élevés comparés à ceux de la majorité des mères célibataires. Quant à leur âge, il se situerait au-delà de la limite supérieure de l'âge modal.

Ces femmes choisiraient le statut de parent unique par refus du statut matrimonial féminin « dévalué et dévaluant », lui préférant celui de femme libérée ou d'innovatrice sociale.

LES MÈRES MONOPARENTALES DIVORCÉES

S'inspirant de la démarche de la sociologue N. Lefaucheur pour son étude des mères célibataires volontaires, V. de Gaulejac et N. Aubert [13] avancent l'hypothèse de l'existence de « profils type » de monoparentales divorcées en relation avec les couches sociales dont elles sont issues et des modèles familiaux qui les régissent. Ainsi, pour les mères monoparentales issues des nouvelles couches sociales moyennes, le divorce pourrait se comprendre comme l'aboutissement d'un processus d'autonomisation personnelle, une libération. Il serait vécu de façon plus sereine qu'il ne le serait par les mères monoparentales issues des couches sociales régies par un modèle conjugal dominant. Pour ces femmes, le divorce aurait laissé une blessure intime profonde, longue à se cicatriser. La désunion aurait été ressentie comme un échec et aurait suscité un sentiment de culpabilité. Aussi, la situation de monoparentalité de ces divorcées serait vécue de façon beaucoup plus douloureuse, beaucoup plus traumatisante.

Si V. de Gaulejac et N. Aubert reconnaissent l'existence « indéniable » d'un lien entre les vécus des différents types de monoparentalité et les modèles familiaux qui régissent les classes d'appartenance des mères monoparentales (divorcées, mères célibataires volontaires ou non), ils soulignent aussi le poids de l'histoire personnelle, de la trajectoire de vie (monoparentalité transitoire ou durable, volontaire ou non), et du sens profond que la mère monoparentale donne à son divorce, à son veuvage ou à son choix de maternité célibataire.

LES FAMILLES HOMOMONOPARENTALES

En France, il n'existe pas actuellement de statistiques officielles en raison du « recodage » entrepris par l'INSEE[14].

En l'absence de statistiques officielles, Martine Gross [16] propose de recourir aux sondages et aux chiffres obtenus par extrapolation. « En croisant des données sur le nombre d'homosexuels dans la population et celles sur le pourcentage de

[14] INSEE, Un couple de concubins de même sexe avec enfant est recodé en foyer monoparental et une personne.

parents parmi ces derniers, on peut évaluer le nombre d'enfants élevés par un ou des parents gays ou lesbiens dans une fourchette comprise entre 100 000 et 400 000 ». (p. 11)

En raison de différentes définitions attribuées au terme « homosexualité », les résultats des sondages devraient être lus avec un certain recul.

Selon une récente enquête (1992), la proportion de personnes homosexuelles dans une population adulte donnée s'élèverait entre 1 et 4% (cet écart étant dû aux différentes définitions données de l'homosexualité qui peut aller de l'homosexualité assumée à l'attirance occasionnelle pour une personne du même sexe.

D'après une enquête parue dans le magazine *Têtu* en 1997[15], les homosexuel(le)s désirant fonder une famille sont plus nombreux(ses) que ceux(celles) qui n'expriment pas de désir de parentalité : 56,8% pour le premier groupe et 27,7% pour le second. Toujours dans ce même magazine, une enquête nationale menée par l'Institut BSP[16] révèle que 7% des gays et 11% des lesbiennes étaient parents. D'autre part, 36% des gays et 45% des lesbiennes souhaitaient le devenir.

Une autre enquête nationale est menée cette fois auprès de 400 chrétiens[17], 15% d'entre eux sont parents.

Le nombre d'enfants vivant dans une famille monoparentale est en hausse. Il est passé de 7% en 1968 à 18% en 2005.

Quant au nombre d'enfants dont au moins un des deux parents est homosexuel, il s'élèverait à plusieurs dizaines de milliers, voire de centaines de milliers selon l'extrapolation 1 à 4% d'homosexuels en France, et 15% de parents parmi eux.

Enfin, l'Institut national des études démographiques (INED), sur la base de comparaisons internationales, estime à une vingtaine de milliers le nombre d'enfants vivant dans un foyer constitué d'un couple de concubins de même sexe[18].

Aux États-Unis, l'augmentation du nombre d'enfants de parents gays ou lesbiens est telle que l'on parle de *gayby-boom*.

---

[15] Sondage auto-administré, *Têtu*, N° 15, juin 1997.

[16] Sondage BSP, 1997, *Têtu*, N° 10, janvier 1997.

[17] Http://www.elness.fr/centres/ceifr/pages/glb.htlm.

[18] P. Festy, *Le recensement des familles homoparentales*, *Dans :* A. Cadoret *et al.* (Sous la direction), *Homoparentalités : Approches scientifiques et politiques*. PUF, 2006.

L'estimation du nombre de mères lesbiennes se situerait depuis 1984 entre 1 et 5 millions, de 1 à 3 millions le nombre de pères gays, et de 6 à 14 millions le nombre d'enfants nés de parents gays ou lesbiens.

En 2001, selon certaines estimations, 1 à 9 millions d'enfants de moins de 19 ans seraient élevés par 800 000 à 7 millions de parents gays ou lesbiens. La majorité de ces enfants seraient nés avant que l'un des parents s'auto-identifie homosexuel.

En février 2003, le Bureau du recensement des États-Unis a comptabilisé, pour la première fois, les couples déclarés. Le nombre de foyers de même sexe s'élevait à 1% des couples déclarés. Si la faiblesse du pourcentage surprend, l'explication peut être le choix de nombreux couples de même sexe de ne pas se déclarer. Selon le Bureau du recensement, 33% des foyers déclarés lesbiens et 22% des foyers déclarés gays élevaient au moins un jeune de moins de 18 ans.

Au Québec[19], en 2001, pour la première fois, on recense un peu plus de 10 000 couples de même sexe dont 660 ont des enfants. Moins de 1 000 enfants vivaient dans une famille composée d'un couple de même sexe, et 72,6% des 930 enfants vivant dans une famille homoparentale vivaient dans une famille où le couple est de sexe féminin.

En 2005, 20 725 personnes (plus du double) déclaraient vivre dans un couple de même sexe, les hommes étant les plus nombreux : 61,3%, soit 12 695. Seule une minorité de ces personnes, soit 1 325, ont des enfants.

En 2006[20], les couples de même sexe regroupent 0,6% de l'ensemble des familles du Canada constituées de couples, ou 8% de toutes les familles du Québec constituées de couples.

9,2% des couples de même sexe sont mariés. Sur les 45 350 couples homosexuels recensés en 2006, 53,9% sont des couples masculins, 46,3% des couples féminins.

En Belgique et en Grande-Bretagne, l'existence de mères lesbiennes remonterait vers le milieu des années soixante-dix.

---

[19] Un portrait statistique des familles au Québec, 2005, Ministère de la Famille, des Aînés et de la Condition féminine, Québec.

[20] Un portrait statistique des familles au Québec, 2008, Ministère de la Famille, des Aînés et de la Condition féminine.

APPROCHE SOCIOÉCONOMIQUE ET SOCIOCULTURELLE

En France, sur la base des réponses données en 2005 par 338 homosexuels (66 hommes et 272 femmes) à un questionnaire de l'Association des parents et futurs parents gays et lesbiens (APGL) dont ils sont adhérents, il apparaît que les deux tiers des personnes interrogées sont âgées de 30 à 40 ans, la moyenne d'âge étant de 38 ans pour les femmes et de 40 ans pour les hommes.

Pour les trois quarts d'entre elles, 95% des femmes et 67% des hommes vivent en couple, depuis plus de cinq ans. Les familles monoparentales homosexuelles matricentriques ou patricentriques sont encore peu nombreuses. Les professions exercées pour la moitié des personnes interrogées sont : professeurs, professions scientifiques et médicales, cadres et ingénieurs. Autrement dit, 88% de l'échantillon ont fait des études supérieures. [16]

Pour Martine Gross, les caractéristiques socioprofessionnelles de cet échantillon s'expliquent par le capital culturel que possèdent en commun ces adhérent(e)s gays et lesbiennes.

Au Québec, nous ne disposons pas encore de statistiques officielles sur le statut socioéconomique et socioculturel des parents monoparentaux homosexuels, ni sur celui des couples lesbiens ou gays, en raison de l'échantillon trop réduit.

En conclusion, si les conditions matérielles de vie des familles monoparentales hétéro et homosexuelles sont souvent difficiles, à des degrés divers, qu'en est-il de leur vécu de monoparentalité ? Varie-t-il d'une famille hétéromonoparentale à une famille homomonoparentale ?

Chapitre IV

APPROCHE PSYCHOLOGIQUE DE LA MONOPARENTALITÉ : VÉCU DE MONOPARENTALITÉ ET APPARTENANCE CATÉGORIELLE

Les voies d'entrée en situation de monoparentalité sont multiples. Mais quel que soit le cas de figure, il y a toujours rupture dans le mode de vie, et le ressenti de la monoparentalité sera lié aux modalités de la rupture.

La représentation de sa situation par le parent solitaire dépend des raisons qui ont provoqué la rupture, des conditions dans lesquelles elle s'est déroulée, de l'aptitude du chef du foyer monoparental à faire les apprentissages qui lui permettront d'exercer le nouveau rôle auquel il est soudainement confronté, de sa capacité à recadrer sa propre situation dans la mouvance sociétale environnante.

Les résultats des recherches menées en France et en Amérique du Nord convergent pour conclure à l'influence déterminante de l'appartenance catégorielle sur le vécu éprouvé en monoparentalité.

LES FAMILLES MONOPARENTALES HÉTÉROSEXUELLES

LES FAMILLES MONOPARENTALES MATRICENTRIQUES

Les mères célibataires volontaires

Les planificatrices

Elles ont pris le contrôle de l'ensemble de la situation bien avant la naissance de l'enfant (choix du moment de la conception de l'enfant, du géniteur, de l'éducation). Au terme de l'analyse statistique et qualitative des entretiens menés auprès de chefs de foyers monoparentaux (veuf(ve)s, séparé(e)s, divorcé(e)s, mères célibataires volontaires ou non), G. Poussin [24] constate que les « planificatrices » se déclarent très satisfaites de leur sort malgré les aléas de la monoparentalité et vont même jusqu'à nier toute difficulté financière. C'est très certainement le fait d'avoir donné à leur vie l'orientation qu'elles souhaitaient – la maternité célibataire – qui les rend plus aptes que les mères célibataires non volontaires à faire face aux problèmes quotidiens, à accepter et à surmonter les difficultés lorsqu'elles surgissent. Les « planificatrices » sont aussi les seules parmi les chefs de famille monoparentale matricentrique à estimer que l'absence du père n'a aucun effet sur le développement et l'éducation de l'enfant.

L'éclairage psychanalytique permet de mieux saisir les raisons inconscientes du « choix » de la maternité solitaire. Le rôle de l'enfant, dans le sentiment de satisfaction totale exprimé par la mère, prend alors toute sa dimension de représentant symbolique de la réalisation du désir œdipien. Quant au refus de la mère célibataire « planificatrice » de reconnaître l'importance du rôle du père géniteur dans le développement psychologique et dans l'éducation de l'enfant, il prend sens dans l'inconscient maternel : pour cette mère, l'enfant a *déjà* un père, son propre père.

Les idéalistes

Leur désir de maternité se confond avec leur désir de prolonger une relation amoureuse intense avec un homme dont elles savent qu'il ne pourra pas être le père de leur enfant. Elles ont vécu maritalement avec le père de l'enfant avant la rupture. Lorsqu'elles prennent conscience qu'elles doivent renoncer à leur désir de voir leur conjoint devenir le père de l'enfant qu'elles souhaitent mettre au monde (soit parce que cet homme, déjà marié, ne se résout pas à divorcer ou refuse d'avoir d'autres enfants ; soit parce qu'il refuse d'être père ou encore renonce à la paternité faute d'attrait suffisant pour le paternage), elles se trouvent alors confrontées à un choix qu'elles n'ont pas désiré : le renoncement définitif à la maternité ou la maternité solitaire. Elles choisissent la maternité solitaire, mais le géniteur de l'enfant sera leur conjoint avec lequel elles vont ensuite rompre. Ce choix monoparental est basé psychologiquement sur l'attachement à un objet idéalisé. L'enfant sera le représentant symbolique de l'objet idéal perdu.

En dépit de difficultés financières, d'un sentiment de rejet de leur milieu social dans certaines circonstances, les « idéalistes » affirment ne pas regretter leur choix et être déterminées à garder leur statut de mère célibataire.

Les mères célibataires non volontaires

Indépendamment de leur appartenance catégorielle, leurs discours s'inscrivent dans le registre de la plainte.

Les veuves

La représentation que la veuve se fait de sa situation porte l'empreinte des circonstances du décès du conjoint. Une mort accidentelle ou peu prévisible pèsera plus lourdement sur le vécu du veuvage.

Les discours des veuves recueillis par D. Le Gall et C. Martin [18] sont marqués par le sceau du définitif, de l'irrémédiable, et traduisent le sentiment d'une perte irréversible, thèmes plus présents dans les discours des personnes âgées ou issues de milieux sociaux peu favorisés.

Au début du veuvage, temps et énergie sont investis dans les règlements d'ordre administratif et financier. La tâche est ressentie de façon encore plus pénible par la veuve qui a vécu de longues années le quotidien d'un couple de type traditionnel fonctionnant selon le mode de la répartition des tâches selon les sexes. Celles auxquelles elle doit faire face aujourd'hui étant, précisément, celles qui incombaient hier au mari disparu. Rapidement, les difficultés financières apparaissent et les milieux peu favorisés sont encore les plus touchés. Elles viennent ralentir le travail de deuil que la veuve doit accomplir, quel que soit son milieu social d'origine, amplifier les réactions affectives inhérentes au veuvage. Très tôt aussi, l'inquiétude que ressentent les veuves pour l'avenir de leurs enfants s'infiltre dans le ressenti de la monoparentalité. Inquiétude d'autant plus forte que le père disparu était le seul pourvoyeur. Cette inquiétude se double d'une crainte naissante de la solitude qui surgira lorsque les enfants, inévitablement, quitteront le foyer. La peur de la solitude est plus envahissante chez la veuve qui, soucieuse du regard social porté sur sa vie privée, du qu'en dira-t-on, s'est conformée à l'image de « la veuve fidèle et méritante », au détriment de sa vie personnelle.

Les séparées et les divorcées

Dans l'étude de G. Poussin, elles semblent vivre leur monoparentalité plus difficilement que les mères célibataires volontaires. Les vécus différents s'expliquent, selon nous, par les modalités d'entrée en monoparentalité. Contrairement aux « planificatrices » et aux « idéalistes », les mères séparées et les mères divorcées n'ont pas toujours choisi leur statut de parent seul. Il s'est imposé alors que bien souvent elles ont lutté durant des années, parfois dans des conditions très difficiles, pour « sauver leur mariage ». Ces mères célibataires non volontaires se posent en victimes. Leurs plaintes sont nombreuses : difficultés financières, ostracisme social de la part de leur entourage – même s'il n'est qu'occasionnel – et qu'elles attribuent à leur statut de femmes séparées ou divorcées. Elles reconnaissent le rôle éducatif du père et s'inquiètent des conséquences éventuelles de son absence pour le bien-être de l'enfant. Cependant, certaines divorcées déclarent vouloir se maintenir dans leur situation monoparentale de façon définitive. Il semblerait que ces femmes aient, dès le départ, associé inconsciemment maternité et monoparentalité. Mais le poids des convenances sociales, trop lourd, a contraint le Surmoi à faire obstacle à la réalisation de ce désir inconscient.

D. Le Gall et C. Martin [18] ajoutent à ce tableau la présence d'un sentiment d'échec que l'on retrouve aussi chez les conjoints qui ont décidé, d'un commun accord, de rompre le lien de conjugalité. De plus, une certaine culpabilité peut être ressentie par la femme divorcée qui a pris l'initiative de la rupture.

Enfin, l'observation clinique enrichit ces résultats de recherche par la mise en évidence de la pesée de deux facteurs sur le ressenti de monoparentalité : le type d'union et sa durée. 1) Les femmes qui ont vécu une union de type traditionnel vivent plus difficilement leur situation de parent seul. 2) Plus la durée de l'union est longue, plus l'éprouvé monoparental est pénible.

L'étude menée au Québec par P. Gauthier [14] confirme cet effet cumulatif du type d'union et de sa durée sur l'éprouvé du vécu monoparental.

Les mères séparées et les mères divorcées monoparentales ont débuté leur vie conjugale avec une image idéalisée du couple et de la famille. Fonder une famille et s'y consacrer entièrement étaient leurs objectifs de vie. Leur conception stéréotypée des rôles féminins et masculins, leur adhésion totale au modèle féminin et aux valeurs sociales de l'époque les ont cantonnées dans l'exercice exclusif des rôles traditionnels intrafamiliaux : organisation et bon fonctionnement de la famille, éducation des enfants, bien-être affectif du mari. C'est cette conception de la famille et du rôle de la femme qui va pousser les mères séparées et les mères divorcées monoparentales à mener une lutte acharnée durant 10, 15 et même 20 ans et quelquefois plus, pour « sauver leur mariage » ; et cela malgré la mésentente conjugale souvent accompagnée de violence verbale et parfois physique, des aventures extraconjugales du mari, de la détérioration du climat familial.

L'effondrement de leur foyer, c'est aussi l'effondrement de leur personne. La rupture du lien d'union, c'est aussi la brisure de l'image de soi, du mariage, de l'homme, de la société.

Persuadées d'avoir failli à leurs devoirs d'épouse et de mère, elles se sentent envahies par un sentiment d'échec, de culpabilité, une certaine nostalgie de « l'avant », une peur de « l'après ».

Prises dans cette intense mouvance émotionnelle, elles doivent brusquement et sans aucune préparation exercer les rôles extra-familiaux qui leur assureront une survie économique et psychosociale pour elles-mêmes et pour leurs enfants.

Une famille qui offre peu de soutien, des revenus financiers souvent moindres, parfois du chômage, des loisirs absents ou rares viennent assombrir l'éprouvé du vécu monoparental.

C'est une triple surcharge économique, éducative et émotionnelle que ces mères monoparentales doivent affronter quotidiennement. Le stress constant qui en résulte engendre une kyrielle de maux : insécurité, anxiété, angoisse, troubles du sommeil et de l'appétit, recours aux médicaments. L'accumulation de tous ces troubles creuse le lit de la dépression.

C'est très certainement ce vécu de parent seul tissé de déceptions, de douleur et de luttes qui peut expliquer le nombre élevé de tentatives de suicide : une sur quatre parmi ces mères séparées ou divorcées monoparentales a tenté, au moins une fois, de mettre fin à ses jours.

Pour l'ensemble des foyers monoparentaux, toutes catégories confondues, de cette monographie, une mère monoparentale sur quatre a fait au moins quatre tentatives de suicide.

Cependant, ces mères sont aussi saines que les mères de famille biparentale sur le plan de la santé mentale évaluée à partir de l'absence ou de la présence de traits psychopathologiques.

Les adolescentes mères célibataires

Le concept « mère adolescente » est encore flou. Au Québec, la mère adolescente est définie comme « une femme qui a donné naissance à un enfant et a choisi de l'élever avant d'avoir atteint l'âge de 18 ans », âge de la majorité au Québec, mais qui peut varier d'un pays à un autre.

Les attitudes familiales, le regard social porté sur la mère adolescente, *a fortiori* lorsqu'elle est célibataire, varient également selon les cultures, les religions, les traditions, les milieux socioéconomiques et socioculturels.

Banale dans certains pays, la maternité précoce peut être objet d'ostracisme familial et social dans d'autres. Ainsi, en Éthiopie les jeunes filles sont mères dès l'âge de 12, 14, 16 ans. Avant l'âge de 25 ans, elles auront plus de sept enfants. Au Brésil, 14% des jeunes brésiliennes donnent naissance à leur premier enfant entre dix et 12 ans, 17% entre 13 et 15 ans, entre 34% et 45% entre 16 et 18 ans, 18% entre 19 et 21 ans et 6% entre 22 et 23 ans. À l'opposé, aux États-Unis, dans certains états (Texas) un seul rapport sexuel peut conduire l'adolescent en prison et l'adolescente s'expose à une peine d'exécution de travaux généraux.

L'enfant à venir procure une certaine satisfaction à l'adolescente puisque, rappelons-le, cette naissance s'inscrit dans une problématique œdipienne mal ou incomplètement résolue : satisfaction directe du désir œdipien, rivalité maternelle. Pour certaines adolescentes qui cherchent à combler un vide affectif, l'enfant répond au désir inconscient de devenir enceinte par besoin d'un objet d'amour (J.C. Young).

Si la réalisation de ces motivations inconscientes génère une certaine satisfaction, cette maternité précoce s'inscrit néanmoins dans le registre de la culpabilité. Au niveau inconscient, l'adolescente vit sa grossesse comme une triple faute : une transgression sexuelle, une désobéissance à l'autorité, une agression dirigée vers sa famille qui doit assumer une grande partie des charges inhérentes à cette maternité précoce [3].

Au niveau conscient, l'adolescente est placée devant un choix crucial : interrompre sa grossesse ou la mener à terme, alors qu'elle ne possède ni les moyens psychologiques, ni les ressources financières requis pour assumer, seule, une telle situation.

Dans certains pays ou dans certains milieux socioéconomiques et socioculturels, le poids des tabous sexuels condamne l'adolescente au silence et à la solitude. La qualité des relations de l'adolescente avec ses parents et son entourage familial va exercer une influence prépondérante sur son ressenti monoparental qui portera aussi la marque des conflits infantiles passés, ravivés par la naissance de l'enfant.

Aussi, distinguerons-nous ces différents modes de relation parents-mère adolescente célibataire.

La relation avec les deux parents, notamment avec la mère est bonne

Le passage simultané à l'âge adulte et à la parentalité confronte la mère adolescente à une double série d'exigences : celles liées à son propre développement et celles liées à son rôle maternel auprès de l'enfant.

De nombreuses mères adolescentes bénéficient du soutien de leur famille. Quand elles demeurent dans leur famille ou à proximité, la grand-mère va prendre en charge, tout au moins partiellement, les soins et la garde de l'enfant, va transmettre son expérience à sa fille, lui prodiguer des conseils, la sensibiliser à la responsabilité parentale. Enfin, la présence du grand-père peut colmater le vide créé par l'absence paternelle. La mère adolescente bénéfice ainsi de conditions favorables pour la poursuite ou la reprise de ses études, ce qui n'est pas, en général, le cas pour les mères adolescentes issues de milieu socioculturel défavorisé[1].

Mais cette situation de soutien finit par devenir pesante et source de stress non seulement pour la mère, mais aussi pour toute la famille qui court le risque de voir ses relations intrafamiliales se détériorer.

---

[1] Mackenzie, S.G., Fortin, F., *Cigogne : intervention de prévention secondaire auprès des jeunes mères*. Hôpital général du Lakeshore, Département de santé communautaire, 1990.

D'autre part, constatent K. Trent et S.L. Harlan[2], la famille a tendance à placer la mère adolescente dans un état de dépendance et de vulnérabilité, à faire obstacle à son implication réelle.

La relation avec la mère est mauvaise

Il s'agit, le plus souvent, d'une mère omniprésente, qui contrôle la moindre initiative de sa fille et fait obstacle à son accession à l'autonomie. Un sentiment de révolte contre cette mère dominatrice, le désir de lui prouver qu'elle est capable de prendre des initiatives et de les assumer poussent l'adolescente qui veut affirmer sa personnalité à accepter (si ce n'est à provoquer) une relation sexuelle, souvent passagère ou qui, généralement, prendra fin dès l'annonce de la grossesse.

Si la naissance de l'enfant incarne pour l'adolescente la révolte contre l'attitude maternelle contrôlante, dans la réalité elle l'enferme dans une double dépendance : financière et morale. Dépourvue financièrement, l'adolescente doit accepter la cohabitation familiale et rester prisonnière des reproches et des propos culpabilisants de la mère. Symboliquement, contestation de la mère toute-puissante, la maternité précoce devient dans la réalité punition pour la mère adolescente.

À côté de cette mère contrôlante peut figurer la mère envahissante qui cherche à se substituer à sa fille, non seulement pour les soins et la garde de l'enfant, mais aussi pour toutes les prises de décision le concernant : santé, éducation…

Enfin, certaines mères sous prétexte de préserver la réputation de la famille vont introduire une distorsion dans la filiation : l'enfant de leur fille sera présenté comme étant leur propre enfant, ou comme étant un enfant adopté.

Dépendante psychologiquement et financièrement, culpabilisée, reléguée au rang de sœur aînée ou mère dépossédée des joies de la maternité, les réactions de la jeune mère à ces situations sont diverses : agressivité dirigée contre la mère, dépendance, vulnérabilité, inhibition, dépression. Ce sont ces réactions qui vont tisser la trame du vécu de la mère adolescente solitaire.

---

2 Trent, K., Harlan, S.L., Household structure among teenage mothers in the United States. *Social Science Quarterly*, 1971, 71*(3)* : 439-457.

À l'opposé, certaines mères adolescentes pressentent ces risques et renoncent à la cohabitation familiale. Elles ont recours à une Maison maternelle ou, hébergée par une sœur ou une amie, elles parviennent à trouver un emploi. Quand il leur est impossible de laisser l'enfant à la crèche, elles le confient à une gardienne ou à une nourrice. Si la relation entre la mère et la nourrice est de qualité et stable, alors la mère adolescente peut projeter l'image de la bonne mère sur la mère-substitut et dépasser ses conflits maternels. Dans le cas contraire, si la relation entre les deux femmes est problématique, c'est l'image de la mauvaise mère qui est projetée. Les conflits infantiles refont surface et précipitent la détérioration de la relation. Critiques et reproches réciproques s'ajoutent aux difficultés inhérentes à la situation de mère solitaire, à peine sortie de l'enfance, pour alourdir le vécu de monoparentalité.

La relation avec les deux parents est mauvaise

La société et les principes éducatifs parentaux considèrent généralement la maternité précoce comme une conduite hors normes, alors qu'ici elle symbolise pour l'adolescente un acte d'accusation : cette grossesse précoce est le résultat de l'éducation que lui ont donnée ses parents jugés dominateurs ou négligents.

Nous assistons dans ce cas de figure à un renversement des rôles : de culpabilisée, la mère adolescente devient culpabilisante. Dans cette logique de pensée, la mère abandonne volontiers la charge de l'enfant à ses parents jugés responsables. Et ces derniers acceptent assez facilement, conscients des difficultés relationnelles et communicationnelles vécues durant l'enfance et l'adolescence de leur fille.

La relation conjugale des parents est conflictuelle

La mère adolescente devient l'enjeu des dissensions parentales. Très vite, elle se trouvera au centre des conflits conjugaux où chaque conjoint rejette sur l'autre la responsabilité de la grossesse de leur fille, s'accusant mutuellement de ne pas avoir su l'élever convenablement. Face à cette escalade asymétrique, la mère adolescente va former, au gré des circonstances, une coalition avec l'un ou l'autre des deux parents dans le but d'obtenir des bénéfices secondaires de nature affective ou monétaire. Mais ce que l'adolescente recherche avant tout, consciemment ou inconsciemment, c'est à se venger d'une enfance vécue dans un climat de perpétuels reproches et disputes. Pris dans l'engrenage de leurs conflits conjugaux, ces parents n'ont pas été suffisamment attentifs aux besoins affectifs de leur fille, à l'écoute de sa souffrance. Alors pour les punir, la mère adolescente va leur abandonner la garde de l'enfant, se réjouissant à l'idée du temps, de l'argent et de l'énergie qu'ils devront dépenser. Enfin, la profondeur de certaines blessures de l'enfance peut conduire la mère adolescente à utiliser son enfant comme une arme contre ses parents. Ainsi, elle peut soudainement le reprendre aux grands-parents pour le placer, ou soumettre grands-parents et enfant à un mouvement alternatif de présence maternelle suivie de retrait, aux séquences imprévisibles, soumises à son bon vouloir ou au jeu des bénéfices secondaires.

L'attitude rejetante de l'entourage familial

Elle est exprimée sous des formes verbales ou non verbales : silences, rires inappropriés, espacement ou arrêt des rencontres, critiques, reproches souvent culpabilisants. Ce rejet familial est le reflet du rejet sociétal qui peut se manifester sous forme d'un refus de logement ou d'emploi, de remarques désagréables ou de critiques plus ou moins voilées émises lors de démarches administratives ou de visites médicales.

Ce double rejet familial et social vient altérer le vécu de l'adolescente mère célibataire. Il exerce aussi son influence sur la force et la qualité des sentiments que la mère adolescente porte à son enfant, responsable de toutes ces difficultés matérielles et morales, de cet ostracisme familial et social. Ce rejet ou cette exclusion sont encore plus douloureusement ressentis quand les motivations inconscientes à la maternité prennent racine dans une carence affective ou un sentiment infantile d'abandon familial.

Enfin, pour d'autres mères adolescentes, la principale victime de ces attitudes rejetantes est leur enfant, innocent et sans défense. Alors, elles vont vouloir le protéger de ce monde extérieur dur et injuste en l'entourant de beaucoup d'amour, créant ainsi une relation duelle étroite, voire fusionnelle où elles-mêmes puisent réconfort et quiétude, isolant du même coup ce noyau familial entièrement refermé sur lui-même. Et ce double mouvement de repli sur soi et sur la dyade mère-enfant va venir renforcer le sentiment d'isolement et d'exclusion.

La rupture familiale et sociale

Il existe une autre catégorie d'adolescentes mères célibataires : ce sont des adolescentes au passé riche en carences multiples, lourd d'échecs et de ruptures. La rupture avec le milieu familial est antérieure à la grossesse qui résulte dans la plupart des cas d'une relation passagère ou sans lien profond. Ces adolescentes sont en général nombreuses à ne pas avoir de domicile fixe, ni de revenus réguliers, elles sont le plus souvent bénéficiaires d'aide sociale. Leur vie relationnelle est pauvre, instable, les contacts restent toujours superficiels.

Leur isolement affectif, la précarité matérielle dans laquelle elles vivent vont conduire la moitié des mères célibataires qui ont séjourné en Maison maternelle à abandonner leur enfant à la naissance. Les autres, l'abandonneront quelques mois ou quelques années après (durant les six premières années).

Quant aux mères adolescentes qui ont choisi de garder leur enfant, leur lien avec l'enfant est inexistant, leur attachement de mauvaise qualité ([1, 2, 11]). Instables, profondément immatures, déçues dans leurs attentes irréalistes projetées sur leur enfant, ne possédant que peu ou pas de connaissances sur le développement de l'enfant, déstabilisée par ses comportements réactionnels, ces mères adolescentes ne peuvent donner à leur enfant ce qu'elles n'ont pas reçu dans leur propre enfance. N'ayant jamais pu établir de relations d'affection avec des adultes, elles ne peuvent que répéter avec leur enfant leur passé perturbé ou carencé, ce qui se traduit dans la réalité par des placements itératifs de l'enfant. M. Emery, cité par J. de Ajuriaguerra [1], décrit la situation de certaines mères célibataires tiraillées entre l'abandon et la garde de leur enfant. Elles ne peuvent se résoudre à l'abandonner, mais se montrent incapables d'en assumer totalement la charge, ce qui donnera lieu à de nombreuses séparations suivies de retrouvailles maternelles interrompues à nouveau par un placement institutionnel, parfois pour un foyer nourricier qui, trop souvent, se succèderont.

LES FAMILLES MONOPARENTALES PATRICENTRIQUES

Les recherches portant sur les pères gardiens sont peu nombreuses. Cette rareté peut s'expliquer par l'émergence récente de la famille monoparentale patricentrique et le nombre encore peu élevé de pères chefs de famille monoparentale.

Meyer et Garosky (1995), à partir de trois enquêtes nationales américaines, font les constatations suivantes : 1) malgré leur nombre peu élevé, les pères monoparentaux accusent une croissance démographique de 300%, alors que les mères monoparentales présentent une croissance démographique de 200% ; 2) la plupart des pères monoparentaux ne sont pas remariés, même si leurs possibilités de remariage sont supérieures à celles des mères monoparentales ; 3) presque tous sont divorcés, voire célibataires et non veufs ; 4) si le revenu financier des pères monoparentaux est supérieur à celui des mères monoparentales, 18% d'entre eux vivent sous le seuil de pauvreté comparativement à 7% de l'ensemble des familles ; 5) en général, les pères prennent les enfants les plus âgés à leur charge, alors qu'un tiers seulement des pères monoparentaux s'occupent d'un enfant d'âge préscolaire.

En France, la situation semble différente : ce sont les veufs qui sont généralement chefs de foyers monoparentaux. Le nombre peu élevé de pères divorcés gardiens résulterait de l'application de la loi de 1975 sur le divorce privilégiant « l'intérêt de l'enfant », accordant ainsi la garde des jeunes enfants à la mère.

Devant la difficulté que représente la constitution d'un échantillon représentatif, les chercheurs ont souvent eu recours aux monographies, aux entretiens individuels ou aux interviews de groupe dont les contenus étaient analysés qualitativement.

Ces études ont surtout porté sur les motivations qui poussent les pères divorcés à réclamer la garde de leur(s) enfant(s), et très peu sur leur vécu de chefs de famille monoparentale.

Les veufs

Dans l'ensemble, leur vécu de monoparentalité est semblable à celui des veuves : il porte l'empreinte de leurs réactions affectives au décès de leur conjointe. Souvent, ils déclarent ne jamais plus vouloir se remarier et refusent même l'idée d'une nouvelle union, tout au moins tant que les enfants ne seront pas élevés. Dans la réalité, les soins quotidiens dispensés aux enfants, l'attention accordée à leurs besoins les aident à supporter la perte de leur conjointe. Leurs enfants, expliquent-ils, deviennent leur raison d'exister.

Dans les études françaises comme dans les études américaines, les veufs apparaissent auréolés d'un certain prestige, suscitant l'admiration affectueuse de leur famille et la sympathie admirative de leurs collègues de travail.

Parmi ces veufs, une fraction d'entre eux découvre un profond plaisir dans leur paternité solitaire. Ce sont eux qui affirment avec le plus de conviction ne jamais vouloir se remarier. L'analyse du contenu de quelques-unes de leurs réactions conduit G. Poussin [24] à postuler chez ces veufs l'existence d'une fibre monoparentale. Tout se passerait comme si cette fibre monoparentale, jusqu'à présent silencieuse, venait de trouver le moment propice pour s'exprimer. L'orientation particulière de leur personnalité et la possession de certaines qualités sous-tendraient la décision de ces veufs d'assumer, pleinement et seuls, l'éducation de leurs enfants.

Les pères séparés ou divorcés

Ils ont choisi leur situation de parent gardien. La garde de leurs enfants leur a été donnée en réponse à leur demande qu'ils ont dû parfois réitérer avec insistance.

Les pères qui ont tissé des liens profonds avec leurs enfants avant le divorce désirent fortement maintenir ces liens. Ils vont se battre, parfois durement, pour obtenir la garde de leurs enfants, la tendance des juges d'accorder de façon privilégiée cette garde aux mères persistant dans certains cas.

Ayant obtenu la garde de leurs enfants, ces pères divorcés prennent la décision de se consacrer entièrement à leur rôle éducatif et deviennent chefs de foyers monoparentaux[3].

Pour K.E. Gersick (1979), le père divorcé qui réclame la garde de ses enfants veut faire la preuve de ses compétences parentales mais, inconsciemment, il cherche à réparer l'échec de son mariage.

---

[3] DeMaris, A., Greif, G., *Single fathers with custody : do they change over time ? In :* W. Marsiglio (dir.), *Fatherhood :Contemporary theory, research and social policy*, Thousand Oaks, Sage Publications, 1995, p. 193-210.

Ce désir inconscient de réparation est plus fort chez les pères divorcés monoparentaux qui reconnaissent avoir privilégié leur relation paternelle au détriment de leur relation conjugale au point de provoquer, finalement, l'éclatement de leur couple.

Il existe aussi, observe G. Greif[4], des pères divorcés qui se sentent trahis ou trompés. Le ressenti de colère et de frustration qui les habite les pousse à réclamer par désir de vengeance la garde de leurs enfants.

Enfin, l'observation clinique montre que certains pères divorcés, chefs de famille, essaient inconsciemment à travers le dévouement et l'affection qu'ils prodiguent généreusement à leurs enfants, à combler une carence affective. Ils tentent de reproduire avec leurs enfants la relation affective qu'ils auraient voulu vivre durant leur enfance avec leur père. Les résultats des travaux de K.E. Gersick, G. Greif et P. Gauthier [14] corroborent l'existence de ces tentatives de restauration d'une image paternelle aimante, reliquat de besoins primaires insatisfaits.

> *« La vie d'enfant que j'aurais désirée, c'est celle que je donne à mes enfants ».*
>
> *« Peut-être que je donne à mes enfants les jouets que j'aurais aimé avoir (silence), et toute la tendresse (silence) aussi (...) ».*

Toutes ces motivations conscientes et inconscientes vont se répercuter sur le vécu monoparental du père divorcé mais aussi sur celui des enfants, chaque motivation imprimant sur ce vécu sa marque particulière. Ainsi, la garde demandée par désir de vengeance est vécue dans une tonalité affective bien différente de la garde demandée par attachement profond à ses enfants.

Dans un autre registre, le maintien des contacts entre la mère et ses enfants, la nature des relations entre les ex-conjoints (basées sur la coopération ou sur la revendication, par exemple) contribuent à la qualité du ressenti monoparental du père divorcé.

Selon G. Greif, la rupture du lien conjugal fait naître colère et frustration chez le père divorcé. Ces sentiments mal maîtrisés perturbent ou détériorent totalement les rapports entre les ex-conjoints. À la colère et à la frustration se greffe un sentiment de

---

[4] G. Greif. Op. cit.

dévalorisation personnelle qui vient aggraver les difficultés communicationnelles.

Il est fréquent que les ex-conjoints refoulent leurs émotions qui n'en exercent pas moins leur action, si bien que la communication se trouve réduite à un échange stérile de propos positifs et négatifs.

Il n'est pas rare non plus que le père divorcé monoparental ressente de la colère envers cette ex-conjointe qui, la plupart du temps, a pris l'initiative de la rupture, tout en conservant de l'attachement pour celle qui reste malgré tout la mère de ses enfants. Cet enchevêtrement de sentiments contradictoires nuit aux discussions, surtout lorsqu'elles abordent des thèmes porteurs de conflits potentiels, telles que l'éducation des enfants, les ressources financières… et, finalement, altère la qualité des relations entre les ex-conjoints.

Ces relations apparaissent d'ailleurs assez problématiques : 53% des pères divorcés monoparentaux qui ont répondu au questionnaire de G. Greif témoignent d'un sentiment de méfiance à l'égard de leur ex-conjointe. Ils leur reprochent notamment leur mauvais caractère, leur manque de respect pour les rendez-vous, des contacts avec les enfants trop espacés. Certaines mères établissent des contacts plus étroits avec leurs filles, ce qui provoque l'irritation des pères divorcés monoparentaux. Il est possible que cette préférence des mères pour leurs filles manifestée au détriment des garçons, réveille chez ces pères divorcés le sentiment d'abandon provoqué par le départ de leur ex-conjointe.

Le poids de ces différents facteurs pèse négativement sur le vécu du père divorcé gardien. En revanche, lorsque les ex-conjoints sont capables d'entretenir des rapports non conflictuels, l'absence de stress favorise l'adaptation du père divorcé à sa situation de parent gardien. De plus, si la mère participe à l'éducation des enfants, maintient des contacts réguliers et accepte de garder occasionnellement les enfants, le père gardien peut avoir une vie sociale, autre facteur d'équilibre et d'adaptation[5].

D'autres recherches aboutissent à une vision plus optimiste du ressenti de monoparentalité du père divorcé.

D'après les résultats de l'enquête menée par A. Clark, Stewart et Bailey auprès de 25 mères ayant la garde de leurs enfants dont

---

[5] A. DeMaris, G. Greif. Op. cit.

cinq une garde partagée, et 20 pères ayant également la garde de leurs enfants dont cinq la garde partagée, les pères divorcés monoparentaux ont moins de problèmes à résoudre quotidiennement et vivent moins de stress psychologique que les mères divorcées monoparentales. L'explication de cette différence selon les sexes dans le processus d'adaptation à la situation de monoparentalité est multicausale. D'une part, la société se montre plus tolérante et plus accueillante à l'endroit des pères gardiens. D'autre part, les pères divorcés monoparentaux ont toujours placé leurs activités professionnelles au premier rang de leurs priorités. En général, le divorce n'a pas diminué leurs revenus financiers, ni leur satisfaction au travail, même s'ils prétendent ne pas avoir atteint les objectifs qu'ils s'étaient fixés. À l'inverse, les mères divorcées gardiennes ont accordé la première place à leur vie conjugale, souvent au détriment de leur vie professionnelle. Parent gardien avec des revenus moindres, elles doivent reconstruire leur vie familiale et leur vie professionnelle avec le sentiment d'avoir été piégées, arrêtées dans leur développement personnel.

Au terme d'une enquête menée par A. Clark-Stewart et Bailey à l'aide de cinq questionnaires administrés à trois groupes de 20 pères chacun, il apparaît que les pères divorcés ayant la garde de leur(s) enfant(s) font preuve d'une bonne adaptation à leur situation de parent gardien. Ils obtiennent à l'échelle de santé mentale un très bon niveau, comparable à celui obtenu par les pères de famille biparentale, alors que les pères divorcés qui n'ont pas la garde de leur(s) enfant(s) se montrent plus angoissés. Les pères gardiens obtiennent également des scores « très favorable » aux items : niveau d'inquiétude, niveau d'anxiété, sentiment de solitude, sentiment d'échec, consommation d'alcool. Ils ont aussi conservé de meilleurs rapports avec leur ex-conjointe que les pères divorcés qui n'ont pas la garde de leurs enfants. Enfin, ils communiquent et interagissent plus avec leurs enfants que les pères de famille biparentale. Par contre, ils présentent un niveau d'anxiété légèrement plus élevé, une image de soi faible et un léger état dépressif, sans que l'on puisse parler d'indices psychopathologiques.

Même si les résultats de l'enquête mettent nettement en évidence l'adaptation du père divorcé à sa situation de parent seul, les auteurs de l'enquête s'opposent à la généralisation des résultats, ce qui équivaudrait à considérer la garde des enfants comme un facteur d'adaptation à l'après divorce. Les auteurs préfèrent conclure en reconnaissant que ces pères divorcés monoparentaux font preuve de confiance et possèdent des aptitudes et des compétences assez exceptionnelles.

Au Québec, les pères séparés ou divorcés de la monographie de P. Gauthier [14] reconnaissent avoir peu investi affectivement leur relation conjugale. La plupart disent s'être finalement mariés pour se conformer aux normes sociales de l'époque. Le départ de leur conjointe, à qui ils attribuent l'initiative de la rupture, les place face à une solitude qu'ils redoutent. Cette solitude est d'autant plus grande que leurs amis, renvoyés par cette séparation à leurs propres difficultés de couple, opèrent un repli sur eux-mêmes par crainte de recevoir leurs plaintes, confidences ou revendications.

Presque tous abordent leur situation monoparentale avec des sentiments d'abandon, de dévalorisation personnelle et surtout la peur de la solitude. La colère, l'angoisse se mêlent aussi à une certaine nostalgie du « quand ça allait bien ». Durant cette période, ils se livrent simultanément ou successivement à diverses activités (sportives, sociales), se concentrant sur l'éducation de leur(s) enfant(s), engagent une nouvelle relation sentimentale condamnée dès le départ par une demande affective démesurée et l'absence de réciprocité dans les échanges.

Mais, durant cette période les enfants restent leurs points de repère. Ils deviennent alors le pivot autour duquel ces pères divorcés ou séparés vont réorganiser leur vie tout en continuant à accorder autant de valeur à leur rôle éducatif, ce qui leur conférera prestige et admiration de la part de leur entourage familial et social.

Puis, vient le temps de la réflexion, et commence alors la quête du « pourquoi la rupture » ? Et cette quête du sens ne trouvera réponse qu'au moment où le père divorcé ou séparé abandonnera sa position de victime pour envisager la possibilité d'avoir été partie prenante dans cette rupture. Les pères séparés ou divorcés monoparentaux qui ont pu faire ce cheminement pensent avoir acquis une maturité qui leur permet désormais d'envisager une nouvelle expérience.

Au terme de cette monographie, P. Gauthier souligne la valeur que ces pères donnent à la fonction éducative. Dans l'exercice de leur paternité solitaire, ils montrent une grande capacité d'écoute, d'échanges et d'interactions avec leurs enfants, semblables aux pères divorcés monoparentaux de l'enquête américaine de A. Clark-Stewart et Bailey. Ces pères divorcés monoparentaux ont développé, conclut P. Gauthier, des qualités maternelles.

En France, G. Poussin [24], à la suite de l'analyse qualitative des réactions et discours d'un groupe de pères séparés ou divorcés monoparentaux, isole un certain nombre d'entre eux. Ce qui caractérise ces pères, c'est le désir d'enfant qu'ils manifestent, désir presque charnel, instinctuel. Leur ressenti est, selon G. Poussin, presque l'équivalent de la préoccupation maternelle primaire décrite par D. Winnicott.

« Pères célibataires dans la tête » dès la naissance de leur enfant, ils auraient alors associé monoparentalité et divorce dans leur désir inconscient. Ils ont fait, inconsciemment, par le biais du divorce, « le choix » de la parentalité solitaire. Dès lors, on comprend mieux qu'ils déclarent – à l'instar des mères célibataires volontaires – trouver une satisfaction profonde dans leur situation de parent gardien.

Les pères divorcés et chefs de famille, généralement suite à leur demande, font face à de nouveaux rôles : veiller à l'éducation de leurs enfants et accomplir quotidiennement les tâches ménagères traditionnellement réservées aux mères.

Cette inversion des rôles a suscité l'intérêt des chercheurs qui se sont interrogés sur l'orientation sexuelle de ces pères.

Les 213 pères divorcés qui ont répondu au questionnaire (131 brèves questions) de J.S. Nieto (1990) déclarent majoritairement être tout à fait hétérosexuels. Ces résultats concordent avec ceux de la recherche de G. Greif (1985). Dans cette recherche, une faible proportion de pères monoparentaux avaient déclaré être bisexuels ou homosexuels.

D'autre part, ces 213 pères divorcés affirment que leur choix monoparental n'est en aucun cas motivé par leur orientation sexuelle. Leurs réponses se recoupent avec celles données par 20 d'entre eux lors d'entretiens structurés.

J.S. Nieto s'est également intéressé à la perception que ces pères divorcés monoparentaux ont de leur identité sexuelle et de celle de leurs enfants. Peu de pères reconnaissent être préoccupés par leur identité sexuelle ou celle de leur enfant. Cependant, J.S. Nieto pense que les enfants élevés dans ce type de structure familiale pourraient rencontrer des problèmes d'identité sexuelle ou des difficultés à définir les attentes liées à leur propre sexe, et cela en raison de l'inversion des rôles liés au sexe. Mais, cette position de J.S. Nieto n'est pas partagée par les chercheurs qui ont centré leurs études sur le développement psychologique des enfants élevés par un ou des parents homosexuels.

LES FAMILLES HOMOMONOPARENTALES

SI PROCHES ET SI LOINTAINES

Elles sont peu connues. Elles sont méconnues. Invisibles démographiquement, encore trop souvent objet de préjugés, voire de stigmatisation.

Comme le constate Gillian A. Dunne (2005), nos connaissances concernant le vécu des parents homosexuels sont plutôt rares, et cette absence de recherches académiques nous prive d'échanges, de discussions scientifiques (p. 252). Mais, les « histoires de vie » recueillies par Gillian A. Dunne [12] auprès de pères homosexuels divorcés viennent éclairer ce vécu.

LE VÉCU DES PÈRES HOMOSEXUELS MONOPARENTAUX

Plusieurs caractéristiques se dégagent de ces « histoires de vie », et la plus prégnante est, sans nul doute, la prise de conscience précoce de l'attrait ressenti pour les garçons. Puis, suivent des sentiments de dégoût, de honte, de révolte. Dans une étude datant de 1955, G.W. Henry[6] relève, dans des anamnèses d'adultes homosexuels, la précocité de leurs expériences homosexuelles. Dans les 4/5 des cas, la première expérience homosexuelle avait eu lieu avant l'âge de neuf ans, dans 1/5 des cas à la puberté.

Tous les pères homosexuels divorcés de l'étude de Gillian A. Dunne reconnaissent l'influence de la pression sociale sur leur décision de se marier malgré leur attirance sexuelle pour les hommes : « Tout le monde devait se marier à cette époque. Maintenant, c'est différent ». « En ce temps-là, il fallait se marier »

[6] Henry, W., http://www.google.ca.

sont des phrases qui reviennent souvent dans les discours des pères homosexuels divorcés.

Pourtant leur désir de se marier était authentique, basé sur la recherche d'une relation amoureuse stable. Après avoir vécu une période plus ou moins longue marquée par de nombreuses aventures, souvent de très courte durée et insatisfaisantes, ils aspirent à s'engager dans « une relation amoureuse permanente et stable » ; désirent « ressentir la chaleur et la sécurité de l'amour » (p. 255). Parfois, c'est l'espoir de pouvoir par le biais du mariage « refouler » leur désir sexuel pour des hommes qui les détermine à se marier. Il nous apparait qu'à ce stade de leur vie, ces hommes, généralement dans la trentaine, n'avaient pas encore pu assumer leur homosexualité, comme en témoigne le caractère défensif de leur engagement marital. Souvent, c'est la colère, mais aussi la tristesse qui les habitent, car ils regrettent les années perdues, enfermés dans leur silence, n'osant pas révéler leur homosexualité face à une société qui, bien souvent, condamne ce qu'elle juge « malsain » ou « contre nature ».

Gillian A. Dunne relève aussi, dans leurs discours, les sentiments amoureux ou profondément tendres que ces hommes homosexuels divorcés ont éprouvés pour leur femme. Près de la moitié d'entre eux parlent de leur ex-femme de façon aimante, et certains disent qu'elle est « leur meilleure amie ». Ils sont également nombreux à affirmer que leurs relations avec leur ex-femme se sont améliorées après leur séparation.

Selon l'étude de Gillian A. Dunne sur « Les différentes dimensions de la paternité gaye », les relations des pères homosexuels divorcés avec leur ex-femme vont « d'acceptables » à « excellentes ».

Enfin, les pères homosexuels divorcés de l'étude de Gillian A. Dunne sont nombreux à proclamer l'amour qu'ils éprouvent pour leurs enfants et la reconnaissance qu'ils ressentent pour leur femme qui leur a donné le bonheur d'être père : « *Ça été une révélation pour moi de trouver un tel bonheur dans ma paternité. Et de voir combien c'était important pour moi.* » (p. 258).

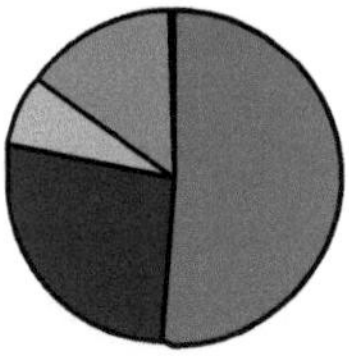

Figure 1 : La relation entre les pères gays divorcés et leurs ex-épouses.
Tiré de : « Les différentes dimensions de la paternité gaye » de Gillian A. Dunne, *Dans* : *Homoparentalités, état des lieux*, 2005 (p. 270).

La tonalité affective de ces déclarations nous semble bien proche de celle qui caractérise les déclarations des pères hétérosexuels divorcés du sous-groupe de la recherche de G. Poussin déjà citée (p. 66), nous retrouvons le même ressenti monoparental.

Ce que ces pères monoparentaux hétérosexuels et homosexuels divorcés ont en commun, c'est l'intensité de leur désir de paternité, leur ressenti profond proche de la préoccupation maternelle primaire décrite par D. Winnicott. Il nous semblerait possible de faire figurer dans cette catégorie, les pères gays célibataires en raison de leur désir d'être père si intense qu'il les conduit à faire appel à une mère porteuse, démarche aussi longue que difficile et qu'onéreuse.

LE VÉCU DES MÈRES LESBIENNES MONOPARENTALES

Les femmes lesbiennes ont eu, elles aussi, très tôt conscience de leur orientation sexuelle : souvent avant l'âge de 16 ans, mais plus généralement entre 16 et 20 ans (T. Lenie, P. Baetens, I. Ponjaert-Kristoffersen[7] (2005). C'est entre l'âge de 16 et 30 ans qu'elles ont informé leurs parents de leur homosexualité. C'est aussi à ces âges qu'elles ont révélé leur orientation sexuelle à leur entourage

[7] Lenie, T., Baetens, P., Ponjaert-Kristoffersen, I., « Une étude sur les demandes d'insémination artificielle avec sperme de donneur chez des couples homosexuels féminins », *Dans : Homoparentalités, état des lieux* (sous la direction de M. Gross), Éd. Érès, 2005, 231-240.

(*coming out*). Selon T. Lenie, P. Baetens et I. Ponjaert-Kristoffersen (2005), cette attitude serait révélatrice d'une identité sexuelle bien assumée.

Ces résultats concernant le *coming out* recoupent ceux de l'étude réalisée en 1955 par S. Kengen[8] sur 123 sujets féminins divisés en deux groupes. Le premier groupe était formé de femmes exclusivement homosexuelles. Quant au second groupe, il était également composé de sujets de sexe féminin, mais à prédominance homosexuelle. S.E. Kengen constate la précocité de la prise de conscience de l'homosexualité chez les femmes exclusivement homosexuelles comme chez les femmes à prédominance homosexuelle. Ainsi, pour 60% de sujets féminins exclusivement homosexuels, et pour 40% de sujets féminins à prédominance homosexuelle, l'âge de la première prise de conscience de sentiments amoureux homosexuels est inférieur à 15 ans (14 ans et demi). Pour 10,8% des femmes exclusivement homosexuelles, la première expérience homosexuelle a eu lieu avant l'âge de 15 ans, l'âge moyen étant de 20 ans. Pour 7,8% des femmes à prédominance homosexuelle, la première expérience homosexuelle a eu lieu, elle aussi, à moins de 15 ans, l'âge moyen étant de 21 ans et demi. Il convient de souligner que les comportements homosexuels relevés dans cette étude sont très variés : exhibition des organes sexuels, masturbation, activités buccales, contacts anaux. Ces comportements n'ont pas la même valeur selon les âges. Pour Freud, ce n'est qu'après la puberté que le comportement sexuel prend sa forme définitive. Néanmoins, le rapport de A.C. Kinsey[9] (1953) montrait déjà que les comportements homosexuels avérés se rencontrent plus souvent qu'on ne le pense durant la préadolescence. Ainsi, 60% des sujets masculins qui étaient dans l'adolescence au moment de l'enquête se souviennent avoir eu des activités homosexuelles durant leur préadolescence, l'âge moyen se situerait aux environs de neuf ans.

Selon Lynch et Murray[10] (1980), l'affirmation de l'orientation sexuelle (*coming out*) n'est pas un processus linéaire. Il est fait de

---

[8] Kengen, S., http://www.google.ca.

[9] Kinsey, A.C., 1953. *Sexual Behavior in the Human Female*. Saunders : Philadelphie, 470-488.

[10] Lynch, J.M., Murray, K., 2000, http://www.google.ca.

périodes d'acceptation et de périodes de rejet de sa propre identité homosexuelle.

G.D. Green[11] (1987) mentionne des cas d'homophobie intériorisée. Il s'agit de personnes gays ou lesbiennes qui ressentent une peur exagérée de leur homosexualité, ce qui rend le processus plus difficile pour les mères monoparentales ex-hétérosexuelles. C'est longtemps après s'être identifiées comme lesbiennes que ces mères vont révéler leur homosexualité à leurs enfants.

Certaines mères lesbiennes divorcées préfèrent révéler leur homosexualité à leurs enfants avant qu'ils ne fassent la connaissance d'une éventuelle partenaire homosexuelle. D'autres décident d'attendre que l'enfant soit plus âgé, généralement vers dix ans, pour faire leur *coming out*. Parfois, ce n'est que lorsque ses enfants seront devenus adultes que la mère lesbienne pourra dévoiler son orientation sexuelle. La peur de perdre la garde des enfants ou la peur de perdre son emploi sont les raisons invoquées pour justifier ces révélations tardives.

Contrairement aux pères divorcés homosexuels, les mères divorcées lesbiennes n'entretiennent pas avec leur ex-conjoint des relations de qualité comme le font la plupart des pères divorcés homosexuels avec leur ex-conjointe. Il semblerait que les ex-conjoints aient plus de difficultés à accepter l'homosexualité de leur ex-femme.

LE DEUIL DE L'ENFANT BIOLOGIQUE

Indépendamment de leur appartenance catégorielle (lesbienne célibataire, gay célibataire, couple lesbien ou couple gay), les homosexuel(le)s possèdent un fond de vécu commun.

La caractéristique commune la plus partagée par les femmes lesbiennes et les hommes gays est très certainement leur intense désir de parentalité, comme en témoignent les voies longues et difficiles (recours à une mère porteuse, adoption, insémination artificielle) qu'ils (qu'elles) n'hésitent pas à emprunter pour réaliser leur désir de paternité ou de maternité.

Tous, lesbiennes célibataires, gays célibataires, couples lesbiens ou couples gays, ont vécu la blessure narcissique existentielle de ne

---

[11] Green, G.D., 1987. « Lesbian mothers : mental considerations », *In* E.W. Bozett (Ed.) *Gay and lesbian parents*. Praeger, New York, 188-198.

pouvoir transmettre la vie. Tous ont affronté le travail de deuil de la fertilité, complexe et douloureux comme tout travail de deuil.

L'enfant à venir ne pourra être investi psychiquement qu'une fois le deuil de l'enfant biologique accompli. Pour Martin St-André [27], le deuil d'enfant est toujours « un élan brisé, un mouvement inachevé ». C'est la rencontre ave l'enfant réel, en santé, qui permettra l'achèvement du travail de deuil.

Mais, le fait que l'identité sexuelle soit généralement bien assumée nous autorise à penser que le travail de deuil de la fertilité a pu se faire progressivement, laissant le champ libre à l'élaboration du projet parental.

LE PROJET PARENTAL, LA RENCONTRE DE DEUX DÉSIRS

Dans ce projet qui prend racine dans le désir d'enfant du futur parent, l'enfant à venir devrait aussi être désiré pour lui-même et non pour pallier les manques des parents, combler leurs désirs insatisfaits ou réparer les erreurs passées. Idéalement, le choix des modalités d'accès à la parentalité devrait refléter la prise en considération de ces deux désirs.

Selon les enquêtes menées par l'APGL[12] (Association des Parents et des Futurs Parents Gays et Lesbiens), l'élaboration d'un projet parental demanderait deux, voire trois ans, et deux à dix ans s'écouleraient entre l'élaboration du projet parental et sa réalisation. Tout ce temps consacré à répondre aux enquêtes d'aptitude sociale et morale, aux démarches administratives, aux entrevues avec les enquêteurs sociaux, aux règlements juridiques lorsque l'adoption est internationale tient à distance le désir d'enfant et risque parfois de l'altérer.

Ce long délai ne peut que susciter toute une gamme d'émotions qui s'opposent ou se rejoignent, s'annulent ou s'allient, s'apaisent ou s'enflamment, disparaissent pour mieux resurgir. Tout d'abord, l'espoir vacillant parfois, mais tenace qui permettra d'atteindre l'objectif, si éloigné soit-il. Puis suivent, s'entrechoquant, les moments de découragement et les moments d'espoir ; les moments de doute sur son engagement, sur la fiabilité du projet, sur ses chances de réussite et les moments d'enthousiasme, de certitude ;

---

[12] APGL, http://www.apgl.asso.fr.

les moments de révolte et les moments de paix ; les frustrations jamais absentes s'entrechoquent. Pris dans ce tourbillon d'émotions, le futur parent ne peut que puiser dans ses réserves émotionnelles, déjà sollicitées pour le travail de deuil de l'enfant biologique. Ce « trop plein » d'émotions, la longueur de la durée d'attente peuvent conduire certains sujets à un épuisement émotionnel. D'autre part, face à l'incertitude angoissante, les futurs parents ont souvent recours à *l'idéalisation de la parentalité* qui les aide à surmonter les nombreuses embûches rencontrées sur le chemin du « devenir parent » et, toujours, la même nécessité de devoir convaincre de la solidité de son engagement, de ses qualités de « bon parent ». Dans ces conditions, il n'est pas rare que le parcours du futur parent soit entrecoupé d'épisodes dépressifs.

ÊTRE PARENT ET HOMOSEXUEL, LA RENCONTRE DE DEUX DÉFIS

Devenus enfin parents, les homosexuel(le)s se trouvent tous confrontés à la même question que leur renvoie la société, et parfois même leur entourage familial : « Le parent homosexuel est-il *un parent suffisamment bon* ? » Question qui pourrait s'entendre aussi au niveau latent : l'enfant élevé par un parent homosexuel court-il le risque d'être victime d'agressions sexuelles de la part du parent homosexuel ou de membres de son entourage ? Quel sera l'impact de l'homosexualité du parent sur l'orientation sexuelle de l'enfant ?

Ce questionnement constant auquel doit faire face le parent homosexuel pourrait s'expliquer, selon É. Roudinesco, par le fait que pour la première fois en Occident des femmes et des hommes homosexuels affirment leur désir de devenir parent, de fonder une famille sans recourir à l'acte sexuel. Ce faisant, ces hommes et ses femmes transgressent un ordre procréatif qui repose depuis plus de 2000 ans sur la différence des sexes. D'autre part, le concept d'homosexualité véhicule de nombreux préjugés et stéréotypes. Ainsi, le concept « lesbienne » évoque l'image d'une femme masculine à laquelle il est difficile d'associer des caractéristiques de maternage, de bonne mère.

La situation du père homosexuel nous apparaît encore plus complexe. J.L. Bigner et F.W. Bozett[13] (1990) l'expliquent par le fait que le concept « père gay » véhiculerait une double contradiction : le concept « gay » a une connotation homosexuelle, tandis que le concept « père » a une connotation hétérosexuelle. De plus, d'autres stéréotypes sont associés au concept « gay ». Par exemple, les gays sont très souvent perçus comme des personnes instables : instables dans leur vie amoureuse, dans leur vie professionnelle, dans leurs relations amicales. Enfin, ce stéréotype, le plus répandu, complète le tableau : les gays sont perçus comme des personnes préférant la vie en communauté plutôt qu'une vie familiale. Autant de caractéristiques fort éloignées de celles habituellement attribuées au père de famille soucieux de réunir les meilleures conditions pouvant favoriser le développement de son enfant.

Pourtant, le vécu de monoparentalité des mères et des pères homosexuels divorcés nous apparait plus serein que celui des mères lesbiennes célibataires et des pères gays célibataires.

Les mères et les pères homosexuels divorcés ont, à un certain moment de leur vie, aimé et épousé légalement un conjoint de l'autre sexe avec lequel ils ont eu un ou plusieurs enfants qu'ils ont élevés ensemble, car le parent homosexuel ne révèle son homosexualité qu'au moment où il peut l'assumer, mais très souvent aussi lorsque les enfants sont « suffisamment grands ». C'est cette longue implication affective et éducative qui leur confère la reconnaissance d'une compétence parentale à laquelle ne peuvent prétendre ni la mère lesbienne célibataire primipare qui a eu recours à l'adoption ou à l'insémination artificielle, ni le père gay célibataire qui a fait appel à une mère porteuse, car ils n'ont pas encore fait leurs preuves de « parents suffisamment bons ».

Il existe encore un autre facteur qui risque de peser ou d'altérer le ressenti de monoparentalité des mères lesbiennes et des pères gays monoparentaux, c'est l'accueil réservé à l'enfant par les grands-parents et par la famille élargie.

---

[13] Bigner, J.J., Bozett, F.W., 1990. "Parenting by gay fathers", *In :* Bozett, F.W., Sussman, M.B. (Eds.), *Homosexuality and family relations : views and research issues*, (Homosexualité et relations familiales : points de vue et conclusions de recherche), *Marriage and Family Review*, 14*(3-4)* : 1-8.

Dans son étude, E. Corraze (1994)[14] tente de cerner dans le contexte de l'homosexualité les relations père-fils.

- 80% des homosexuels disent ne pas avoir de relations satisfaisantes avec leur père, 18% des hétérosexuels tiennent le même discours.
- Pour 34% des homosexuels, la communication avec l'élément maternel semble plus facile.
- 66% des homosexuels reconnaissent avoir une relation « excessive » avec la mère, 42% des hétérosexuels également.
- 54,4% des homosexuels déclarent éprouver de la haine pour leur père, 37% des hétérosexuels partagent ce sentiment.
- 36% des homosexuels ont peur de leur père, soit le double des hétérosexuels (18%).

Chez les pères homosexuels, l'intensité des affects qui sous-tendent la relation père-fils, la relation étroite avec l'élément maternel laissent présager quelques difficultés dans l'acceptation du nouveau-né dans la chaîne des filiations.

Si les grands-parents ont accepté l'orientation sexuelle de leur fille ou de leur fils sans que les relations familiales ne soient perturbées, alors l'enfant pourra être accueilli chaleureusement et prendra place dans la chaîne des filiations, tandis que la mère lesbienne ou le père gay seront confortés dans leur statut de « parents suffisamment bons ».

Parfois, il peut arriver que cette naissance rétablisse des liens familiaux brisés, ou atténue des conflits surgis à l'annonce de l'orientation sexuelle de la mère ou du père du nouveau-né. L'éventail des réactions parentales à l'annonce de l'homosexualité de leur fille ou de leur fils est large. Il existe des parents qui acceptent immédiatement l'orientation sexuelle de leur enfant : certains chaleureusement, d'autres avec colère ou peine, d'autres encore avec résignation. À l'opposé, une faible fraction d'entre eux cesse leurs relations avec leur fille ou leur fils. Enfin, un certain pourcentage de parents, après quelque temps de silence, reviennent sur leur décision initiale et rétablissent des relations plus ou moins

[14] *L'homosexualité*, Coll. Que Sais-je ?, PUF, 1994.

régulières et chaleureuses, qui évoluent et peuvent parfois aller jusqu'à l'acceptation totale.

La mère lesbienne monoparentale qui a pu avoir recours à l'insémination artificielle aura à faire le deuil de l'enfant imaginaire de la grossesse. Quant à la mère lesbienne et au père gay célibataires devenus parents adoptifs, ils auront, eux aussi, à faire le deuil de l'enfant des rêves, celui de la période de transition, c'est-à-dire celle qui sépare le projet parental de sa réalisation.

Les parents qui, durant la longue période de transition, auraient massivement recouru à l'idéalisation de la parentalité auront à accomplir un travail de déflation de l'idéalisation de la parentalité. Les épisodes dépressifs ne sont pas rares, surtout lorsque l'écart entre l'enfant des rêves et l'enfant réel, en chair et en os, est trop grand. Mais la dépression est souvent difficilement repérable. D'une part, parce que cette dépression s'exprime sous forme d'activité accrue, d'agitation ; d'autre part, ces parents éprouvent de la difficulté à verbaliser leur déception, leur tristesse, le sentiment d'étrangeté qu'ils ressentent parfois face à cet enfant qu'ils ont pourtant tellement désiré. Ils craignent de se heurter à l'incompréhension, et peut-être même au jugement de leur entourage [27].

Par ailleurs il semblerait, selon nous, qu'il soit possible de postuler l'existence d'un vécu spécifique au mode d'accès à l'homomonoparentalité choisi par le futur parent.

Ainsi, inconsciemment, le parent homosexuel monoparental a choisi la modalité adoptive pour éviter au Moi d'être assailli par des sentiments de culpabilité liés au reproche habituellement adressé aux parents monoparentaux homosexuels adoptants : l'absence du parent de l'autre sexe dans la cellule familiale qu'ils désirent ou ont créée.

Le fait que l'enfant adopté ait été conçu par un homme et une femme qui, pour diverses raisons, n'ont pas concrétisé ou maintenu leur parentalité évite à la mère lesbienne adoptive de devoir faire face à cette culpabilité.

En outre, la conduite d'évitement adoptée par le Moi procure une autre satisfaction au parent monoparental homosexuel adoptif : le sentiment d'avoir accompli une bonne action en offrant un foyer à un enfant abandonné.

L'intensité et l'authenticité de l'engagement d'un parent homosexuel dans cette démarche adoptive peuvent être considérées comme les signes d'un désir de compromis entre le désir d'enfant de l'adoptant homosexuel et le besoin de l'enfant d'être désiré pour lui-même.

Les femmes lesbiennes monoparentales sont conscientes de l'impact de l'absence du père sur le développement de l'enfant. Ainsi, dans les familles monoparentales homosexuelles, les mères divorcées ont des contacts plus fréquents avec le père des enfants que dans les familles monoparentales hétérosexuelles (S. Golombok *et al.*, 1983). Néanmoins, lorsqu'elles ont recours à l'insémination artificielle, elles préfèrent majoritairement que l'anonymat concernant le donneur soit total et refusent souvent les informations le concernant. Beaucoup d'entre elles sont convaincues que les figures masculines de leur entourage immédiat pourront jouer le rôle de substitut paternel. La psychanalyste Élisabeth Roudinesco[15] abonde dans ce sens : les enfants vivant dans une famille homomonoparentale pourront rencontrer dans leur entourage familial des personnes qui incarneront la différence des sexes.

Certaines mères monoparentales homosexuelles envisagent de donner à leur enfant un parrain avec lequel l'enfant pourra nouer une relation affective suivie. Ce choix de l'anonymat du donneur traduit le désir de la mère lesbienne monoparentale de préserver l'intimité de la dyade mère-enfant, tout comme le couple lesbien cherche à préserver l'intimité du couple en préférant recourir à l'insémination artificielle avec donneur anonyme. Il serait intéressant de rechercher d'éventuelles similitudes entre la dynamique relationnelle mère-enfant chez les mères hétérosexuelles célibataires volontaires et les mères homosexuelles célibataires volontaires. Le vécu des mères lesbiennes monoparentales reste un vaste champ de recherche à explorer.

Enfin, le vécu des parents monoparentaux homosexuels peut être assombri par l'ostracisme social aux formes et à l'intensité variables selon les milieux socioéconomiques et socioculturels d'origine et dont ils sont souvent victimes.

[15] Roudinesco, É., *La famille en désordre*, Paris, Fayard, 2002.

Dans l'étude menée par le pédopsychiatre Stéphane Nadaud[16] (2002), les enfants âgés de quatre à 16 ans élevés par des mères lesbiennes apparaissent plus actifs, plus ouverts dans l'expression de leurs sentiments que les enfants élevés par des mères hétérosexuelles. Par contre, les enfants élevés dans un foyer homosexuel sembleraient avoir plus de difficultés dans leurs contacts avec les autres enfants, très certainement en raison du regard critique porté sur leur environnement familial.

Les mères lesbiennes, conscientes des difficultés que rencontre leur enfant, manifestent plus d'anxiété à leur égard comparées aux mères hétérosexuelles.

Moins forte sera la pesée de l'image de la famille traditionnelle normative, plus grande sera l'acceptation des nouvelles formes de conjugalité, de parentalité et de filiation.

---

[16] Nadaud, S., 2002. *Homoparentalité. Une nouvelle chance pour la famille ?* Paris, Éd. Fayard.

TROISIÈME PARTIE

LE DÉVELOPPEMENT PSYCHOLOGIQUE DES ENFANTS ET DES ADOLESCENTS DE FAMILLES MONOPARENTALES

Le psychisme humain est ainsi fait qu'il lui est plus facile d'inventer des fusées qui vont sur la lune que d'accepter une séparation.

Maurice Berger, L'enfant et la souffrance de la séparation, 2003

Chapitre Premier

LA QUESTION DU PÈRE

ŒDIPE EST MALADE ET ORESTE EST EN COLÈRE

L'enfant élevé par un parent seul se construit à partir de cette situation réelle à condition, insiste F. Dolto, que les paroles prononcées pour lui expliquer la situation qu'il vit soient des mots vrais. Lorsque la situation est déguisée ou occultée, elle devient alors pathogène et peut conduire à un gauchissement ou à un arrêt du développement psychique de l'enfant.

L'enquête menée par B.J. Owusu-Bempah[1] va dans le même sens. Les enfants de famille monoparentale qui ont reçu des informations exactes et positives concernant le parent absent présentent moins de difficultés comportementales, ont un meilleur rendement scolaire, un plus grand bien-être psychologique que ceux qui n'ont reçu que peu ou pas d'informations ou des informations négatives.

---

[1] J. Owusu-Bempah, Information about the absent parent as a factor in the well-being of children of single-parent families, *In International Social Work*, 38*(3)*, 1995 : 253-275.

ÉTUDE DE CAS N° 1 – Richard, l'enfant-chiot de poubelle

Richard, 10 ans 3 mois – Mère célibataire volontaire

Mme B., âgée de 40 ans, consulte pour son fils unique âgé de 10 ans : le dernier bulletin scolaire de Richard porte la mention : « Élève en situation d'échec avec troubles du comportement. » Mme B. reconnaît que son fils ne réussit pas en classe : « À la rigueur qu'il soit classé mauvais élève, oh ! pas faute de moyens... s'il voulait (long soupir), mais certainement pas caractériel, ça non ! »

Mère célibataire volontaire, Mme B. parle avec facilité et un certain plaisir de la conception et de la naissance de son fils. Mme B. – « J'avais tout planifié : j'avais terminé mes études, ma situation professionnelle* était stable, j'avais quelques économies. C'était le bon moment, non ? J'ai même trouvé le logement que je voulais : près d'un parc pour promener le bébé et en même temps près de mon lieu de travail. »

Psy – « Il ne restait plus qu'à trouver le père ? »

Mme B. – « Même pas ! Ça aussi je l'avais prévu ! Normal, non ? Enfin, quand je dis que j'avais tout prévu... Au moment de passer à l'action » (très long silence).

Psy – « Vous pouvez m'en dire un peu plus sur ce que vous aviez prévu ? »

Mme B. – « Oui, oui (long silence). Eh bien, oui. C'est-à-dire, j'avais trois noms de pères éventuels. J'avais dressé la liste de leurs caractéristiques. J'avais même fait un classement ! » (silence)

Psy – « Votre premier choix a été réalisé ? »

Mme B. – « Non, non, pas du tout. Il a refusé, scandalisé ! Il ne voulait rien savoir, même si je l'assurais qu'il n'entendrait plus parler de nous. Scandalisé ! Alors, pour les deux autres : motus et bouche cousue ! (rit fort) C'est le troisième qui est le père de Richard. »

Mme B. a cependant informé le père biologique de sa grossesse, l'a assuré qu'elle élèverait seule l'enfant, a refusé sa proposition d'aide financière pour une I.V.G.

---

* Mme S. est professeure de mathématiques.

Mme B. – « Voilà. »

Psy – « Et ça s'est terminé, ou … »

Mme B. – En chantonnant : « Et puis chacun est reparti dans le tourbillon d'la vie…. Nous à Montréal, lui à l'autre bout du Canada ou presque. »

Psy – « Et Richard ? Que connaît-il de son histoire à lui ? »

Mme B. – « Eh bien… Vous savez comment ça se passe à l'école. Chaque début d'année, c'est la même chose. Ça a commencé à la Maternelle (en minaudant) : « Quel est ton nom, celui de ta maman et celui de ton papa ? Quel travail fait-il ? », etc., etc. Alors, j'ai expliqué à Richard que je voulais tellement un petit garçon comme lui. Mais que pour ça, pour qu'il arrive, il fallait qu'une petite graine, enfin vous connaissez l'histoire de la graine » (rit).

Psy – « Oui, mais je ne vois pas comment vous lui avez parlé de son père. »

Mme B. paraît irritée, mais se reprend vite. (D'un ton sec) « Je lui ai dit que le monsieur après avoir déposé la graine était reparti : c'est tout ! ».

Psy – « Et depuis la maternelle Richard n'a jamais posé d'autres questions ? Demandé à voir son père ?, par exemple ? »

Mme B. « Au début, peut-être, mais *comme je lui ai dit la vérité :* le monsieur est reparti chez lui, et je ne l'ai jamais revu, que je ne savais rien de plus. Voilà, l'histoire, toute l'histoire. »

Dessin de la famille

Comportement durant l'exécution

Richard commence par refuser de dessiner une famille : « J'sais pas quoi faire ! J'peux avoir des modèles ? »

En soupirant, Richard choisit sans hésitation le crayon vert (couleur de l'opposition) qu'il abandonne aussitôt pour choisir le crayon marron (généralement utilisé dans les moments difficiles). Puis, il dessine successivement : la mère-chienne, le premier chiot auquel il ajoute un second, puis un troisième chiot.

Le dessin a été réalisé en 10 minutes.

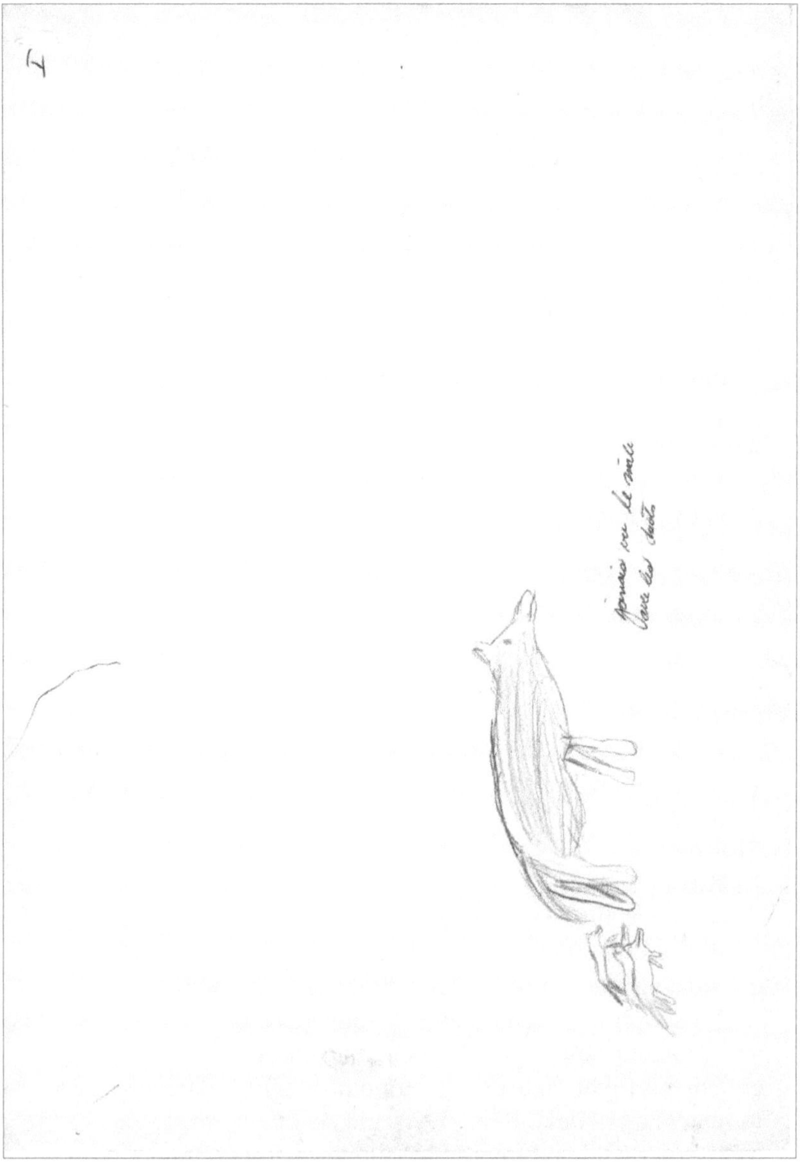

Dessin n° 1 – Richard, l'enfant-chiot de poubelle*

* Le dessin en couleur est présenté à la page 173.

Le récit

« *Maman* … euh, une mère-chienne … et des chiots (long silence). *J'ai jamais vu* le mâle *avec les chiots.* »

Analyse du dessin

Richard ne peut donner sens au concept « famille ». Il a conscience que la structure familiale dans laquelle il vit est différente de celle dans laquelle vivent, généralement, ses voisins ou ses camarades.

Comment dessiner une famille, lui qui n'a jamais connu son père, qui n'a jamais entendu ou si peu entendu parler de lui ? Richard pour répondre à la consigne a besoin de « modèles ».

L'analyse du dessin et le récit nous permettent de penser que la famille dessinée – la famille-chiens – représente la famille de Richard :

- la famille dessinée par Richard est une famille monoparentale matricentrique, structure identique à celle de la famille de Richard.
- Spontanément, Richard appelle le premier chien dessiné « Maman ». Il rectifie aussitôt : « euh, la mère-chienne ».
- Le père est inconnu des chiots, tout comme le père de Richard est inconnu de son fils. Richard d'ailleurs ne prononce pas le mot « père ». S'il nomme sans difficulté la mère-chienne, le père-chien est remplacé par « le mâle » : la filiation n'est pas reconnue. Ce faisant, Richard répète la conduite de la mère qui appelle le père biologique de Richard : « le Monsieur ».

La mère-chienne est de taille imposante. Elle marche en tête, suivie par les chiots. Cette mère imposante suscite de l'anxiété chez Richard (ombrage sur tout le corps de la mère-chienne), et plus encore de l'agressivité que l'enfant dirige contre la mère (dessin monochrome marron, couleur de l'agressivité ; dévalorisation de la mère : pieds absents ; le trait qui figure la fente buccale dépasse le museau et crée une impression de langue de vipère ; dessin situé dans le quart inférieur gauche de la feuille, zone des conflits liés à l'enfance).

Le père n'est pas représenté : cette élimination du père pourrait signifier que l'enfant ne l'accepte pas ou, inconsciemment, qu'il le renie (M. Porot, 1965)[2].

Quant à la présence des trois chiots, pourrions-nous dire, sans trop nous aventurer, qu'elle exprime le désir de Richard (souvent exprimé à la mère) d'avoir « au moins un frère ou une sœur » ?

Si les chiots sont les plus gentils dans cette famille, ils sont aussi les moins heureux, déclare Richard « parce qu'ils sont dans *une famille de chiens de poubelle* (silence). Les chiots, c'est *rien que des chiots de poubelle* », conclut Richard en soupirant.

Richard s'identifie aux chiots de poubelle. « J'ai jamais vu le mâle avec les chiots ».

À l'instar des chiots qui pour survivre cherchent des détritus dans les poubelles, Richard est en quête de son identité, car c'est bien la problématique de la filiation qui se joue, ici.

Le non dit imposé par la mère dès la naissance de Richard, son incapacité actuelle à entendre la demande de son fils ont laissé la place libre aux fantasmes de l'enfant. Quels fantasmes habitent Richard pour qu'il ait une représentation si péjorative de la famille monoparentale matricentrique dans laquelle il vit ? une image de lui-même aussi dévalorisée ?

Conclusion

Derrière « le mauvais élève » présenté par la mère, « l'élève en situation d'échec avec troubles du comportement » signalé par l'institution scolaire apparaît un enfant dépossédé de son histoire, amputé d'une partie de ses origines, un enfant en souffrance.[*]

D'autres psychanalystes ont une perception plus pessimiste du développement psychologique de l'enfant de famille monoparentale : Œdipe est malade et Oreste est en colère.

---

[2] Maurice Porot, « Le dessin de la famille », Revue de *Psychologie Appliquée*, 15*(3)*, 179-192.

[*] Mme S. a accepté la proposition d'une série de trois entretiens familiaux, pouvant éventuellement se poursuivre.

ŒDIPE EST MALADE

Œdipe est malade, constatent R. Perron et M. Perron-Borelli [23]. La maternité singulière volontaire est de plus en plus répandue dans nos sociétés occidentales contemporaines, et le nombre de familles biparentales éclatées à la suite d'un divorce ou d'une séparation, le plus souvent à l'initiative de la femme, ne cesse d'augmenter. Parallèlement, observent les deux psychanalystes, les jeunes semblent habités par un profond malaise et multiplient leurs mouvements de contestation. Ces comportements s'inscrivent dans une crise des valeurs qui procède de facteurs économiques et sociologiques. Mais ces facteurs ne peuvent pas, à eux seuls, rendre compte de la signification profonde de ce mal-être existentiel, de cette révolte.

Œdipe est malade parce qu'il échoue dans sa fonction structurante. Pour que cette fonction puisse s'exercer, les conflits œdipiens doivent pouvoir s'exprimer clairement afin que leur résolution puisse aboutir. Ces conflits apaisés, la phase de latence pourra être abordée de façon plus sereine et la construction du psychisme pourra alors se poursuivre.

Or, selon R. Perron et M. Perron-Borelli, les familles monoparentales, quelle que soit leur appartenance catégorielle, ne favorisent guère une telle évolution. Dans ces situations de monoparentalité, l'image du père est absente et les personnages parentaux sont flous. Les figures parentales et leurs rôles ne sont pas clairement différenciés, les sexes et les générations montrent ce même manque de nécessaire différenciation. Le conflit œdipien ne peut en conséquence s'exprimer avec suffisamment de netteté pour aboutir à une résolution qui permettrait au processus développemental de se poursuivre dans les meilleures conditions.

Si la mère ne parvient pas à négocier la situation, il est à craindre que l'enfant ne puisse être en mesure de structurer la situation œdipienne. C'est alors la porte ouverte vers de sérieux risques de révolte, de toxicomanie, de délinquance, de sexualité anarchique (p. 122).

... ET ORESTE EST EN COLÈRE

Pour la psychanalyste Christine Olivier [22], les enfants de famille monoparentale, les jeunes en révolte des bandes des banlieues des grandes villes sont « les fils d'Oreste », ce héros mythique rempli de rage contre sa mère Clytemnestre qui a fait tuer son mari Agamemnon pour venger le sacrifice de sa fille Iphigénie. Guidé par cette rage, Oreste n'a plus qu'un seul but : réhabiliter le père.

Oreste, nous dit C. Olivier, pose la question moderne : l'enfant peut-il ne pas ressentir, inconsciemment, une certaine rancune vis-à-vis de cette mère* qui refuse de reconnaître en lui la part du père biologique ?

Le ressort psychologique d'une telle situation est au cœur de cette relation exclusive qui crée un étroit lien d'attachement entre la mère célibataire volontaire et son enfant. Pour la mère, cet enfant qu'elle a si fortement désiré est l'unique objet de son désir, son unique objet d'amour. Pour l'enfant, la mère est aussi son seul objet d'amour, son seul modèle identificatoire.

Mais cette relation exclusive est porteuse de peur, peur ressentie aux deux pôles de la relation : peur de déplaire à l'autre, peur de se perdre l'un l'autre. Pour l'enfant prisonnier d'une telle relation, il est impossible de prendre le risque d'émettre un jugement personnel, une opinion qui lui soit propre car la peur de l'abandon, la culpabilité submergeraient le Moi.

À l'autre pôle de la relation, la mère est habitée par la peur d'être perçue comme « méchante », « tyrannique », ce qui risquerait d'entraîner la perte de l'amour de cet enfant qui donne sens à son existence. Pour le garder, elle va renoncer à exiger qu'il accomplisse des tâches qui normalement incombent à des enfants de cet âge. Elle n'osera pas opposer un refus à ses demandes irréalistes, supportera ses caprices et abandonnera toute velléité de reproche ou de punition pour un acte de désobéissance, un écart de conduite.

Chantage, séduction, culpabilité sont aussi ses armes qu'elle n'hésitera pas à utiliser pour garder l'amour exclusif de son enfant.

---

* C. Olivier ne le précise pas, mais le contexte permet de penser qu'il s'agit d'une mère célibataire volontaire.

Pour C. Olivier, il est fort probable qu'à l'adolescence, cet enfant qui n'a jamais connu d'autres lois que la sienne, soit attiré par les bandes d'adolescents révoltés qui sévissent dans les banlieues, à moins qu'il ne se tourne vers la drogue. C'est surtout son ressenti permanent d'intense colère de ne pas être « comme les autres » à un âge où le sentiment d'appartenance au groupe des pairs prime qui le conduira vers la drogue, vers la violence. Selon les enquêtes menées par l'INSERM et citées par C. Olivier, 56% des toxicomanes sont issus de foyers dissociés, 40% en Italie selon l'ODESSM et 60% des délinquants canadiens viennent également de familles dissociées, tandis que 19% seulement de jeunes présentant ces mêmes troubles sont issus de familles biparentales d'origine.

LES ENFANTS DE L'HOMOPARENTALITÉ ET LA QUESTION DU PÈRE

Semblable structurellement à la famille monoparentale hétérosexuelle, dissemblable dans l'orientation sexuelle de son chef de famille, la famille monoparentale homosexuelle est au centre des divergences d'opinions des psychanalystes sur l'homoparentalité. C. Éliacheff, P. Lévy-Soussan, J.P. Winter condamnent l'homoparentalité au nom de l'intérêt de l'enfant, alors que d'autres psychanalystes, dont G. Delaisi de Parceval, É. Roudinesco notamment, reconnaissent le désir des homosexuels de vouloir être parent, tout en émettant quelques réserves.

Face à l'homomonoparentalité, Élisabeth Roudinesco adopte une position semblable à celle de Françoise Dolto face à la mère célibataire volontaire. Ce qui est primordial, insiste Élisabeth Roudinesco, c'est de révéler à l'enfant ses origines biologiques, l'histoire de sa naissance (adoption, insémination artificielle, maternité pour autrui) afin qu'il soit à même de comprendre la sexualité des parents qui l'élèvent.

Pour Élisabeth Roudinesco, l'importance de la différence des sexes ne saurait être niée. Même si la fonction maternelle et la fonction paternelle sont incarnées par deux personnes de même sexe, ces fonctions existeront toujours.

Selon la psychanalyste, l'enfant n'a pas besoin d'être de façon quotidienne en présence de personnes incarnant la différenciation des sexes. Ce sont les personnes significatives de son entourage familial immédiat (grands-parents, oncle, tante) et social (couple d'amis) qui incarneront la différenciation des sexes, des rôles, des générations.

Dans son article « De l'art d'accommoder les enfants » (1998), Geneviève Delaisi de Parceval insiste sur la nécessaire présence de *deux* parents pour assurer à l'enfant un bon développement. Mais, il n'est pas essentiel, souligne la psychanalyste, que les parents soient de même sexe. Il peut s'agir d'un père et d'une mère ou de deux mères ou deux pères. Ce qui est important c'est que les personnages parentaux aient des échanges de l'ordre de la parole, de solidarité, des échanges sexuels, affectifs. Des parents qui parfois se solidarisent contre l'enfant parce qu'ils ont « une complicité de grandes personnes ». Cette position laisse déjà apparaitre « l'extrême réserve » que G. Delaisi de Parceval dit ressentir à l'égard des mères célibataires qu'elle rend responsables de la vulnérabilité qui caractérise leurs enfants.

Cependant, la psychanalyste reconnait que la plasticité du psychisme humain permet à l'enfant de créer des déplacements, des latéralisations. Les situations qui n'offrent pas à l'enfant la possibilité de faire des déplacements, des latéralisations rendent l'Oedipe difficile. « Ce qui est mortifère et dangereux, c'est qu'il ait soit un père, soit une mère seule, soit deux mères ou deux pères et rien autour ». Autrement dit, si l'enfant élevé par une mère célibataire hétéro ou homosexuelle a la possibilité d'évoluer dans un environnement qui lui permet de créer des déplacements, des latéralisations, alors cet enfant pourra bénéficier d'un agent de l'interdiction œdipienne, garant de la construction du psychisme enfantin.

LA FRAGILISATION DU LIEN PÈRE-ENFANT, LA RUPTURE

Avec le divorce ou la séparation disparaît la solidarité amoureuse du couple conjugal ou de fait sur laquelle était fondée la parentalité qui devrait dès lors être remplacée, selon B. Bawin-

Legros [3], par une parentalité conjointe active et durable... ce qui n'est pas toujours le cas dans la réalité.

L'enquête menée par l'INED (1988) sur la fréquence des rencontres entre l'enfant et le parent non gardien en témoigne.

D'après les résultats de l'enquête, en France, 55% des enfants de parents divorcés rencontrent leur père moins d'une fois par mois. Selon D. Bertaux et C. Delcroix (1990), 54% des enfants de parents divorcés n'ont plus de relations avec leur père. En Allemagne Fédérale, 40% des enfants du divorce n'auraient plus aucune relation avec le parent non gardien. Et cette proportion atteint 74% si les parents ont cohabité sans jamais se marier, et tombe à 46% s'ils ont été mariés.

Richardson (1988) a réuni des documents provenant de 1 773 dossiers judiciaires, d'entrevues menées auprès de 905 hommes et femmes divorcés, de 220 avocats et médiateurs. Le chercheur constate l'absence de contact entre le père et l'enfant dans 11% des cas où la mère avait la garde exclusive de l'enfant. Dans la plupart des cas, cette absence du père ne pouvait être attribuée à la mère. Dans 22% des cas, le père n'a pas versé la pension alimentaire. Dans 30% des cas, le père a déménagé et 5% d'entre eux ne souhaitent pas conserver de lien avec leur enfant. Enfin, 20% des enfants ne veulent pas voir leur père.

Les résultats de l'étude de Furstenberg vont dans le même sens : les enfants qui n'avaient pas vu leur père depuis cinq ans semblaient obtenir de meilleurs résultats scolaires comparés aux enfants qui voyaient régulièrement leur père. Au niveau comportemental, la comparaison restait à leur avantage.

Buchana *et al.* (1996) font les mêmes constations dans leur étude auprès d'adolescents. Les adolescents qui voyaient rarement leur père non gardien, ou ne le voyaient jamais, étaient aussi bien adaptés à leur nouvelle situation que les adolescents qui voyaient régulièrement leurs parents.

Pour Furstenberg et Cherlin (1996), l'absence de visites n'est pas le facteur le plus important. Les facteurs qui jouent un rôle déterminant dans le processus d'adaptation de l'enfant à la séparation parentale sont l'absence de conflit et la personnalité du parent gardien.

Selon Lamb *et al.*, dans les situations conflictuelles qui perdurent entre les parents, les visites conduisent souvent l'enfant à vivre ces conflits. Dans l'intérêt de l'enfant, le droit de visite peut être suspendu.

Dans le cas où le droit de visite est bloqué ou lorsque le climat est trop conflictuel, « des points de rencontre » offrent un espace et des modalités d'accueil flexibles qui favorisent la reprise ou le maintien des liens entre l'enfant et le parent dont il est séparé.

Au Québec, 33% des hommes divorcés voient leurs enfants mensuellement, au moins une fois (D. Bertaux, C. Delcroix, 1990).

Le processus qui mène à la perte totale de contacts entre le père non gardien et l'enfant s'installe peu après la dissolution du couple. Les contacts, plus fréquents durant la période qui suit la séparation ou le divorce, s'espacent progressivement. C'est durant la seconde année de l'après divorce que le nombre de pères qui n'ont pas vu leurs enfants depuis un an augmente de façon notable.

Comment interpréter la rareté des rencontres, la rupture de contact entre l'enfant et le parent non gardien, généralement le père ?

Ici encore, l'interprétation est multicausale. Cependant, certains facteurs paraissent avoir plus d'influence.

L'état psychologique du parent non gardien après le divorce

D'après certains chercheurs[3], des pères non gardiens espacent ou mettent fin aux rencontres avec leur enfant croyant ainsi pouvoir apaiser le chagrin, la souffrance engendrés par l'éclatement de la famille. Selon C. Perrault[4], les pères monoparentaux (veufs, divorcés) courent deux fois plus de risques que les mères monoparentales de développer des symptômes suffisamment graves pour nécessiter une première hospitalisation en psychiatrie ou les conduire au suicide.

Ces pères vivent une série de deuils et de pertes : affectives (perte de la relation conjugale), relationnelles (perte des amis, des proches), d'identité (transformation du rôle parental) et éprouvent

---

[3] Lund, M.L., *The Non-Custodial Father : Common Challenges in Parenting After Divorce*, *In* C. Lewis, M. O'Brian (Ed). *Reassessing Fatherhood. New observations on Father and the Modern Family*, Beverly Hills, Sage Publication, 1987 : 212-224.

[4] Perrault, C., « Et si l'on parlait des hommes ? » *Santé mentale au Québec*, XV*(1)*, 1990 : 134-144.

des sentiments d'abandon, d'échec. D'autres pères vivent ce processus comme une perte de pouvoir et vont se perdre dans les dédales de procès juridiques sans fin.

Le refus de la mère

Souvent motivé par le désir de punir un mari jugé « coupable », parfois par la peur que l'enfant soit objet de mauvais traitements. Ayant été elle-même victime de violence, elle craint que l'enfant, à son tour, subisse le même sort. Ce refus fait au père du droit de visite peut aussi prendre source dans la peur inconsciente que ces rencontres ne viennent briser la relation fusionnelle mère-enfant.

Le refus de l'enfant

Il peut être le symptôme d'un conflit intrapsychique que traverse l'enfant, peur fantasmatique du père castrateur, par exemple. Dans d'autres cas, l'enfant justifie son refus en invoquant la peur – peur authentique – que lui inspire son père. L'enfant a perçu l'agressivité refoulée que le père éprouve à son égard : soit parce qu'il le considère comme une des causes du conflit conjugal qui a provoqué la rupture, soit en raison du malaise qu'il ressent lors de ces rencontres, malaise lié aux causes du conflit conjugal.

De son côté, l'enfant peut, lui aussi, juger son père responsable de l'éclatement de la famille, de son chagrin, de son désarroi, et vouloir le punir en opposant un refus à sa demande de rencontres.

Dans ce dialogue des inconscients, l'enfant peut percevoir que le désir réel du père n'est pas de maintenir une relation père-enfant, mais de l'utiliser comme objet de chantage dans le conflit qui l'oppose encore à son ex-conjointe. Son refus des rencontres est le moyen mis en jeu par le Moi pour se soustraire du conflit parental.

Enfin, le refus de l'enfant peut traduire son désir inconscient de faire plaisir à la mère en se conformant au désir maternel.

Le versement de la pension alimentaire

Les auteurs[5] paraissent d'accord pour reconnaître que le versement de la pension constitue un facteur déterminant dans le

---

[5] J.A. Seltzer, « Relationships Between Fathers and Children Who Live Apart : The Father's Role After Separation », *Journal of Marriage and the Family*, 1991, 53*(1)* : 79-101.

maintien de la relation père-enfant et la participation du père aux décisions concernant l'enfant.

F. Furstenberg[6] avance l'existence d'une relation entre le versement de la pension et la fréquence, la qualité des rencontres père-enfant : la fréquence est plus faible quand le père ne verse pas la pension. D'autre part, la pesée du montant de la pension sur la fragilisation du lien père-enfant serait moindre que celle du non versement de la pension.

La situation économique du père

Elle joue aussi un rôle important dans le processus de fragilisation du lien père-enfant. Toujours selon F. Furstenberg *et al.*, la volonté du père de maintenir des contacts avec l'enfant, leur fréquence sont liées aux possibilités financières du père. Un père financièrement aisé aura des relations fréquentes et régulières avec son enfant alors qu'un père moins favorisé sur le plan économique abandonnera son rôle parental quand il ne pourra plus subvenir matériellement aux besoins de l'enfant.

La proximité résidentielle

Elle peut avoir un impact positif comme négatif sur les contacts père-enfant. Mais, lorsqu'elle est choisie d'un commun accord par les deux parents, la proximité résidentielle serait un bon indicateur du maintien du lien père-enfant.

Les remariages

En France (C. Martin [21], D. Bertaux, C. Delcroix, 1990), comme au Québec (F. Furstenberg, 1987), les chercheurs relèvent l'influence de l'état civil des parents divorcés sur le maintien des contacts avec l'enfant. Selon F. Furstenberg, les contacts avec l'enfant sont presque deux fois plus nombreux quand le père n'a pas contracté un nouveau mariage, et augmente encore si la mère vit seule.

En conclusion, tous les hommes divorcés n'abandonnent pas leurs enfants. Quand certains mettent fin à leurs rencontres avec leurs enfants, c'est souvent pour des raisons qui échappent à leur

---

[6] F. Furstenberg *et al.*, « L'itinéraire des enfants du divorce : rupture conjugale et contacts des enfants avec le parent non gardien », *Dialogue*, 1987, 97 : 69-86.

volonté. Et, comme nous le verrons dans l'étude des familles monoparentales patricentriques, il existe aussi des hommes divorcés et chefs de famille, heureux.

L'ABSENCE DU PÈRE DANS LA DYNAMIQUE FAMILIALE

Chaque parent réagit à l'éclatement de son couple selon son histoire particulière, sa dynamique interne, le modèle familial choisi et pratiqué par le couple avant la rupture, les conditions dans lesquelles s'est déroulé le divorce ou la séparation.

À la fois parent et conjoint(e), les frontières entre ces deux statuts s'estompent ou s'effacent lorsque le parent ne parvient pas à faire le deuil de son couple ou du couple idéal, fantasmatique, entraînant l'enfant dans des situations ambiguës susceptibles de mettre en danger son équilibre psychologique.

Parmi les situations après divorce présentant un caractère de dangerosité pour l'enfant les plus fréquemment rencontrées en clinique, citons :

L'enfant-otage

Animé d'un désir de vengeance ou désireux de sortir vainqueur d'un conflit interminable, le parent va utiliser l'enfant pour atteindre ses objectifs. Il va mettre en œuvre diverses stratégies, les unes à la limite de la mesquinerie, les autres souvent bien proches de la cruauté mentale : suppression ou versements tardifs ou irréguliers de la pension, et cela sans motif valable ; suppression du droit de visite, « oublis » ou changements de dernière minute des jours de visite, retard systématique pour raccompagner ou venir chercher l'enfant ne sont que quelques exemples.

La mise en jeu répétée de telles manœuvres finit par détériorer le climat familial de la famille résiduelle tout en perturbant l'enfant constamment placé au centre de conflits de loyauté et, progressivement, va transformer en lassitude le plaisir initial des rencontres de l'enfant avec le parent non gardien. Devenues source de conflits, ces visites ne tarderont pas à s'espacer de plus en plus pour aboutir à une rupture de contact.

L'enfant-messager

Ici, l'enfant est utilisé pour transmettre à l'ex-conjoint(e) des messages généralement désagréables, agressifs, parfois chargés de mépris ; messages pleins d'amertume, de rancune. C'est à l'enfant qu'il reviendra de rappeler que la pension n'a pas encore été versée ou qu'elle est devenue insuffisante. Insensible au chagrin de l'enfant, le parent ira jusqu'à exiger qu'il rende le cadeau qui lui a été offert, jugé de « trop mauvais goût ». Mission peut être donnée à l'enfant de rapporter des renseignements concernant l'ex-conjoint(e), son moral, ses activités, la présence éventuelle d'invité(e) … Cette stratégie recouvre généralement un désir de restauration du couple dissocié, mais peut aussi être la manifestation d'une curiosité, d'une jalousie dans un conflit qui perdure.

L'enfant-confident

Sous prétexte que l'enfant « maintenant est devenu grand », le parent qui n'est pas parvenu à surmonter le désarroi causé par la rupture de son couple, va « confier » à l'enfant ou à l'adolescent les sentiments qui l'habitent. Sentiments généralement empreints de tristesse, de nostalgie, de crainte pour l'avenir, de regrets, parfois de culpabilité. Mais aussi, sentiments qui peuvent être accompagnés de reproches, d'accusations plus ou moins voilées. Le parent par ces manœuvres, consciemment ou inconsciemment, cherche à faire de l'enfant son allié et par cette manœuvre, place l'enfant face à un conflit de loyauté. Enfin, il n'est pas rare que le parent par ses confidences introduise l'enfant ou l'adolescent dans l'intimité du couple parental dissocié. Ce parent se place alors en défaut de parentalité. Par ses confidences, il peut réactiver des désirs œdipiens anciens qui vont susciter émois et désarroi chez l'enfant ou l'adolescent-confident le détournant ainsi de son travail de réorganisation, de rééquilibre affectif de l'après divorce.

L'enfant-consolateur ou l'enfant-parentifié

Sur la pente de la parentification*, le glissement du rôle de confident à celui de consolateur se fait tout naturellement (il est

* Concept décrit par Ivan Boszormenyi-Nagy en 1973.

d'ailleurs fréquent que l'enfant du divorce cumule plusieurs de ces rôles).

Pour se protéger d'un épuisement émotionnel, le parent va demander à l'enfant non seulement d'être empathique, à son écoute, mais encore de le rassurer, de le réconforter. Dans ce renversement des rôles qui introduit une distorsion dans la relation parent-enfant, ce dernier déjà fragilisé par l'éclatement de la cellule familiale, se voit confier une lourde responsabilité émotionnelle : lutter contre la dépression maternelle ou la non-disponibilité paternelle.

La parentification qui s'installe de façon durable et prédominante devient un processus pathologique. En faisant obstacle au processus de maturation, à l'épanouissement de la personnalité de l'enfant, elle l'expose à des troubles psychopathologiques et compromet son avenir.

Pour M. Rufo [26], le plus grand risque encouru par l'enfant après la séparation parentale est la mise en place d'une relation fusionnelle compensatrice. La mère (plus rarement le père) effectue un repli sur elle-même et forme un couple mère-fils ou mère-fille. Ce couple fusionnel exclut le père qui a quitté le foyer, et la mère reporte sur l'enfant l'amour qu'elle ne peut plus témoigner à son conjoint. Quant à l'enfant, il essaie de compenser l'absence paternelle en régressant vers des positions anciennes et met en jeu des conduites visant à diminuer la peine maternelle. Cette relation fusionnelle mère-enfant cherche à combler le vide laissé par le départ du père, mais elle prive la mère de la confrontation à la réalité de la perte de l'amour de son conjoint et l'enfant à celle de l'absence du père, ce qui risque de dévier ou de ralentir la trajectoire développementale.

ÉTUDE DE CAS N°2 – Ludovic, l'enfant parentifié

Ludovic, 9 ans – Mère : séparée, en instance de divorce.

La demande de consultation émane de Mme R. et repose essentiellement sur les difficultés scolaires de son fils unique, Ludovic, âgé de 9 ans. Il s'avèrera que Mme R. cherche en fait à obtenir un rapport psychologique incriminant Mr R. que Mme R. prétend être responsable de l'échec

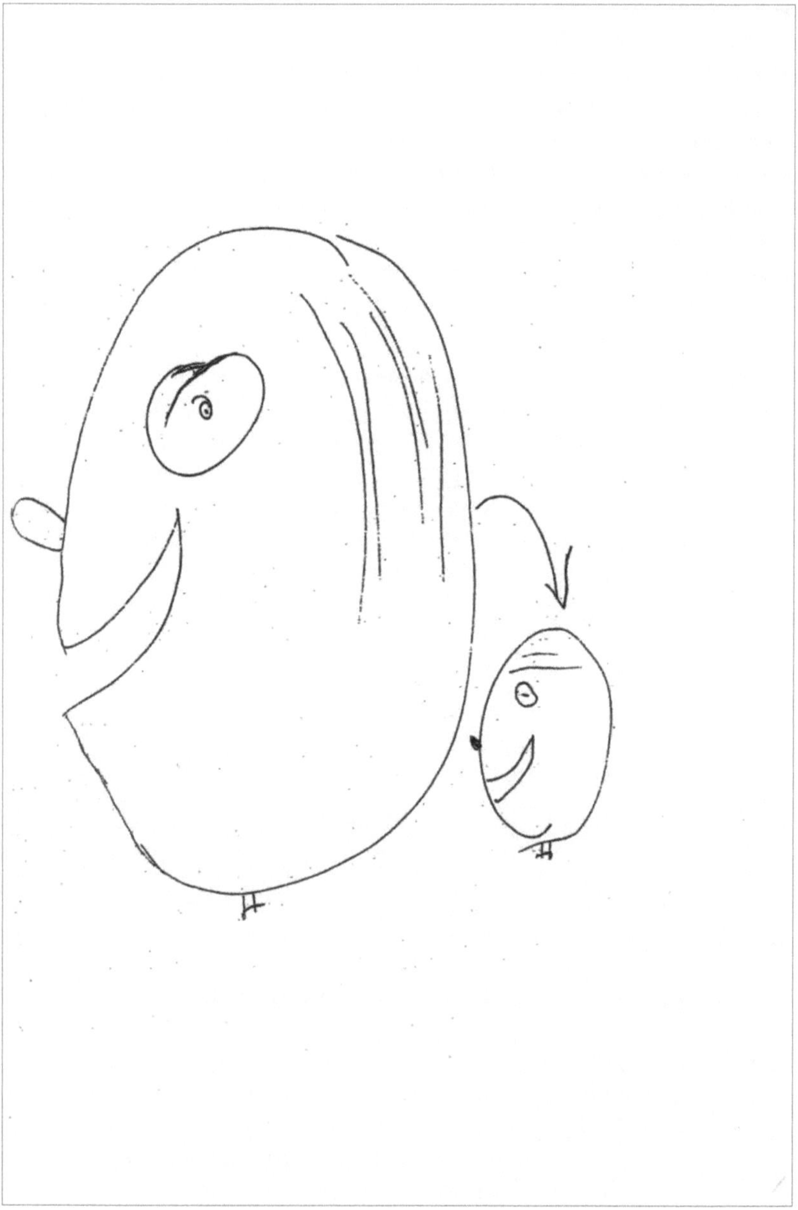

Dessin n° 2 – Ludovic, l'enfant parentifié

scolaire de Ludovic, « échec qui va détruire tout l'avenir de notre enfant. »

Mr et Mme R. sont en instance de divorce et le rapport destiné à l'avocat de Mme R. Il y a quelques mois Mr R. a quitté le domicile conjugal et vit avec sa nouvelle conjointe. Depuis ce départ, Mme R. a resserré sa relation – déjà très étroite – avec son fils, jusqu'à la rendre fusionnelle.

Il apparaît évident que Ludovic et sa mère forment une relation de couple mère-fils : « Vous savez, c'est un gentil petit garçon. Je peux lui confier certaines choses, il me comprend toujours. Tenez, le soir, par exemple, quand je rentre du travail*, il a préparé mes mules et me les glisse aux pieds. Le jour où il n'a pas classe, il met la table, allume les bougies. Nous faisons un gentil repas aux chandelles. » Je lui dis : « Tu es mon petit homme ». « Les loisirs de Ludovic ? » s'étonne Mme R. « Il n'en manque pas : *nous* faisons des promenades, des pique-niques, *nous* allons au musée, *nous* jouons aux cartes. » Mme R. ne voit pas « l'utilité » pour Ludovic d'avoir des camarades de son âge.

Cela lui évite, affirme-t-elle, les dangers des bandes, les mauvaises fréquentations.

Dessin de la famille (L. Corman)

Comportement durant l'exécution

La consigne donnée « Dessine une famille », Ludovic questionne immédiatement : « Je peux dessiner des chiens ?

Des chiens. » La liberté qui lui est laissée semble le rassurer. Il retourne la feuille dans le sens de la hauteur et murmure : « Je vais dessiner ma famille ».

Ludovic repousse la boîte de crayons de couleurs et choisit le crayon-papier. Rapidement, tendu, il dessine la mère, puis l'enfant. « Voilà ! Ah, j'ai oublié m… » Ludovic s'arrête net, et refusera notre invitation à ajouter ce qu'il a « oublié »

Le récit

(Désignant le premier personnage) : « Quand elle va s'asseoir, elle va tomber tout le temps. Son corps est trop petit, sa tête trop lourde, elle va écraser son corps. Alors, elle

* Mme R. est secrétaire.

va tomber et écraser l'enfant » (dessine une flèche qui indique la direction de la chute ; détail surdéterminé). La fin de l'histoire ? « L'enfant meurt, *étouffé*. »

Analyse du dessin

Ludovic reproduit la relation de couple mère-fils qu'il forme avec sa mère dans la réalité. La famille dessinée par Ludovic (« ma famille » a-t-il précisé) est composée de la mère et dans son sillage l'enfant, copie miniature de la mère. Cette relation de couple est omniprésente dans la vie de l'enfant (le dessin du duo mère-fils occupe toute la feuille) et la mère occupe une position dominante (chef de file de taille imposante). Le père oublié est exclu de la famille : lorsque Ludovic prend conscience qu'il a oublié de le dessiner, il ne réintroduit pas le père dans la famille : la relation fusionnelle mère-fils est préservée.

La question « Qui est le moins heureux dans cette famille ? » crée un malaise chez Ludovic : il baisse la tête, joue nerveusement avec son crayon et finit par répondre : « Mes poissons. Dans l'aquarium, *ils étouffent*, ils voudraient retourner dans leur lac, retrouver leur liberté. »

Même si Ludovic nous dit que le plus gentil dans cette famille « c'est la mère parce qu'elle me donne à manger, vient me chercher à l'école, tout ça », et qu'il est le plus heureux de la famille « parce que j'ai ma mère », la relation mère-fils apparaît dénuée d'affects : refus délibéré d'utiliser les couleurs, dessin monochrome gris, aucun contact physique entre la mère et le fils, aucun échange verbal (dessin, récit), aucun échange de regards.

Il est possible d'interpréter ce vide affectif comme une réaction de défense du Moi pour ne pas être submergé par l'angoisse que peut ressentir cet enfant-confident consolateur face au désir de la mère qu'il soit « son petit homme » comblant le vide laissé par le départ du conjoint, réconfortant la femme mortifiée d'avoir été délaissée pour une autre femme « même pas plus jeune. »

Ce renversement des rôles peut réactiver certains émois œdipiens anciens qui viennent troubler l'enfant, d'autant plus que le père exclu ne peut ni médiatiser, ni neutraliser cette relation de couple mère-fils.

Mère omniprésente (dans la vie, le dessin, le récit), mère phallique (absence d'attributs féminins, chevelure-symbole sexuel – rare, importance et forme du nez – symbole sexuel), mais aussi mère mortifiée qui, dans sa chute, écrase l'enfant qui meurt **étouffé**.

Conclusion

Tout comme ses poissons prisonniers dans leur aquarium et qui ne pensent qu'à retourner dans leur lac retrouver la liberté, Ludovic parviendra-t-il à se dégager du processus de parentification déjà à l'œuvre avant qu'il ne l'étouffe ?

Notre pronostic est pessimiste : Mme R. a mis fin aux entretiens dès qu'elle a appris qu'elle n'obtiendrait pas le rapport psychologique qui lui permettrait d'atteindre son objectif : obtenir la garde exclusive de Ludovic le privant ainsi du garde-fou que constitue la présence de l'autre parent.

Enfin, la présence d'un couple dans la dynamique familiale peut atténuer ou neutraliser les difficultés que l'enfant est susceptible de rencontrer dans ses relations avec l'un des deux parents. Aussi, est-ce dans le sens d'une possible aggravation de ces difficultés et de leurs répercussions sur le développement psychologique de l'enfant que se pose également le problème des enfants élevés dans une famille monoparentale.

Après l'éclatement de la famille, une détérioration des relations entre l'enfant et son père s'installe. Les relations deviennent souvent difficiles, parfois conflictuelles, se font rares et peuvent même aboutir à la rupture. Devenus adultes, quel lien réunit ces enfants et leur père ?

Interrogés lors d'une enquête menée par l'INSEE auprès de 10 019 personnes âgées de 18 à 79 ans, à l'automne 2005, les pères divorcés disent être peu satisfaits des relations établies ou rétablies entre eux et leurs enfants[7].

Le statut social du père semble jouer un rôle important. Ainsi, 40% d'enfants majeurs de parents séparés dont le père est ouvrier ou employé non qualifié ne voient jamais leur père contre seulement 13% d'enfants de cadre. 19% le voient au moins une fois par mois contre 48% d'enfants dont le père est cadre.

[7] INSEE, Première, N° 1196, juin 2008.

La pesée du milieu social de la mère est moindre : 78% des enfants adultes de mère cadre la voient au moins une fois par mois. Le pourcentage tombe à 61% lorsque la mère est sans activité professionnelle. L'absence totale de relation entre un enfant adulte et sa mère reste marginale (9%).

L'enquête met aussi en évidence, les répercussions négatives de la distance géographique pour tous les pères. Mais, une fois de plus, les ouvriers et les employés sont les plus pénalisés car ils rencontrent plus de difficultés pour surmonter cet obstacle, faute de moyens financiers.

Les enfants majeurs de parents séparés habitent plus souvent loin de leur père : 48% à plus de deux heures contre seulement 20% quand les parents sont ensemble.

Dans les familles les plus aisées, les études supérieures des enfants banalisent la distance géographique. Le poids financier de ce facteur est aussi beaucoup moins lourd à supporter pour ces familles d'origine sociale favorisée. Leurs moyens financiers leur permettent d'héberger les enfants et de financer en totalité ou en partie leurs déplacements.

Enfin, rappelons l'importance de l'âge de l'enfant au moment de la séparation. Après une rupture, la moitié des pères vivent une séparation précoce avec leur enfant. Un enfant adulte de couple séparé sur deux a cessé de vivre avec son père avant sa majorité ; seulement un sur cinq avec la mère. Ici aussi, le statut social exerce son influence. La précocité de la séparation se retrouve plus fréquemment chez les pères ouvriers ou employés.

Œdipe est malade et Oreste est en colère, nous disent les psychanalystes confrontés aux mutations familiales qui ont marqué le milieu et la fin du siècle dernier. Quel sera, dans cette mouvance familiale et sociétale, le développement psychologique des enfants et des adolescents élevés dans ces nouvelles familles ?

Chapitre II

LES ENFANTS ET LES ADOLESCENTS DE FAMILLE MONOPARENTALE MATRICENTRIQUE

L'ENFANT DE MÈRE CÉLIBATAIRE VOLONTAIRE

Sur tout enfant, désiré ou non, s'inscrit l'histoire du couple qui l'a conçu. Si le père est physiquement absent dans la famille monoparentale constituée par la mère célibataire volontaire idéaliste et son (ses) enfant(s), il a été présent dans le désir de cette mère, contrairement à la mère célibataire planificatrice pour qui l'enfant a toujours été l'unique objet de son désir. Dans les deux cas de figure, la Loi du père n'a pas été exercée. L'interdit du maintien de la relation exclusive à la mère qui caractérise les premiers mois de la vie du nourrisson n'est pas signifié par le père à l'enfant. Le processus de séparation mère-enfant ne s'effectue pas, la relation triangulaire père-mère-enfant ne prend pas place, et l'enfant se trouve retenu dans un état de profonde dépendance.

Au moment de l'Œdipe, l'interdit de l'union exclusive à la mère revêt un caractère plus sexualisé d'interdit de l'union avec le parent du sexe opposé. Ce second interdit, celui de l'inceste, n'est pas non plus édicté par le père à l'enfant. La position de la mère face à cet interdit devient fondamentale.

Pour F. Dolto, toute substitution de la mère au rôle du père qu'il soit absent, jugé insuffisant ou qu'elle ne se réfère pas à son désir à elle, est pathogène, car il y a déviation de la relation triangulaire. Si la mère n'est pas en mesure de négocier la situation, il est probable que l'enfant n'arrivera pas à dominer la problématique œdipienne. Il court alors le risque de retourner vers des réactivations prégénitales à type de revendication orale. Dans ce contexte, les identifications œdipiennes ne peuvent s'élaborer et s'équilibrer, rendant difficile l'acquisition des rôles féminin et masculin. Quant au Surmoi, héritier du complexe d'Œdipe, il apparaît fragile et rigide. Le contrôle de l'impulsivité s'avère insuffisant. Des sentiments aigus d'anxiété et de culpabilité sont constamment présents auxquels se joint, parfois, un sentiment de dévalorisation de soi.

Durant la crise de l'adolescence, l'absence du père est vivement ressentie. Le père, rappelle G. Mendel[1] doit être identifié dans sa réalité physique et imagoïque. L'absence de la formation de l'image paternelle prive l'adolescent d'un mode particulier d'évitement de l'angoisse liée à la fusion avec l'image maternelle mauvaise. Le père ne peut plus médiatiser ni neutraliser la relation angoissante entre l'enfant et sa mère, telle qu'elle est vécue dans les fantasmes primitifs de l'enfant.

La violence, la délinquance, la toxicomanie juvénile sont présentes dans nos sociétés postmodernes. Les facteurs invoqués pour expliquer leur constante progression sont principalement une carence de l'autorité paternelle conduisant *Vers une société sans père* (A. Mitscherlich)[2]. Dans sa recherche sur *Le profil psychologie de l'adolescent toxicomane à travers le test de Rorschach*, H. Caglar [6] met en évidence une image paternelle lointaine ou absente, relevée dans 60% des protocoles des adolescents *normaux* (80% chez les toxicomanes). Les relations avec le père apparaissent dévitalisées et des signes de carence précoce sont présents dans la moitié des protocoles des adolescents *normaux*. Quant aux relations maternelles primaires, elles apparaissent très dévitalisées, très dépersonnalisées et sont liées, comme chez les adolescents toxicomanes, à une avidité affective et à une anxiété flottante, diffuse, à un besoin récurrent de réassurance, reliquat de l'insatisfaction des besoins primaires. Ces facteurs sociopathologiques auront une influence déterminante lors des manifestations dépressives de l'adolescence. Si l'adolescent ne peut bénéficier de soutien culturel, il se tournera vers des groupes d'affiliation, car ces groupes lui procureront un refuge et un moyen de lutter contre sa dépression. La consommation de drogues pourra

---

[1] G. Mendel, *La révolte contre le père*, Payot – Collection : Bb Scientifique, Paris, 1987.

[2] A. Mitscherlich, *Vers la société sans pères*, Paris, Gallimard, 1969, 1981.

devenir un moyen d'affiliation en même temps qu'un procédé de lutte antidépressive, une tentative d'apaisement de l'anxiété diffuse et constante.

Enfin, les défaillances de la transmission de l'interdit pourraient aussi avoir, selon Y. Assedo[3], des répercussions dans la sphère sexuelle : fétichisme, sadomasochisme, voyeurisme, exhibitionnisme. Dans d'autres cas, c'est la force de la fixation à la mère qui est le ressort psychologique du choix homosexuel. Le sujet va tenter de reproduire avec ses partenaires, la relation duelle qu'il a vécue avec sa mère.

Au terme de l'exposé des développements intrapsychiques souvent difficiles de l'enfant et de l'adolescent élevés par une mère célibataire volontaire, il est important de souligner qu'être élevé par une mère célibataire volontaire ne conduit pas inévitablement à la toxicomanie ou à la délinquance. Il s'agit de *risques* qui cependant ne peuvent pas être passés sous silence en raison de la gravité des troubles *possibles*. Par contre, si les rôles parentaux ne sont pas interchangeables dans leur totalité, la personne représentant l'interdit peut être un grand-parent, un oncle. Cette présence tierce devrait permettre la transformation de la relation mère-enfant dominée par le désir de fusion vers une relation d'évolution. Le processus développemental en cours devrait alors pouvoir se poursuivre sans risque de distorsion majeure. Enfin, rappelle J. de Ajuriaguerra, la relation des parents avec l'enfant n'est pas la seule à être en cause dans les retards ou distorsions que peut présenter l'enfant dans son développement. L'enfant a sa vie propre et la compréhension des retards ou distorsions observés ne peut faire l'économie de la prise en considération du ressenti de l'enfant au niveau réel et imaginaire, de son niveau d'organisation intrapsychique, de l'étendue et de la qualité de sa vie fantasmatique.

Dans les années 70-80, de nombreuses recherches nord-américaines ont été réalisées auprès des mères célibataires séjournant ou ayant séjourné dans des Maisons maternelles ou des Foyers de l'enfance. D'après les conclusions de ces études, les enfants de ces mères présenteraient des troubles caractériels que les

---

[3] Y. Assedo, Statut et fonctions de l'interdit dans la famille, *Le groupe familial*, 1983, 100 : 35-39.

auteurs attribuent à la relation exclusive avec la mère[4]. En Angleterre, une étude comparative conclut à une fréquence plus élevée d'enfants de mères célibataires en bute à des troubles du comportement et à des difficultés scolaires comparativement aux enfants de mères mariées[5]. Pour d'autres chercheurs, ces enfants seraient plus vulnérables somatiquement et psychologiquement[6], obtiendraient des résultats inférieurs aux tests de vocabulaire et de coordination motrice[7]. Enfin, ils seraient deux fois plus nombreux à être victimes de sévices corporels.

La méthodologie utilisée dans ces recherches ne répond pas aux critères de rigueur souhaitables. Ces recherches ont été réalisées dans des établissements qui reçoivent principalement des mères psychologiquement fragiles, immatures ou présentant des troubles névrotiques. Quant aux sévices corporels évoqués, ils sont reconnus comme étant le fait de très jeunes mères ou d'enfants vivant dans des foyers où règne l'alcoolisme ou encore élevés dans des conditions familiales anormales. Enfin, les échantillons sont constitués de familles monoparentales au vécu et à la dynamique bien différents : mères séparées ou divorcées, célibataires volontaires ou non … C'est pourquoi les résultats de ces recherches ne peuvent être généralisés à l'ensemble des enfants de mère célibataire de différentes catégories.

En se concentrant uniquement sur des mères célibataires, l'étude de J.M. Defretin, M. Queffurus et M. Duyne[8], apporte un éclairage différent. Il s'agit d'une étude comparative menée essentiellement à l'aide d'épreuves projectives et d'entretiens auprès de deux groupes de garçons et de filles âgés de 6 à 11 ans, tous enfants uniques. Les enfants du premier groupe sont élevés

---

[4] B. Berkov, J.S. Sklar, « Does illegitimacy make a difference ? A study of the life chances of illegitimate children in California », *Population and Development Review*, 1976, June 2*(2)* : 201-217.

[5] M.K. Pringle, « Au-delà du fait divers », *Information sociale*, II/78, L'enfant maltraité, 4-12.

[6] P. Underwood, M. Kamien 1984, « Health care needs of the children of single mothers in a Perth suburb », *Australian Pediatric Journal*, 20*(3)* : 203-204.

[7] J. Wadsworth *et al.*, « The influence of family type on children's behaviour and development at five years ». *Journal of Child Psychology Psychiatry,* 1985, Mar, 26*(2) : 245-254.*

[8] J.M. Defretin, M. Queffurus, M. Duyne, « Les enfants de mères célibataires », *Le groupe familial*, 1988 : 56-59.

par une mère célibataire, les seconds sont élevés dans une famille biparentale d'origine. Les résultats montrent une différenciation sexuelle de qualité semblable dans les deux groupes. En ce qui concerne les rôles parentaux, les enfants élevés dans une famille biparentale font référence au couple conjugal et au couple parental. Chez les enfants élevés par une mère célibataire, la référence au père est absente, et dans les dessins l'image du père est dévalorisée. Par contre, le rôle de la mère est surévalué : c'est elle qui règle tout, problèmes et conflits. Elle représente l'amour et la loi. Elle est ressentie par les filles comme une mère hyper protectrice, exigeante à l'égard de laquelle elles manifestent une forte agressivité. Chez certaines filles, l'image de la mère est confondue avec l'image idéalisée du père. Quant aux garçons, ils évoquent surtout la force de l'amour maternel avec ses exigences éducatives. Les garçons manifestent aussi le désir de redevenir petits, mais également celui de grandir. Indépendamment du sexe, les enfants de mère célibataire ont une mauvaise distanciation par rapport à la mère. L'absence du père empêche la régulation de l'attachement à la mère. Ce qui caractérise surtout ces enfants, c'est le fort besoin de protection, de secours. La quête affective du père est présente, mais aussi la peur de l'abandon. Le fort sentiment d'insécurité associé au désir de protection laisse supposer une hyper dépendance vis-à-vis de la mère et des adultes. Quant aux résultats scolaires, ils sont de même niveau que ceux obtenus par les enfants de famille biparentale. Enfin, les enseignants confirment l'inhibition, la timidité, le manque de confiance en soi observés par les chercheurs. Les auteurs concluent en insistant sur le caractère provisoire de ce portrait psychologique, car il n'est que celui d'enfants en cours de développement. Ils soulignent également l'importance que revêt l'école pour l'enfant de mère célibataire : elle est le lieu privilégié où l'enfant pourra se constituer des tiers adultes. Mais, son adaptation dépendra aussi de la place que la mère est prête à laisser au tiers régulateur adulte – psychologue, enseignant – sans pour autant se sentir menacée.

LES ENFANTS DE MÈRE CÉLIBATAIRE NON VOLONTAIRE

L'ORPHELIN DE PÈRE OU DE MÈRE

Une constellation de facteurs conditionnent les réactions émotionnelles de l'enfant au décès de l'un de ses parents : l'âge de l'enfant lors du décès du parent, le sexe de l'enfant et celui du parent décédé, la qualité de la relation antérieure de l'enfant avec ce parent, la présence de frères ou de sœurs, les circonstances entourant la mort (brutale ou prévisible), les réactions de l'entourage à ce décès et, enfin, le choix du parent restant de se maintenir dans le veuvage ou de se remarier.

L'impact de l'âge qu'avait l'enfant lorsqu'il est devenu orphelin de l'un de ses deux parents est diversement apprécié par les cliniciens. Les uns soutiennent l'hypothèse de l'effet cumulatif du stress : plus l'enfant est jeune au moment de la perte parentale, plus grande sera sa souffrance à court, moyen et long terme. Les autres avancent l'hypothèse du stade développemental critique : il existerait dans le développement de l'enfant une période précise de vulnérabilité où le décès du parent serait susceptible d'entraîner des conséquences dommageables et à long terme. Les psychanalystes situent ce moment de vulnérabilité au stade de l'Œdipe, c'est-à-dire entre 3 et 6 ans environ.

Selon les travaux de J.P. Saucier et A.M. Ambert[9], l'âge où la perte parentale joue un rôle est 6-9 ans pour les filles, 10-12 ans et 13 ans et plus pour les garçons. Pour les auteurs, c'est l'avance maturative des filles qui leur fait prendre conscience plus tôt de l'ampleur du drame familial qui les frappe.

Dans l'étude de J.P. Saucier et A.M. Ambert, les adolescents orphelins se distinguent de façon statistiquement significative des adolescents de même âge vivant dans une famille intacte par une fréquence plus élevée de symptômes nerveux, une consommation plus grande de tabac, un niveau de performances scolaires et un niveau d'aspiration académique plus bas, et cela quel que soit l'âge

[9] J.P. Saucier, A.M. Ambert, *Âge au divorce ou au décès d'un parent et désavantage biopsychosocial à l'adolescence, Dans : Nouvelles approches de la santé mentale* (C. Chiland, J.G. Young, dir.), Paris. PUF, 1990.

qu'avaient ces garçons et ces filles au décès de l'un de leurs parents. De plus, les garçons du veuvage se perçoivent plus vulnérables aux maladies de l'âge adulte si un de leurs parents est décédé quand ils avaient entre 6 et 9 ans, tandis que ceux qui avaient entre 10 et 12 ans lorsque la perte parentale est survenue, présentent une consommation d'alcool exagérée pouvant aller jusqu'à l'amnésie temporaire, avec accidents ou rixes.

B. Arthur et J.L. Kenner[10] étudient sous l'angle du développement cognitif les attitudes de l'enfant face à la mort afin de mieux comprendre ses réactions à la perte parentale.

B. Arthur et J.L. Kenner tout en reconnaissant que le choc émotionnel causé par la perte de l'objet est au centre des réactions de l'enfant à la perte parentale, insistent sur l'incapacité intellectuelle, spécialement du jeune enfant, de comprendre la nature de la mort : le développement des capacités d'abstraction et des capacités conceptuelles n'étant pas encore achevé. L'incompréhension des notions de finalité amène l'enfant à traduire l'abstraction en termes concrets et familiers et, parfois, peut faire naître chez l'enfant le sentiment d'un retour possible du parent disparu. La maîtrise insuffisante ou la distorsion du concept de causalité entraîne l'enfant à établir une relation entre le fait de la mort et des activités ou des événements de son univers familier. Par exemple, l'enfant a peur d'aller se coucher et de ne plus se réveiller comme le parent décédé, ou il craint de tomber malade ou encore il amplifie ses ennuis de santé jusqu'à être envahi par une peur panique.

L'enfant peut s'interroger sur la cause du décès de son parent et la déplacer ou la confondre avec sa mauvaise conduite, ses propos ou ses gestes agressifs, ses pensées malveillantes et finir par croire qu'il est responsable en totalité ou en partie de ce décès.

J. de Ajuriaguerra [1] étudie plus particulièrement les traumatismes causés chez l'enfant par le décès de l'un des deux parents et les modalités de réorganisation de l'enfant.

Les réactions émotionnelles de l'enfant à la perte parentale s'inscrivent dans les registres de la culpabilité et du sentiment d'abandon.

---

[10] Cités par J. de Ajuriaguerra [1], p. 841.

La sensation d'abandon s'exprime par un vide émotionnel, le sentiment d'être seul, perdu, envahi par le désespoir. Alors survient l'appréhension de la mort, pour lui-même ou les membres de sa famille. L'intensité du sentiment d'abandon peut, parfois, déclencher des fantasmes de réunion avec le parent décédé, ce qui peut se traduire par un refus de considérer la mort comme une finalité.

Le dessin de la famille réalisé par Martin et le récit l'accompagnant en sont l'illustration.

ÉTUDE DE CAS N° 3 – Martin et son ange

Martin, 9 ans 10 mois, orphelin – Fantasme de réunion avec les parents décédés.

Martin est devenu orphelin l'été dernier lorsque ses parents ont été victimes d'un accident de la route : une collision frontale avec un camion-citerne dont le chauffeur s'était assoupi. Le père fut tué sur le coup, la mère lors de son transport à l'hôpital. Les parents venaient chercher Martin, en vacances chez ses grands-parents paternels, pour aller passer trois semaines de vacances en Espagne.

Durant plusieurs mois, Martin, qui vit maintenant avec ses grands-parents, a nié le décès de ses parents bien qu'il ait assisté à leurs obsèques : il pouvait rester des heures durant à la fenêtre « pour guetter leur arrivée », parlait des vacances en Espagne, agissait souvent comme s'il allait « rentrer à la maison ».

Si Martin a abandonné ces comportements, il reste très replié sur lui-même, parle peu, ne joue que rarement avec ses camarades. Il nous confie qu'il s'inquiète beaucoup si ses grands-parents sont en retard, et qu'il lui arrive la nuit d'aller dans leur chambre « voir s'ils respirent encore. » Ce qu'il ne peut supporter, ajoute-t-il, c'est la sirène des ambulances, et le bruit des hélicoptères lui fait peur : « c'est grave, très grave quand on transporte un blessé en hélico… je me dis : « si c'est Mamie ou si c'est Papy… »

Dessin de la famille

Comportement durant l'exécution

Durant l'énoncé de la consigne, Martin remue beaucoup et demande : « Ma famille ? » La réponse « Comme tu veux » semble le soulager.

Martin regarde attentivement les crayons de couleurs et choisit le crayon vert (couleur de l'espoir, de la renaissance, Nguyên, Kim-Chi, 1989, p. 51). L'ange et les croix seront dessinés en vert.

Très calme, Martin dessine l'ange, ajoute en souriant l'auréole. Puis, il dessine la grande croix en vérifiant qu'elle soit bien face à l'ange. Il l'entoure de deux croix, plus petites et identiques et termine par les deux petits monuments.

Le récit

Psy – « Veux-tu me faire une histoire qui va avec ton dessin ? » L'enfant apparaît mal à l'aise et se tait.

Psy – « Dis-moi juste ce que tu as dessiné pour que je comprenne bien. » Mais l'enfant garde le silence.

Psy – Désignant le personnage ailé : « Là ? »

Martin – « Mais, c'est l'ange » en montrant l'auréole.

Psy – « Oui, l'ange. Tu sais comment il s'appelle ? »

Martin – « Non, j'le connais pas assez. »

Psy – « Tu le connais seulement un peu. Où l'as-tu rencontré ? »

Martin – « Dans ma chambre. »

Psy – « Il vient te voir dans ta chambre souvent ? Quelques fois ? Ou il est venu juste une fois ? »

Martin – « De temps en temps. »

Psy – (Revenant au dessin) « L'ange a de grandes ailes. Là, je vois de petites ailes, c'est ça ? »

Martin – « Oui… il les a mis à l'enfant pour qu'il … » (silence)

Psy – « Où est l'enfant ? »

Martin – « Sur le dos de l'ange. Il a fermé ses ailes pour s'accrocher à l'ange … Parce que des fois, y'a du vent, de la pluie, de la poudrerie (tempête de neige) même … ça peut arriver… Faudrait pas qu'il tombe le p'tit gars… verrait plus ses parents. Il tient l'ange serré, fort, fort. »

Psy – « Et où vont-ils ? »

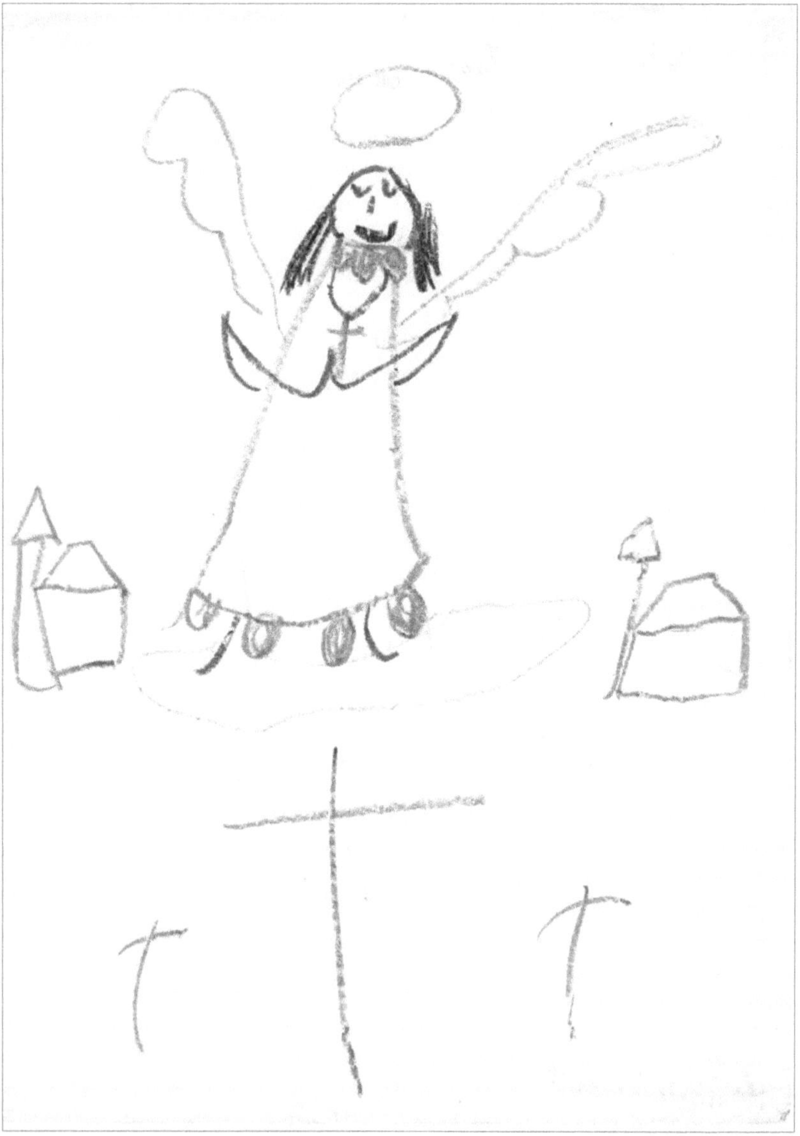

Dessin n° 3 – Martin et son ange*

* Le dessin en couleur est présenté à la page 174.

Martin – « Bon, voir ses parents… euh (silence) s'ennuie d'eux… (long silence), il veut… ».

Psy – (Montre les croix) « Et là » ?

Martin – « Ah, là. C'est là qu'ils sont… sont morts. L'ange y'a mis une grande croix, juste entre le papa et la maman, comme ça y peut pas se tromper, y reconnaît bien la place. Là, ils descendent doucement sur le nuage mettre l'enfant. Voilà, c'est tout, c'est l'histoire. »

Psy – « J'aimerais bien connaître la fin de ton histoire. »

Martin – « Ouais, euh. D'un seul coup, c'est comme si j'tombais de haut. Alors, j'me réveille sur l'oreiller…. Et j'pleure. »

Plus âgé, l'enfant accède à une meilleure compréhension du sens de la mort et parvient à verbaliser son désir de rejoindre le parent disparu.

La verbalisation du ressenti de culpabilité est plus difficile. Aussi emprunte-t-il d'autres formes d'expression : thèmes répétitifs de punitions sévères pour des gestes d'agression, efforts de réparation, d'annulation, de dénégation. La fréquence des cauchemars et des terreurs nocturnes traduit la peur de l'enfant de voir le parent décédé revenir pour se venger.

Les réactions immédiates au décès du parent sont généralement le chagrin, la tristesse. Mais, le choc émotionnel peut prendre d'autres aspects : agitation, rires inappropriés, comportements régressifs : énurésie, encoprésie, masturbation. Mais, l'enfant peut aussi effectuer un mouvement de repli, cesser d'investir le monde réel au profit de fantasmes ne mettant en jeu que le parent décédé et lui-même ou se réorganiser sur un mode d'auto-investissement narcissique avec élaboration d'omnipotence. Si le sentiment d'abandon persiste, le développement vers l'autonomie peut être ralenti et les relations interpersonnelles futures hypothéquées.

Le sexe de l'enfant et du parent décédé joue un rôle non négligeable sur la réorganisation de l'orphelin. Si le parent décédé et l'enfant sont de même sexe, la culpabilité venue de la rivalité œdipienne passée domine le tableau entraînant des épisodes dépressifs ou des désordres caractériels plus ou moins graves dans lesquels les réactions agressives ne sont qu'une armature défensive mise en jeu pour lutter contre la dépression. Quand le parent décédé est de sexe opposé à celui de l'enfant, le décès du parent peut être ressenti comme une victoire de la lutte œdipienne et l'idéalisation du parent décédé, non confronté à la réalité, permet à l'enfant de conserver l'objet perdu.

De plus, des difficultés d'identification sexuelle peuvent surgir chez l'enfant orphelin de père qui prendrait la mère comme modèle et développerait une ambivalence vis-à-vis de sa masculinité.

Enfin, l'avenir de l'enfant orphelin de l'un de ses parents, dépendra aussi du remariage possible du parent restant, de la qualité des relations qu'il pourra avoir avec son beau-père ou sa belle-mère et, éventuellement, ses demi-frères ou sœurs [1].

LES ENFANTS DE PARENTS DIVORCÉS OU SÉPARÉS

Les principaux courants d'étude

À partir de l'abondante littérature consacrée à la rupture familiale et à ses répercussions sur l'enfant, T.E. Levitin [19] distingue trois principaux courants d'étude :

Les enfants privés d'un parent : études générales

Ces études effectuées à la fin des années 50 et 60 consistent essentiellement à établir un relevé des problèmes présentés par l'enfant de famille à parent unique (généralement la mère) et des répercussions de cette absence parentale sur le développement de l'enfant. La principale critique adressée à ces recherches est d'avoir eu recours à un modèle causal linéaire et unidirectionnel pour expliquer les effets observés. Ainsi, la variable absence du père explique les problèmes d'identité sexuelle ou les troubles de la conduite de l'enfant orphelin. L'éventualité de l'interaction de plusieurs facteurs (âge de l'enfant au moment du décès du père, qualité de la relation qu'avait cet enfant avec son père, etc.) qui peuvent être à l'origine de certains comportements spécifiques n'est jamais envisagée.

Effets du divorce des parents sur l'enfant : études spécifiques

Vers les années 70, la montée fulgurante du nombre de divorces suscite de nombreuses études spécifiques sur le divorce et ses répercussions sur l'enfant. Elles se répartissent en deux types qui diffèrent sur les plans conceptuel et méthodologique. Les premières sont centrées sur les problèmes vécus par l'enfant et sur l'intervention clinique. À partir de relevés d'observations cliniques, le professionnel de santé mentale, élabore des interprétations et fait certaines recommandations pratiques en vue de supprimer ou d'atténuer les problèmes observés.

— Les études exploratoires en vue d'appréhender l'impact de certains facteurs spécifiques sur un aspect précis du développement de l'enfant. Plus rigoureuses sur le plan méthodologique, ces recherches utilisent des instruments spécifiques (tests, entretiens, questionnaires ...) et certaines ont recours à un groupe contrôle composé d'enfants de famille biparentale. Les résultats de ces recherches convergent pour conclure, à nouveau, à des répercussions du divorce des parents sur certains aspects du développement de la personnalité de l'enfant et à des risques de perturbations de divers aspects de son fonctionnement. Ces études ont le mérite d'avoir contribué à une compréhension en profondeur du vécu de l'enfant de parents divorcés. Cependant, ces recherches présentent des biais méthodologiques. Elles ont été réalisées sur des échantillons provenant de populations cliniques, c'est-à-dire d'enfants qui ont été ou sont en psychothérapie. Par conséquent, les comportements observés ou les réponses données risquent d'être surtout pathologiques. Par ailleurs, d'autres sources de distorsion sont relevées : l'absence de groupe témoin, le caractère essentiellement rétrospectif des données recueillies, la fidélité et la validité incertaines des méthodes et des instruments utilisés pour évaluer les réactions des enfants face au divorce de leurs parents. Aussi, ces lacunes méthodologiques ne permettent pas d'étendre les conclusions de ces recherches à d'autres populations d'enfants également confrontés à la rupture conjugale de leurs parents.

Les recherches de type longitudinal

C'est à partir du milieu des années 70 que les chercheurs s'intéressent à la persistance et à l'évolution des symptômes présentés par l'enfant lors de la désunion parentale.

Ce troisième courant a été très fortement influencé par les recherches de Hetherington, Cox et Cox [17] et par celles de J. Wallerstein et J. Kelly [29, 30, 31, 32]. Les premières de type quasi-expérimental et les secondes, cliniques dans leur orientation et leurs méthodes, possèdent des qualités communes qui leur méritent le statut d'études classiques dans ce domaine.

Tout d'abord ces deux études observent l'impact du divorce ou de la séparation parentale sur des enfants « normaux », mais aussi la persistance ou l'évolution à travers le temps des changements reliés au divorce ou à la séparation. Ces études débutent au moment de la séparation ou du divorce évitant ainsi les distorsions ou les incertitudes des données recueillies. Dans l'étude de Hetherington, Cox et Cox, les données sont recueillies deux fois, un an et deux ans après le divorce. Dans celle de Wallerstein et Kelly, les données sont recueillies dans les deux mois qui suivent le divorce ou la séparation, puis deux ans et quatre ans après. Les deux études utilisent l'observation directe des enfants et des familles. Elles considèrent la famille comme une entité ou un système et cherchent à comprendre comment les différences dans le fonctionnement du système familial avant, pendant et après la séparation ou le divorce peuvent avoir des conséquences différentes pour l'enfant. En outre, l'une et l'autre utilisent des mesures et divers procédés pour évaluer pleinement ce qui relève de la continuité et du changement tant pour la famille que pour l'enfant. Enfin, en dépit de leur orientation et de leurs méthodes différentes, les résultats de ces deux recherches sont concordants, ce qui ne fait que renforcer leur valeur.

Les effets du divorce sur le développement socio-affectif des enfants et des adolescents de famille monoparentale matricentrique*

Nombreux sont les parents qui vantent la réussite de leur divorce, même si pour certains d'entre eux cet optimisme affiché n'est qu'un moyen mis en œuvre pour tenter de masquer leur colère, leur anxiété, leur honte ou leur culpabilité suscitées par l'éclatement de leur couple.

Mais l'enfant n'a pas choisi la séparation parentale, elle lui a été imposée. Et, c'est parce qu'elle lui a été imposée qu'elle s'accompagne toujours de souffrance, car cette séparation oblige l'enfant à procéder à un remaniement psychique des images

---

* Nous nous appuierons sur les travaux de J. Wallerstein et J. Kelly [29-30-31] que nous compléterons par les études d'auteurs ayant également œuvré dans ce domaine.

parentales. À ces enseignements de la clinique viennent s'ajouter ceux livrés par la recherche.

Les effets à court terme

L'enfant d'âge préscolaire (de deux ans et demi à six ans)

L'enfant de deux ans et demi à trois ans et demi

Les neuf enfants observés par J. Wallerstein et J. Kelly (quatre garçons et cinq filles) ont tous présenté des changements de comportement au moment du divorce des parents : pleurs, anxiété d'abandon, régression, colère, instabilité, désorientation, troubles du sommeil, activités auto-érotiques, réactions possessives de degrés et de durée variables. Ce sont les enfants qui n'avaient reçu aucune explication concernant la séparation parentale qui ont manifesté des comportements régressifs et des réactions à la séparation semblables à celles décrites par A. Freud et D. Burlingham, R. Roberston et J. Bowlby.

Un an plus tard, la plupart des enfants ne présentaient plus de comportements régressifs, craintifs, possessifs, mais ils manifestaient toujours un besoin de contact physique avec un adulte étranger. S'il n'existait pas de relation entre l'importance de la réaction suivant la séparation ou le divorce et le progrès développemental de l'enfant un an plus tard, la qualité du gardiennage ultérieur avait joué un rôle fondamental dans les progrès développementaux de ces enfants.

Les enfants les plus vulnérables étaient ceux qui appartenaient à des familles où la dissension parentale avait persisté avec la même intensité toute l'année. La mère en proie à des sentiments d'humiliation et de ressentiment à l'égard de son mari n'était plus entièrement disponible pour ses enfants. Ces jeunes enfants ressentaient de la peur face à une mère qu'ils percevaient comme destructrice. Aucun des deux parents n'était capable d'exercer la parentalité, ni d'aider leurs enfants à intégrer les changements familiaux. Autrement dit, la mésentente parentale s'avérait plus dommageable pour l'enfant que le divorce. Les études de M. Rutter vont dans le même sens. En effet, l'auteur constate que l'apparition chez l'enfant de troubles du comportement est plus fortement corrélée avec la mésentente parentale qu'avec le divorce ou la séparation des parents.

Privé de l'écoute de ses parents enfermés dans leur conflit conjugal, l'enfant ne pouvait élaborer sa réaction d'angoisse. En outre, le défaut de mentalisation lié au niveau développemental de l'enfant, laissait aussi ce dernier dans l'impossibilité d'élaborer l'angoisse de séparation. J. de Ajuriaguerra et D. Marcelli [2] font état de nombreuses plaintes hypocondriaques chez le très jeune enfant durant la phase aiguë du conflit parental : maux de tête, de ventre, vomissements, douleurs diverses, voire pathologie somatique.

De 3 ans trois quarts à 4 ans trois quarts

Les chercheurs ne relèvent pas de conflit ouvert entre les deux parents des enfants de cette tranche d'âge, ce qui permettrait d'observer les effets du divorce indépendamment de ceux liés aux perturbations familiales. L'irritabilité, l'agressivité, la crainte et l'angoisse de séparation étaient prégnants et s'exprimaient sous forme d'idées phobiques (peur d'objets, d'animaux ...) et de conflits spécifiques. Ils étaient abasourdis et effrayés par la perte parentale et ressentaient un besoin désespéré de leur père. Tristes et confus, ces enfants s'interrogeaient avec anxiété sur les conséquences présentes et futures de la dissociation familiale.

La fragilité de leur organisation défensive ne leur permettait pas de maîtriser leur anxiété, pas plus que les affects dépressifs envahissants. Pour pouvoir surmonter l'expérience douloureuse de rejet et de perte qu'ils traversaient, le Moi avait souvent recours au déni.

Un an plus tard, la plupart des enfants ne présentaient pas de blocage développemental, mais étaient dépressifs, anxieux, manifestaient de l'inhibition dans leurs comportements et leurs jeux ainsi que de nombreux symptômes révélateurs de leurs conflits névrotiques. Cependant, leur capacité à établir des relations avec autrui demeurait présente bien qu'accompagnée d'un besoin d'approbation, de contact physique et d'attention personnelle.

Les enfants porteurs de troubles graves les avaient consolidés sous la forme de symptômes dépressifs, ce qui avait affecté leur développement social et leur scolarité. Quant à leur désir de restaurer la famille éclatée, il avait gardé toute sa force.

Pour l'ensemble de ces enfants, la résolution du complexe d'Œdipe semblait retardée. Les filles se montraient plus troublées que les garçons : elles abordaient plus tardivement la phase de latence avec une estime de soi plus faible.

Face à la dissension conjugale, l'enfant peut interpréter la mésentente, puis la désunion parentale comme la réalisation de son désir incestueux : évincer le parent rival pour posséder l'autre parent dans une rencontre des fantasmes et de la réalité où tous les fantasmes sont possibles, y compris les angoisses d'agression du parent du même sexe. L'enfant engagé dans la problématique œdipienne comme celui dont le conflit est réactivé (à l'adolescence) peut se sentir coupable de la séparation parentale. Selon A. de Ajuriaguerra et D. Marcelli [2], cette culpabilité angoissante pourrait rendre compte des troubles de la conduite. Mais, la sphère scolaire n'est pas épargnée.

L'enfant d'âge préscolaire fréquente généralement l'école maternelle qui le prépare au passage à l'école primaire, « la grande école », où débuteront vers six ans les apprentissages de base (lecture, écriture, calcul).

D'après les travaux de E.M. Hetherington (1979, 81, 94), l'année qui suit le divorce des parents – la plus problématique – l'enfant d'âge préscolaire se montre captatif et très dépendant alors que l'adaptation à l'école maternelle requiert déjà une certaine autonomie affective. Le jeune écolier de 3-4 ans est supposé pouvoir se séparer de sa mère pour quelques heures, rompre la relation qui le lie à cet objet significatif pour nouer avec un autre adulte – certes bienveillant, mais inconnu – une relation affectivement moins investie, plus diffuse, ce qui repose sur l'acquisition de la constance de l'objet. Le Moi de l'enfant est ainsi dégagé de la nécessité de lutter contre une trop forte anxiété ou insécurité, de maîtriser une angoisse d'abandon. Toute l'énergie pulsionnelle est alors disponible pour l'adaptation de l'enfant à son nouveau milieu de vie, l'école.

Dans la famille monoparentale, l'absence du père risque d'enfermer l'enfant dans une relation unique et étroite avec la mère, maintenant l'enfant dans un état de dépendance qui viendra faire obstacle à l'ouverture au monde extérieur, à autrui.

Par ailleurs, les relations entre le Ça et le Moi interviennent également dans l'adaptation à l'école maternelle. La force des pulsions du Ça doit s'affaiblir tandis que celle du Moi doit s'accroître pour permettre une meilleure maîtrise des pulsions et des affects. Progressivement, la primauté des processus secondaires remplace celle des processus primaires, favorisant l'intervention de la pensée et du raisonnement, la capacité de prévoir l'avenir pour freiner la satisfaction immédiate des désirs (Hartman, 1947). À ce stade, l'enfant parvient à supporter l'expérience de la résistance à ses désirs, à faire l'apprentissage d'une réalité extérieure à lui-même.

À la fin de l'école maternelle, l'aptitude à agir en fonction du principe de réalité, la capacité d'éprouver du plaisir face au résultat final devraient être présentes. Elles permettront à l'enfant de faire l'apprentissage du « dur métier d'écolier » (J. Hohl). Pour C. Bühler, ce plaisir est une condition indispensable à la réussite scolaire.

Force est de reconnaître que les enfants du divorce d'âge préscolaire décrits par E.M. Hetherington ne correspondent guère à ce tableau. Chez eux, l'intolérance à la frustration, l'impulsivité, l'insatisfaction et les revendications constantes signent la faiblesse du contrôle pulsionnel. Captatifs et dépendants, ces sujets – surtout les garçons et les enfants dont les parents bien que divorcés persistent à entretenir des relations conflictuelles – se révèlent très distraits, incapables de maintenir une attention soutenue.

Ces comportements fort préjudiciables pour l'adaptation scolaire trouveraient leur origine dans l'inconsistance des attitudes éducatives maternelles : absence ou insuffisance du contrôle exercé sur les enfants, mauvaise organisation matérielle au foyer, difficulté à exercer une discipline. Or, à l'école maternelle, il sera demandé à l'enfant de faire l'apprentissage de l'obéissance collective à certaines consignes, d'adapter son rythme à celui de l'ensemble de la classe, de participer à des activités de groupe. Il est possible que l'impulsivité, l'instabilité, l'inattention des enfants de famille monoparentale retardent ou même barrent l'accession à ce que Anna Freud a appelé le stade du travail.

D'après les recherches menées par Hetherington, ces comportements pourraient être à l'origine des difficultés d'arithmétique relevées chez les enfants de famille monoparentale deux ans après le divorce, et du Q.I. de performance inférieur à celui des enfants du groupe témoin (familles biparentales) alors qu'aucune différence de Q.I. n'avait été constatée lors des examens psychologiques effectués à l'aide du *Wechsler Preschool and*

Primary Scale of Intelligence (WPPSI) 2 mois, 1 an, 2 ans après le divorce des parents.

Enfin, E.M. Hetherington observe également une vie fantasmatique pauvre tant dans le choix des thèmes que dans l'expression des affects et des fantaisies.

Selon nous, cette fantasmatisation consciente difficile et pauvre prive le Moi de l'enfant du divorce d'un moyen qui lui éviterait, momentanément, la frustration en tenant la réalité à l'écart, la distinction « réel » et « irréel » étant maintenue. Deux ans après le divorce, cette pauvreté fantasmatique est toujours présente et toujours plus marquée chez le garçon. Une des causes du nombre plus élevé de garçons présentant des troubles des apprentissages scolaires pourrait se situer à ce niveau. D'autre part, au déclin de l'Œdipe, le garçon pour se soustraire à la peur fantasmatique de contre-agression castratrice par le père (née de son désir incestueux de la mère) va imiter le père rival. Apprendre à lire, à compter, c'est « faire comme papa », c'est aussi accéder au monde des adultes. L'absence du père prive le garçon de modèle identificatoire et rend plus difficile, parfois impossible, le déplacement du conflit œdipien dans la sphère des activités intellectuelles et culturelles.

De façon générale, le Moi de l'enfant de parents divorcés utilise une trop grande quantité d'énergie pulsionnelle dans son action défensive de maîtrise de l'anxiété et de la culpabilité au lieu de la canaliser sur les activités scolaires. La sublimation si importante pour les acquisitions scolaires fait défaut (H. Caglar, *L'adaptation scolaire de l'enfant de famille monoparentale*, 1984).

Mais, tout n'est pas toujours définitivement joué avant 6 ans. Les processus de rétablissement observés par M. Dermott peuvent se maintenir, d'autres s'ajouter. Des facteurs extérieurs peuvent également intervenir pour infléchir positivement le cursus scolaire de l'enfant, notamment la rencontre avec un enseignant dont la bienveillance et l'empathie sauront éveiller chez cet enfant l'intérêt pour les objets culturels, susciter la motivation pour les acquérir.

Les enfants de 6 à 8 ans (période de latence)

Les mécanismes de défense propres à cet âge

Le déni par le fantasme et le retournement en son contraire s'avèrent impuissants à atténuer le profond chagrin ressenti par les enfants de cet âge suite au divorce des parents. La structure de leur Moi encore trop faible, ne leur permettait pas de planifier de façon autonome des activités qui parviendraient à soulager leur souffrance. Figés dans la tristesse et dans leur souffrance, ils étaient nombreux à ne pas pouvoir bénéficier du soutien de leurs parents, prisonniers de leurs réactions affectives, accaparés par les changements introduits dans leur mode de vie par l'après divorce. Néanmoins, ces enfants étaient capables de verbaliser leur tristesse et le sentiment d'insécurité qu'ils ressentaient face à leur avenir et de les relier à la perte de leur père. Ils se sentaient abandonnés, rejetés et tous souhaitaient la réconciliation de leurs parents et la restauration de la famille. Contrairement aux enfants plus jeunes, ils ne se sentaient pas responsables de la séparation familiale. Si la colère existait, elle n'était pas exprimée directement à l'égard du père, mais dirigée vers la mère, souvent parce qu'elle avait demandé le divorce.

Quant à l'angoisse, elle était déplacée sur des personnes (enseignants, frères ou sœurs) ou sur des objets. Elle pouvait aussi se manifester par des troubles du sommeil, des cauchemars. Parfois, l'enfant était l'enjeu du conflit conjugal, chacun des deux parents voulant s'en faire un allié contre l'autre. L'enfant était alors pris dans un conflit de loyauté qu'il était incapable de résoudre.

Enfin, lorsque le divorce survient au début de la phase de latence, la perte du père vient s'ajouter pour le garçon au renoncement récent à la gratification de la mère œdipienne. Selon Wallerstein et Kelly, le divorce survenu à cet âge critique risquerait d'entraver le processus d'identification.

Un an plus tard, la résignation avait remplacé la tristesse, même si les enfants regrettaient encore que leurs parents aient divorcé.

De 9 à 10 ans

En apparence, équilibrés, courageux, les enfants de ce groupe d'âge tentaient en réalité de cacher leurs craintes, leurs sentiments conflictuels, ainsi que leurs sentiments de rejet, de perte, de solitude, d'absence d'aide. Afin de maîtriser leur angoisse et leur sentiment d'impuissance face au divorce, ils planifiaient des activités organisées et structurées espérant ainsi remplacer leur souffrance par le plaisir de réussir. Leur colère, consciente et bien organisée, était dirigée vers les parents et pouvait revêtir diverses formes : crises, demandes diffuses. D'autres, pour se soustraire aux sentiments anxiogènes avaient recours au déni, à la mise à distance. Contrairement aux enfants plus jeunes, ils se montraient capables d'aller chercher de l'aide auprès d'autres personnes. La honte, la peur d'être abandonné par le second parent étaient souvent ressenties. Plus que les enfants des autres groupes d'âge, les enfants de 9-12 ans éprouvaient un sentiment plus prononcé de solitude que le manque de disponibilité émotionnelle des parents alimentait. À l'instar des enfants plus jeunes, ils étaient en bute à des conflits de loyauté. Pour se soustraire à l'anxiété engendrée par ces conflits, certains enfants formaient une coalition avec un parent pour exclure l'autre, mais la plupart au prix d'un sentiment d'isolement accru choisissaient la neutralité.

Tous, ressentaient de la colère. Cette colère consciente et bien organisée était dirigée vers l'un ou l'autre parent ou encore les deux. Le départ du père autorisait l'expression de l'agressivité ressentie à son égard ou à l'égard d'un autre membre de la famille, mais que l'enfant avait réprimée. La colère et l'agressivité pouvaient revêtir diverses formes : crises, sanglots, demandes difficiles, attitudes autoritaires, voire dictatoriales. Dans certains cas, les mères figées dans leurs conflits, en proie à leurs émotions attendaient plus ou moins consciemment qu'un enfant prenne le rôle du père. Pour Wallerstein et Kelly, se montrer agressif était pour l'enfant un moyen de s'identifier au père parti et lui permettait aussi de mieux supporter l'absence paternelle.

Enfin, plusieurs enfants de cet âge avaient manifesté une grande empathie envers leurs parents. Ils répondaient avec soin et compassion aux problèmes qu'ils avaient su déceler chez leurs parents.

Un an plus tard, si le déséquilibre causé par la rupture avait disparu, les sentiments d'amertume, la nostalgie, la colère et une hostilité envers le divorce persistaient. Le divorce était maintenant accepté mais avec tristesse, en rêvant encore à la réconciliation des parents et à la restauration familiale. Quelques enfants éprouvaient toujours de la colère à l'égard du parent non-gardien. Enfin, plusieurs enfants présentaient un état psychologique dégradé : dépression, baisse de l'estime de soi, difficultés scolaires et relationnelles. Certains symptômes étaient toujours présents, parfois aggravés : réactions d'isolement, réactions phobiques, précocité dans les préoccupations sexuelles, délinquance. Rares étaient les enfants qui avaient conservé de bonnes relations avec leurs deux parents.

Cependant la scolarité de ces enfants n'était pas exempte de difficultés d'apprentissage ou comportementales.

Dans une recherche plus récente (1993), E.M. Hetherington et G. Clingempeel[11] constatent que l'évolution des enfants vivant avec une mère seule, non remariée, semblait moins satisfaisante que celle des enfants vivant dans un foyer non dissocié. Environ 25% à 30% des enfants vivant dans un foyer monoparental avaient des problèmes de comportement nécessitant un suivi, alors que 10% des enfants vivant dans une famille biparentale intacte présentaient des problèmes de comportement semblables.

Selon l'étude de T. Thomson, S.S. McLanaham et R.W. Curtin[12], les mères et les pères seuls contrôlent moins leurs enfants et font preuve de moins d'autorité que les parents mariés ou remariés. De plus, dans les familles monoparentales, les enfants ont moins d'acquisitions scolaires et plus de problèmes de comportement que les enfants vivant dans des familles biparentales intactes, le moindre contrôle parental ayant peut-être affecté ces deux aspects du développement de l'enfant.

Pour les chercheurs K. Pasley, M. Ihinger-Tallman (1994)[13], les enfants de famille monoparentale présentent un plus grand risque de difficultés scolaires que les enfants de famille biparentale d'origine ou de famille recomposée. Selon ces auteurs, l'influence de la structure de la famille est double : sur les activités partagées par les pères et leurs enfants et sur les résultats scolaires. Partager des activités entre pères et enfants est lié à l'obtention de bons résultats scolaires. Des mesures de comportement antisocial montrent que les enfants de mère divorcée, non remariée, et les filles dans les familles recomposées prennent plus de drogues que

---

[11] E. Hetherington, G. Clingempeel, Coping With Marital Transitions. *Monographs of the Society for Research in Child Development*, 1992, 57*(2-3),* serial 227.

[12] T. Thomson, S.S. McLanahan, R.W. Curtin, Family Structure, Gender, Parental Socialization, *Journal of Marriage and the Family*, 1992, 54 : 368-378.

[13] K. Pasley, M. Ihinger-Tallman, *Transitions in family structure and adolescent well-being. In :* K. Pasley & M. Ihinger-Tallman (Eds.), *Remarriage and stepparenting*. London : Guilford Press. Ganong, L.H. & Coleman, M., 1994.

les enfants vivant dans des familles biparentales intactes ou les garçons vivant dans les familles recomposées.

S.L. Pong (1997), en réponse aux recherches établissant une relation de causalité entre l'appartenance à une famille monoparentale et la faiblesse des résultats scolaires de l'enfant vivant dans cette famille, va s'intéresser à l'existence éventuelle d'un lien entre la scolarité des enfants et la structure familiale de leur communauté scolaire. La question étant de savoir si le fait de fréquenter une école à forte concentration d'élèves issus de famille monoparentale ou recomposée, n'était pas plus handicapant pour la réussite scolaire de l'élève que le fait d'appartenir à l'une ou l'autre de ces deux structures familiales.

S.L. Pong[14] démontre que si les parents adhèrent à des réseaux de parents, apprennent comment fonctionne l'école, et sont capables de conseiller leurs enfants quant aux cours, aux programmes, aux professeurs ; orientent leurs enfants vers des activités périscolaires, alors ces écoles parviennent à hisser leurs élèves à un niveau supérieur aux autres.

K. Pasley, M. Ihinger-Tallman, A. Loquestl (1994) concluent à l'impossibilité d'expliquer le devenir de l'enfant uniquement sur la base de la structure familiale. Les différents aspects de l'interaction familiale – présence d'un conflit parental, situation actuelle des parents, comportement éducatif des parents, milieu social … – doivent aussi être pris en considération.

L'adolescence

Le divorce était vécu comme une expérience très douloureuse qui engendrait colère, honte, sentiments d'impuissance, de perte, de trahison, d'embarras, des conflits de loyauté. Contrairement aux enfants plus jeunes, leur chagrin n'était pas lié à un sentiment de culpabilité. Wallerstein et Kelly voient dans cette absence d'évocation, une stratégie du Moi pour éviter l'aggravation des pressions œdipiennes réactivées à ce stade du développement.

Ces adolescents qui avaient vécu le divorce de leurs parents, la dislocation familiale, se montraient très préoccupés par leur propre avenir conjugal, leur capacité en tant que partenaire sexuel. À cela,

[14] S.L. Pong, Family Structure School Context, Eight-Grade Math and Reading Achievement, *Journal of Marriage and the Family*, 1997, 59*(3)* : 734-746.

s'ajoutaient des préoccupations financières à propos de leur avenir et de leurs études. Les uns déclaraient ne pas vouloir se marier, les autres envisageaient un mariage tardif précédé d'une longue réflexion.

Un an plus tard, le divorce avait amené la désidéalisation des parents. La perte du parent imaginaire de l'enfance avait provoqué une baisse de l'estime de soi. Les parents étaient maintenant perçus comme des objets sexuels, et cette nouvelle perception engendrait de l'angoisse due, selon Wallerstein et Kelly, à une intensification des fantasmes sexuels et au réveil des fantasmes incestueux.

Un an plus tard, presque tous les adolescents étaient parvenus à se dégager des conflits de loyauté. S'ils avaient fini par accepter avec tristesse le divorce de leurs parents, cette désunion était restée une expérience longtemps douloureuse.

ÉTUDE DE CAS N° 4 – « Parents, j'irai danser sur vos tombes ! »

Catherina, 14 ans – Mère divorcée.

Monsieur et Madame X ont été mariés durant 18 ans et ont divorcé il y a dix-sept mois. Le divorce a été précédé de deux séparations : la première d'une durée de 13 mois, la deuxième, d'une durée de 6 mois. Séparations et divorce se sont déroulés dans un climat conflictuel aigu : chantage, menaces verbales à la limite du passage à l'acte, menaces de mettre fin à ses jours. En fait, ce divorce est l'aboutissement d'années de tension, de reproches, de jeux de pouvoir, de départs du foyer familial et de retrouvailles.

Dans ce climat émotionnellement très perturbé, les parents tentent, chacun à sa façon, de nouer une alliance avec les enfants les entraînant dans des conflits de loyauté toujours difficiles à vivre.

À la première séparation, les enfants sont restés avec leur mère, mais passaient des fins de semaine ou une partie des vacances chez leur père. Ces séjours n'étaient pas planifiés et se faisaient souvent à l'improviste, décidés soit par le père ou à la demande de la mère. Parfois, c'était la fratrie entière qui s'installait chez le père, à d'autres occasions partaient ceux que la mère jugeait « trop tannants ». Cette désorganisation était une autre source de conflits dans le couple ou dans la fratrie.

Lors de la seconde séparation, le garçon Bruce et une des jumelles, Nathalia vont vivre avec leur père. Cette séparation des jumelles a été vécue douloureusement par Karina. L'aînée, Catherina, joue alors le rôle de seconde mère auprès de sa jeune sœur, bien que souffrant elle-même de l'éclatement de la fratrie.

La procédure de divorce engagée, le père quitte le Québec pour une province voisine et les enfants sont confiés à la mère. Les visites du père sont très rares et la pension alimentaire versée très irrégulièrement.

Malgré une participation active et régulière de Catherina aux tâches ménagères, Mme X. se plaint constamment de la lourdeur de son rôle de mère monoparentale. Ces plaintes répétées alimentent l'inquiétude de Karina qui craint d'être, à nouveau, séparée de sa jumelle, et provoquent la colère de Catherina qui ne se sent pas reconnue dans sa participation au fonctionnement de la famille, ni pour son soutien à sa jeune sœur.

Absentéisme et impolitesse (Catherina « répond » quand son professeur lui fait une remarque) sont les motifs invoqués par la direction de l'établissement scolaire pour envisager un redoublement de classe que Catherina refuse.

Dessin de la famille

Comportement durant l'exécution

« Ma famille ? » réagit vivement Catherina en se redressant. « Maudite famille ! Famille de m… » « O.K., O.K., je vais la dessiner la famille, mais j'ai besoin d'une règle »… Catherina accepte facilement de devoir dessiner sans règle. « O.K., ça va faire de même, » et Catherina à l'aide d'un crayon de couleur qui lui sert de règle et du crayon-mine trace un trait horizontal qui partage la feuille en deux. Avec application, elle identifie chaque partie de la feuille : en haut, à gauche, dans la moitié supérieure, elle écrit « Enfants » et « Parents » dans la moitié inférieure.

Puis, avec la même application qui sera maintenue jusqu'à la fin, elle dessine à gauche, dans le bas de la feuille : la tombe du père qu'elle identifie aussitôt en

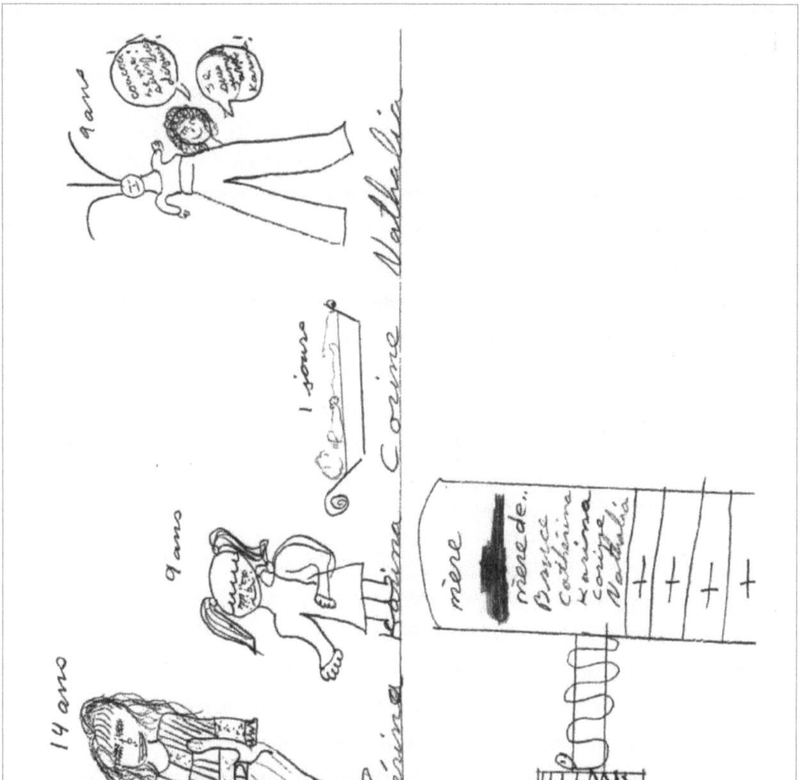

Dessin n° 4 – Catherina - « Parents, j'irai danser sur vos tombes ! »

inscrivant le prénom et le nom de famille* : Pierre X…, père de … suivent tous les prénoms des enfants. Un peu plus loin, elle dessine la tombe de la mère, également identifiée sans, toutefois, indiquer le prénom et mentionne : mère de …. Enfin, elle dessine les deux poutres réunissant les tombes et le serpent enroulé sur ce support.

Sans s'arrêter, Catherina, toujours appliquée, dessine la série des enfants, accordant un soin particulier à son personnage et à celui de sa sœur Karina, sa protégée.

Le dessin a été exécuté en 14 minutes.

Le récit

« L'histoire ? Elle est là l'histoire de la famille » (en passant la main sur la feuille). Les parents sont dans leur tombe et les enfants font la fête. »

Le plus gentil dans cette famille ? « Personne. Tout le monde crie, chiale, se chicane, tape, tout le temps… Les voisins sont tannés. »

Le moins gentil ? « Les parents. Sont des égoïstes, ils ne pensent qu'à eux, pas à leurs enfants. Ils sont en amour, puis y sont plus en amour, alors ils se séparent et les enfants eux aussi sont séparés, tant pis s'ils sont malheureux. » « Eux, égoïstes, s'en foutent ! »

Ce sont les enfants les plus heureux, affirme Catherina d'un ton convaincu. « Ils font la fête, chantent, dansent, se déguisent. C'est le fun ! Sont bien heureux ! » Lorsque nous lui demandons pourquoi sont-ils si heureux et que fêtent-ils ?, sans hésiter l'adolescente nous répond : « Les parents sont morts. »

Ce sont eux les moins heureux, « sont crevés. »

Enfin, l'adolescente refuse de s'identifier à un membre de cette famille qu'elle vient de dessiner : « Personne, veux être personne dans cette famille. »

Analyse du dessin et du récit

En commençant son dessin de la famille par le trait horizontal qui délimite les territoires « Enfants » et « Parents », Catherina tient à bien marquer la rupture entre la fratrie et le couple parental.

---

* Que nous remplaçons par une initiale afin de préserver l'anonymat de la famille.

Le contenu manifeste du dessin (tombes des parents, serpent, fête des enfants) et les réponses projectives révèlent, sans qu'aucun mécanisme de défense n'intervienne, la violence des sentiments qu'éprouve Catherina pour ses parents : amertume, colère, désir de mort, auxquels se mêle une grande tristesse (dessin monochrome, absence de couleurs, contenu des réponses).

Les réponses à notre question « Et le serpent ? » atteste de la force des désirs mortifères : « Karina dit que les morts sortent de leurs tombes pour se venger. Moi, j'crois pas à ça. J'lui dit que c'est des niaiseries. Mais, elle, elle dit que non… Elle dit qu'ils les sortent du lit en les tirant par les pieds…

J'ai mis le serpent, c'est pour que si ils voulaient sortir de la tombe, eh ben, le serpent, le serpent… le serpent leur piquerait la face (long silence). Les maudits, ils pourraient jamais revenir, jamais. »

Conclusion

Le climat familial de discorde perpétuelle, les liens fraternels et parentaux brisés par une succession de séparations conflictuelles suivies du divorce parental ont marqué douloureusement toute l'enfance et l'adolescence de Catherina.

Les reproches virulents adressés aux parents, la haine mortifère ressentie à leur endroit ont pris naissance dans ce ressenti d'inquiétude, de souffrance psychique intense. Par conséquent, le transfert des images parentales dans la relation éducative peut expliquer, tout au moins en partie, les difficultés relationnelles que rencontre Catherina avec son enseignante.

Afin que Catherina puisse intégrer cette souffrance et cette colère qui drainent une quantité importante d'énergie psychique au détriment de son développement psychologique et de son adaptation scolaire, une prise en charge psychologique paraît nécessaire. Elle permettrait à l'adolescente de trouver des modalités de dégagement par rapport au conflit dans lequel elle s'enferme*.

---

* Le dessin de la famille réalisé par Catherina a été recueilli dans le cadre d'une

Cependant, la plupart des adolescents de l'étude de J. Wallerstein et J. Kelly avaient pu reprendre leur rythme personnel. Les adolescents qui avaient le plus mûri étaient ceux qui avaient adopté une position de repli face aux conflits qui opposaient les parents et/ou durant le processus du divorce.

Ce détachement affectif leur avait permis de poursuivre leur développement. Ces adolescents se révélaient capables de témoigner de la chaleur et de la compassion à leurs parents, de leur offrir leur aide. À l'opposé, quelques adolescents présentaient un état psychopathologique grave, provoqué ou renforcé par le divorce parental. Pour d'autres, le divorce parental avait été un traumatisme supplémentaire qui était venu s'ajouter aux nombreux traumatismes qui avaient forgé leur enfance. Enfance qui s'était déroulée auprès de parents souffrant de troubles psychiques graves ou dans un milieu familial incohérent, perturbé.

Quant aux travaux de W.G. Clingempeel, F. Brand et S. Segal (1987), ils révèlent un autre aspect de l'adaptation de l'adolescent de parents divorcés à sa nouvelle situation familiale. D'après ces chercheurs, il existerait plus de corrélations signifiantes entre l'adaptation de l'adolescent et les variables éducatives qu'entre son adaptation et la structure de la famille. Quel que soit le type d'organisation familiale, les variables éducatives : chaleur affective, marques d'intérêt, intensité du contrôle, du suivi, flexibilité dans l'exercice de l'autorité se répercutent sur l'adolescent et sur sa capacité à s'adapter à sa nouvelle vie.

ÉTUDE DE CAS N° 5 – Stéphane, entre carence affective et carence éducative

Stéphane, 10 ans 3 mois – Mère : divorcée

Mme V, 36 ans, élève seule ses trois enfants. Diane, 18 ans et Kevin, 15 ans nés du même père, et Stéphane, 10 ans 3 mois né d'un second mariage. Le père de Diane et de Kevin a quitté le foyer familial lorsque Diane avait sept ans

recherche consacrée à l'épreuve de dessins à thèmes multiples : la batterie F.É.E.E. (Famille, École, Enseignant – Enfant) de H. Caglar. Catherina a donc été orientée vers le service de psychologie scolaire de son école où se déroulait, en partie, la recherche.

et Kevin quatre ans. Quant à Stéphane, il n'avait qu'un an lorsque ses parents se sont séparés.

Selon les résultats des examens psychologiques passés antérieurement dans le cadre scolaire, le niveau intellectuel de Stéphane se situerait dans la moyenne. Par contre, le développement socio-affectif accuserait un retard qui pourrait expliquer, en partie, les difficultés scolaires de l'enfant. En effet, Stéphane a toujours été en situation d'échec scolaire bien qu'il ait bénéficié d'un soutien psychopédagogique dès son entrée à l'école primaire. De plus, Stéphane présente des problèmes de comportement en classe et à l'extérieur. À la maison, la situation apparaît assez chaotique : les horaires, les règles concernant l'hygiène corporelle, les devoirs scolaires ne sont pas respectés et les sanctions annoncées par la mère sont rarement appliquées.

Ces problèmes de comportement et l'incapacité de la mère à gérer cette situation ont entraîné le placement de son fils en foyer d'accueil durant un an. Le retour de Stéphane à la maison a été mal vécu par la mère. « Stéphane n'est qu'un fardeau. » Il lui arrive fréquemment de s'adresser à son fils en l'appelant : « Toi, le fardeau ! »

Mme V. nous confie également qu'elle est « obligée d'utiliser la strap » (ceinture en cuir qui sert de martinet).

Informé par les services sociaux du placement de son fils en foyer d'accueil, Mr V., père de Stéphane, prend contact avec Mme V. Il propose d'accueillir Stéphane dans son foyer, sa nouvelle conjointe n'étant pas opposée à ce projet. Mme V. semble d'accord mais n'a pas informé Stéphane de ce projet. « J'suis pas capable, répète-t-elle, j'sais pas comment faire, comment dire. J'crois bien qu'il se doute de quelque chose (silence). Puis, tant que j'sais pas comment tout ça va aller, j'en sais rien, moi. Alors… Tout c'que j'sais, c'est que ça me donne du trouble. Et du trouble, m'en faudrait pas avec ma pression » (Mme V. souffre de diabète et d'hypertension artérielle).

Dessin de la famille

Comportement durant l'exécution

Stéphane accepte facilement la tâche, car il aime beaucoup dessiner : « il dessine sur son bureau, sur les murs, sur toutes les feuilles blanches qui se trouvent à sa portée », relève l'enseignante.

Durant l'examen, Stéphane manifeste une labilité émotionnelle qui s'exprime à travers ses gestes, ses rires – parfois inappropriés – des commentaires.

Analyse du dessin de la famille

Le dessin est exécuté en 9 minutes et en 2 étapes successives.

Première étape

Stéphane parcourt des yeux la boîte de crayons de couleurs et, sans hésitation, choisit le crayon marron qu'il utilisera pour l'ensemble de son dessin.

Il dessine la maison, « le pépère », la porte, l'escalier, les chambres, enfin, la mère.

Plusieurs indices laissent penser à une forte agressivité de l'enfant à l'égard du milieu familial ressenti comme frustrant : utilisation massive du marron, couleur de l'agressivité. Le dessin monochrome occupe toute la feuille ; les traits sont anguleux, pointus (escalier) ou appuyés fortement à certains endroits significatifs (chambres).

D'autre part, l'enfant peut avoir conscience d'être en conflit avec son environnement (bord inférieur de la feuille utilisé comme ligne du sol).

Mais, c'est surtout vers la mère que cette agressivité est dirigée : dessinée en dernier, elle occupe une position inconfortable et incongrue (lavabo dessiné trop haut) ; traits appuyés, ombrage pour la robe. En la dessinant, Stéphane éclate de rire : « Lui as-tu vu la robe ? La mère, j'vais l'appeler Schlun ! Schlun, la maudite ! » Il se met alors à frapper des coups de poing sur la table en riant encore plus fort. Plus calme, il déclare : « J'vais lui faire un sourire. » Mais, aussitôt, il se remet à rire : « Envoie, souris, toi, ma maudite ! » Le trait qui doit figurer le sourire dépasse, d'un mouvement impulsif, le visage, ce qui renforce le rire de Stéphane qui se remet à taper violemment sur la table.

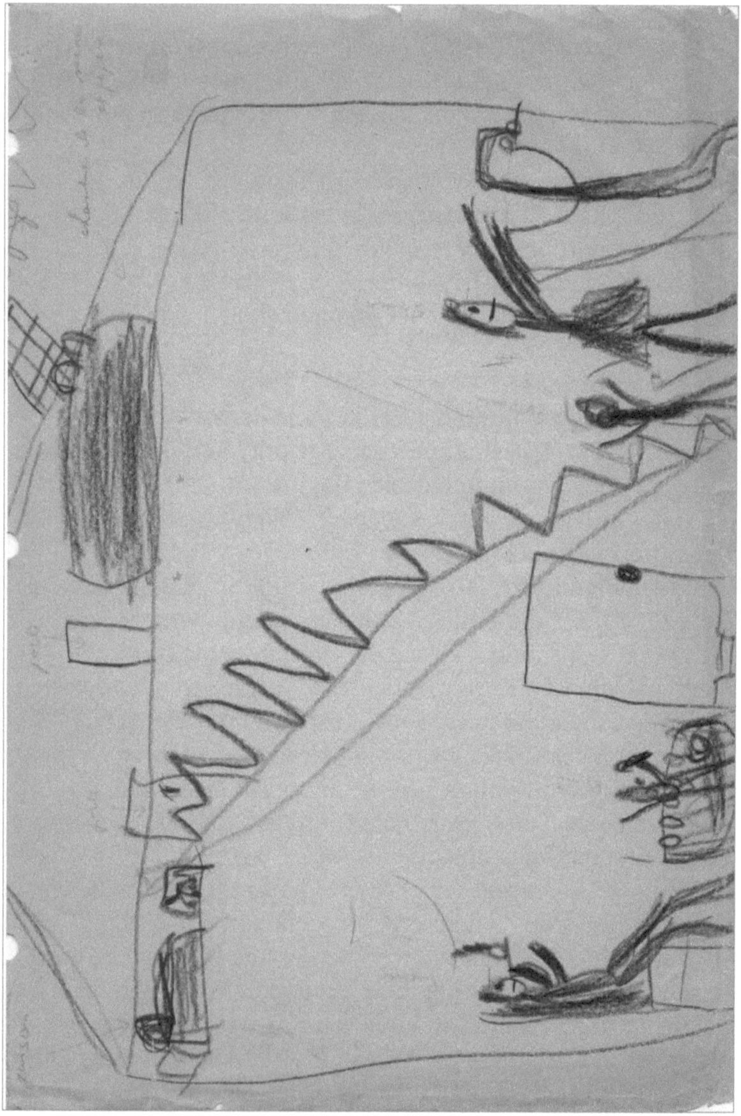

Dessin n° 5 – Stéphane, entre carence affective et carence éducative*

* Le dessin en couleur est présenté à la page 175.

Pouvons-nous avancer l'hypothèse que ces coups de poing seraient, symboliquement, destinés à « la mère maudite », la mauvaise mère ?

Serait-ce la loi du talion ? Œil pour œil, dent pour dent ?* Car si la mère est objet d'agressivité, elle est aussi perçue comme agressive par l'enfant : mains en forme de griffes. Ce sont ces mains qui, dans la réalité et dans le récit qui accompagne le dessin, tiennent la strap que Mme V. utilise quand Stéphane devient « un fardeau trop lourd. »

Les demis frère et sœur, Kevin et Diane, ne sont pas représentés. Par leur élimination, Stéphane inconsciemment, exprime sa jalousie : contrairement à lui, Diane et Kevin ont une relation suivie et apparemment positive avec leur père. Cette élimination dans le dessin de Diane et de Kevin peut aussi traduire le désir inconscient de Stéphane de les voir hors de la famille, ce qui mettrait fin aux comparaisons faites, toujours à son désavantage.

Stéphane ne se représente pas dans le dessin de la famille : par cette absence, l'enfant nous signifie les difficultés qu'il éprouve pour s'adapter à son milieu familial.

Enfin, le personnage dessiné à gauche mérite notre attention : il est le premier personnage dessiné par Stéphane, ce qui révèle l'importance qu'il revêt aux yeux de l'enfant. Dans un premier temps, Stéphane le nomme « le père », mais il rectifie aussitôt : « Non, le pépère. » Pourtant, il fera ce même lapsus tout au long de l'examen. Une seule fois, il ne le corrigera pas : lorsqu'il dessine la chambre des parents.

Personnage dessiné en premier, le Pépère/père est aussi le personnage à qui Stéphane accorde le plus de soin. C'est ce personnage qui possède le plus d'attributs masculins : pipe, casquette, chaise. C'est lui le plus gentil, le plus heureux.

Le comportement de Stéphane durant le dessin du pépère/père est bien différent de celui observé lors du dessin

---

* À notre question : « Et l'école, comment ça va ? », Stéphane nous répondra : « Pas pire. À l'école, y'a des gars qui disent qu'y a un prof., Maryse qu'elle s'appelle, elle tire les cheveux aux élèves. *Moi, si elle me tire les cheveux, j'lui mets mon poing sur la gueule* ! »

de la mère. Ici, il apparaît détendu, il sourit, parfois, il éloigne la feuille pour mieux regarder le dessin.

Tous ces indices convergents de mise en valeur du « Pépère/père » révèlent la force de l'investissement du père absent.

Deuxième étape

Le dessin du Pépère/père terminé, Stéphane repose la feuille avec hésitation et garde le silence. La question « As-tu fini ton dessin ? » à peine posée, Stéphane avec précipitation reprend le crayon marron et dessine le bébé Rémi près du Pépère/père, puis le garçon Sylvain, 7 ans, près de la mère.

Le récit

À vrai dire, il n'y a pas de récit, mais plutôt une description des personnages, de leurs activités, le tout accompagné de références personnelles.

« Il est cinq heures. La mère fait le souper. Le père, non le Pépère fume sa pipe, le garçon joue. Là, en haut, c'est la chambre du bébé et là (à droite), la chambre du père et de la mère. »

C'est Rémi, le bébé, que Stéphane voudrait être, s'il pouvait choisir. Cette identification à l'âge d'or révèle non seulement le désir de régresser, mais aussi le désir profond de Stéphane : avoir une famille dans laquelle il aurait sa place auprès d'un couple parental uni… place qu'il a perdue à un an lorsque ses parents se sont séparés.

Quant au dernier personnage ajouté, de petite taille, les bras levés vers le ciel, Stéphane l'appelle Sylvain, âgé de sept ans. C'est lui, le moins gentil : « Il est très mal commode, tannant (insupportable), il fait toutes sortes de niaiseries. Moi, ajoute Stéphane en riant, je vais dans les magasins avec mes amis et on pique toutes sortes d'affaires. C'est le fun (amusant). Une fois, j'me suis fait pogner (prendre) par la police et ils m'ont ramené chez nous (rit). Faut pas que je me tienne avec les gars. Sans ça, je me fais placer. J'le fais pareil (rit). J'ai pas peur. Le gars avec qui je me tiens, il s'appelle Godil. On lui demande : « Qu'est-ce qu'on fait ? » Lui, il dit : « On casse les vitres ». « O.K., on y va ». Et, paf ! On défonce et pis, là, on se sauve ! »

À travers Sylvain, Stéphane parle de lui-même. Le dessin de Sylvain-Stéphane n'a aucun organe de communication : ni bouche, ni oreilles, ni yeux. Ce visage vide traduit bien le sentiment d'isolement ressenti par Stéphane dans sa famille. Le personnage n'a pas non plus de mains : cette omission peut révéler des difficultés de contact, mais elle est aussi une des caractéristiques des dessins exécutés par des sujets qui volent… comme le fait Stéphane.

Enfin, si Sylvain lève les bras au ciel, nous dit Stéphane, c'est « parce qu'il doit monter très vite, l'escalier pour se sauver ». Sylvain/Stéphane a fait des bêtises et sa mère va lui donner des coups de strap… comme la mère de Stéphane le fait dans la réalité.

Conclusion

Mme V., de santé fragile, ne peut assumer sa parentalité solitaire. Mère peu aimante, elle a recours aux paroles blessantes et aux châtiments corporels, ce qui engendre une forte agressivité chez Stéphane. Agressivité renforcée par le non dit qui entoure le départ du père et son éventuel retour dans la vie de Stéphane. Ce non dit alimente la quête inconsciente du père aussi épuisante que vaine.

Enfin, à la carence affective maternelle vient s'ajouter une carence d'autorité éducative au sens que lui donnent H. Luccioni et R. Sutter (1974). L'insuffisance de la présence normative des parents n'a pas permis à Stéphane de bénéficier des effets de support et d'encadrement inhérents à « l'autorité en tant que discipline. »

D'une part, l'absence ou le non respect d'activités planifiées, des routines familières a privé Stéphane, non seulement d'une protection contre un monde chaotique, créant ainsi un sentiment d'insécurité, mais le privant aussi de la stabilité nécessaire aux apprentissages. D'autre part, les pulsions archaïques n'ont pas pu être canalisées, le principe de réalité a peu ou prou été introduit laissant au principe de plaisir la part belle. Enfin, les attitudes et les rôles qui renforcent le Moi n'ont pas été mis en place.

La loi paternelle absente, la sollicitude maternelle déficiente n'ont pu contribuer à l'essor, à la structuration du développement socio-affectif de Stéphane.

Les effets à long terme

Cinq ans plus tard

Les enfants qui avaient été gravement perturbés à la suite du divorce de leurs parents avaient fini par s'adapter à leur situation. Ceux qui avaient régressé tendaient à se stabiliser ou à progresser. À l'inverse, ceux qui avaient affronté la séparation parentale sans apparemment grande blessure psychique n'avaient, en réalité, que différé leur réaction. C'est à un moment significatif de leur histoire que cette réaction s'était manifestée. Cette différence dans les modes de réaction au divorce parental s'expliquait essentiellement par la façon dont les parents avaient vécu leur rupture d'union.

Dix ans plus tard

Les symptômes avaient disparu et la plupart des enfants s'étaient adaptés à leur situation. Néanmoins, pour l'ensemble des enfants et des adolescents, le travail de deuil de la famille intacte avait été long et difficile.

Les effets à long terme

Ils sont difficiles à observer et encore plus à isoler. D'une part, parce que les régressions et les symptômes initiaux avaient disparu et d'autre part, parce que plusieurs réactions ne s'étaient pas manifestées sous forme de symptômes. Par ailleurs, les répercussions du divorce parental avaient été intégrées dans la personnalité de l'enfant et le vécu de l'enfant s'était transformé au cours des différentes étapes de son développement, de ses expériences, des aléas de la vie [27]. O. Bourguignon [5] rappelle que plusieurs études longitudinales montrent que les relations entre expériences précoces et détresse psychologique s'atténuent au fil du temps quel que soit le traumatisme à l'origine. Cependant, la séparation parentale demeure l'événement douloureux qui a marqué l'enfance.

Les enquêtes menées par Wallerstein et Kelly [31] montrent que les adultes issus de foyers dissociés ne se distinguent des adultes issus de familles intactes que par des différences mineures. L'impact plus accentué du divorce observé chez les garçons, comparés aux filles, se retrouve à l'âge adulte. D'autre part, les hommes qui avaient connu durant l'enfance le divorce de leurs parents valorisaient davantage le mariage que les femmes. Ces dernières valorisaient plus le rôle maternel contrairement aux hommes qui manifestaient un investissement plus faible du rôle paternel, ce qui pouvait s'expliquer par l'absence du parent du même sexe durant l'enfance.

LES ENFANTS DES ADOLESCENTES MÈRES CÉLIBATAIRES

Jusqu'aux années 1970-80, les pédopsychiatres s'accordent généralement pour reconnaître l'incapacité des mères adolescentes à exercer de façon satisfaisante leur fonction maternelle. Ils estiment également leur attachement à l'enfant inconsistant, leur relation pathogène à cause de la sévérité des carences affectives, séquelles des frustrations vécues par l'enfant durant les premières relations objectales.

Convaincus de l'immaturité biologique, affective et sociale des mères adolescentes, les professionnels de la santé (obstétriciens, pédiatres, pédopsychiatres, médecins en milieu scolaire ...) portent un pronostic pessimiste sur le devenir des enfants de ces très jeunes mères.

Dans un tel contexte, il n'est guère étonnant de constater que les recherches réalisées en Europe comme en Amérique du Nord entre 1960 et 1990 sont essentiellement consacrées à l'évaluation de l'influence de l'âge de la mère sur la santé et le développement psychologique de son enfant.

Les données du *National Health Vital Statistics* (NHVS) (1984) tendent à démontrer l'existence d'une fréquence plus élevée de nourrissons pesant moins de 2 500 grammes à la naissance chez les mères adolescentes. Plus la maternité est précoce, plus grande est la probabilité d'une faiblesse pondérale néonatale.

L'étude de Hardy (1978) et celle de Baker (1980) montrent que les nourrissons vivant avec leur grand-mère obtiennent les meilleurs scores à l'échelle d'évaluation de leur état de santé. Les nourrissons élevés par leurs parents biologiques obtiennent des scores moyens, tandis que les nourrissons élevés par une mère adolescente célibataire ou placés en institution obtiennent les scores les plus bas.

Une autre étude comparative met en évidence un nombre beaucoup plus élevé de décès par accident durant la première année chez les enfants des mères adolescentes que chez les enfants de mères plus âgées.

En Suisse, M. Derron (1974) constate statistiquement que les risques de mortalité infantile sont deux fois plus fréquents chez les enfants des jeunes mères célibataires.

Pour S.L. Hofferth[15], l'idée reçue de risque accru pour la santé et le développement de l'enfant de mère adolescente n'est pas recevable dans sa globalité. Si, comme le suggère l'auteur, seules sont retenues les recherches menées selon une méthodologie rigoureuse, alors les risques n'apparaissent que dans certaines zones du développement et les différences sont minimes. En outre, ces risques auraient été exagérés, certains chercheurs ayant omis de prendre en considération le milieu socio-économique d'origine et les caractéristiques qui y sont liées.

Dans le nouveau courant de recherches centrées sur l'évaluation de l'influence de l'âge de la mère sur le développement cognitif de l'enfant, les variables : race, sexe, rang de l'enfant à la naissance, niveau de scolarité de la mère, structure de l'organisation familiale, taille de la famille, milieu socio-économique, importance et qualité du soutien scolaire, sont contrôlées.

Dans les deux recherches menées par Marecek, l'une à l'aide du test d'intelligence W.I.S.C. (vocabulaire-cubes) (1979), l'autre à l'aide du *Bailey Mental Scale* (1981), les niveaux de performance obtenus par les enfants noirs nés de mères adolescentes célibataires, âgées de moins de 18 ans, sont inférieurs à ceux obtenus par les enfants noirs, nés de mères plus âgées, mais la différence est minime. Par contre, dans l'étude menée à l'aide du *Bailey Mental Scale*, Marecek observe une influence substantielle de la structure de la famille. Les enfants de parents adolescents ressemblent beaucoup plus aux enfants vivant avec un seul parent, qu'aux enfants vivant avec des parents plus âgés. Or, relève Marecek, les enfants de famille monoparentale obtiennent des

---

[15] S.L. Hofferth, *The children of teen childbearers*, *In :* Hofferth S.L., Hayes, C.D. (Eds.). *Risking the future : Adolescent Sexuality, Pregnancy and Childbearing*. Washington, D.C. National Academy Press, 1987, 2 : 174-226.

scores beaucoup plus bas, non seulement pour le niveau scolaire, mais aussi pour les aptitudes et la motivation.

Après l'analyse d'une abondante revue de littérature consacrée aux relations péjoratives entre l'âge de la mère et l'évolution défavorable ultérieure, Card, Cohan *et al.* concluent également à l'influence prépondérante de la structure de la famille.

Enfin, la taille de la famille (enfants nés après « l'enfant des 18 ans ») est identifiée par le Health Examination Survey (HES) facteur jouant un rôle important dans les difficultés observées.

En conclusion, l'âge de la mère adolescente ne peut être considéré comme le facteur causal initial de l'évolution défavorable ultérieure. Par contre, les recherches mettent en évidence un ensemble de caractéristiques inhérentes au milieu de vie de l'adolescente et qui existaient avant sa grossesse, milieu socio-économique défavorisé ou moyen inférieur, pauvreté culturelle, structure de l'organisation familiale, taille de la famille. Ce sont ces caractéristiques du milieu social qui ont joué un rôle déterminant dans les difficultés ultérieures observées.

Les conclusions des travaux de l'équipe de L.V. Klerman et de J.F. Jekel de l'Université Yale, les études longitudinales menées par S.M. Horwitz *et al.* (1991) et de F.F. Furstenberg (1990) convergent pour attribuer, ici encore, l'origine de l'évolution défavorable de la maternité précoce à la médiocrité des conditions sociales et non à l'âge de la mère.

Cette omission de la prise en considération du milieu social d'origine expliquerait les contradictions observées dans les résultats de recherches portant sur les attitudes maternelles des mères adolescentes. Pour certains chercheurs, les mères adolescentes adoptent une attitude de passivité vis-à-vis de leur enfant. Cette attitude de désengagement entraîne chez l'enfant des troubles du comportement, notamment de l'instabilité, voire de l'agressivité. À l'opposé, d'autres chercheurs concluent à la mise en jeu d'attitudes maternelles punitives et restrictives. Le surcontrôle de l'enfant par la personne en charge de l'enfant peut causer des problèmes psychologiques : dépression, anxiété, retrait social. Parfois, l'enfant se montre difficile, pleure davantage, se replie sur lui-même ou adopte une attitude de trop grande complaisance vis-à-vis des autres.

L'étude de D. Paquette[16] porte sur des mères adolescentes célibataires, âgées de 14 à 19 ans, toutes scolarisées et de même origine sociale. L'auteur observe chez 40% de ces mères adolescentes, un niveau de sensibilité suffisamment problématique pour que l'enfant soit jugé à risque, et susceptible de développer un des problèmes psychologiques semblable à ceux précédemment mentionnés et avoir besoin de protection. Parmi ces mères, 88% font preuve d'attitude surcontrôlante. Selon l'auteur, le pourcentage de 40% est sous-estimé car ces mères adolescentes fréquentent un établissement qui leur assure un bon encadrement. Les attitudes maternelles inadéquates trouveraient leur origine dans une immaturité qui ne serait pas liée à leur âge, mais à leur histoire. Ces jeunes mères ont vécu plus de dépressions, de maltraitance, de troubles du comportement que les mères adultes. En outre, il semblerait y avoir une transmission intergénérationnelle de ces situations.

La majorité de ces recherches ont été réalisées dans des Maisons maternelles. Or, ces établissements reçoivent essentiellement des mères adolescentes en situation de rupture familiale et sociale. Tous ces biais d'échantillonnage ne permettent pas, par conséquent, de généraliser les résultats obtenus à l'ensemble des enfants de mères adolescentes. En effet, la maternité précoce vécue dans un milieu familial où règne l'équilibre affectif et économique est bien différente de celle qui se déroule dans un milieu socio-économique défavorisé ou perturbé, et plus encore de la maternité précoce de l'adolescente célibataire qui, après un séjour en Maison maternelle, est à nouveau plongée dans son isolement affectif et sa pauvreté.

Aussi distinguerons-nous :

LES ENFANTS DES MÈRES ADOLESCENTES VIVANT EN COHABITATION FAMILIALE

La relation aux deux parents et, notamment à la mère, est bonne

La qualité du climat affectif et des soins principaux dispensés à l'enfant lui assure les assises nécessaires pour qu'il puisse se

[16] R. Paquette, *Forum*, 36*(19)*, Montréal, 2001.

développer normalement. Dans cet environnement familial favorable, mais où le père est absent, la présence du grand-père offre à l'enfant l'image masculine manquante qui l'aidera à poursuivre sa construction psychique.

Lorsque la cohabitation et l'aide familiale se poursuivent au-delà de quelques années, le développement cognitif et social de l'enfant présente des signes négatifs. Pour Unger et Cooley[17] (1992), ces signes négatifs résultent beaucoup plus de l'incapacité de la mère adolescente à créer un environnement stimulant pour son enfant que de l'influence directe de l'aide fournie par la grand-mère. Autrement dit, l'aide donnée par la grand-mère ne peut pallier l'insuffisance maternelle de sa fille.

ÉTUDE DE CAS N° 6 – Marie ou la double interrogation

Marie, 6 ans 7 mois – Mère : adolescente célibataire vivant en cohabitation familiale

Mme E., infirmière âgée de 51 ans est, elle-même, mère monoparentale.

C'est à la fin de ses études d'infirmière que Mme E. apprend qu'elle est enceinte : son fiancé, étudiant en 5e année de médecine, met immédiatement fin à leur relation. Le choc est d'autant plus difficile à supporter que Mme E. était persuadée vivre « des fiançailles prénuptiales. » Bien que ses parents cessent, eux aussi, toute relation avec leur fille, Mme E. catholique pratiquante, décide d'assumer seule cette maternité.

Mme E. a toujours rêvé que sa fille, Brigitte, embrasserait la profession qu'elle aurait tant aimé exercer.... la médecine.

Pour marquer la fin des études collégiales de Brigitte et son inscription à la Faculté de médecine, Mme E. offre une semaine de vacances à l'étranger à sa fille. Peu après son retour de vacances, Brigitte annonce à sa mère qu'elle est enceinte. La lettre envoyée au garçon rencontré durant ces vacances pour l'informer de cette grossesse est restée sans

[17] D.G. Unger, M. Cooley, Partner and grandmother contact in black and white teen parents families. *Journal of Adolescent Health*, 1992, 13*(7)* : 546-552.

Dessin n° 6 – Marie ou la double interrogation*

* Le dessin en couleur est présenté à la page 176.

réponse. L'histoire semble se répéter… avec une différence cependant : Mme E. décide que Brigitte, en dépit de cette grossesse qu'elle doit mener à terme, « fera sa médecine » et qu'elle-même élèvera l'enfant. À la naissance du bébé, une fille nommée Marie, Mme E. prend une année sabbatique, puis passe en service de nuit afin de pouvoir s'occuper du bébé. Après des débuts assez difficiles, Brigitte « fait sa médecine. » Bien soutenue par sa mère, elle se consacre essentiellement à ses études et termine sa 5e année. Elle dit aimer promener sa fille, l'habiller, la mettre au lit quand son horaire le permet. « Mais, pour Maman, la priorité, c'est les études » souligne-t-elle.

Dessin de la famille

Comportement durant l'exécution

Marie est une petite fille souriante. Elle accepte la tâche apparemment avec plaisir.

« Ah ! Grand-maman », s'écrie-t-elle en choisissant le crayon violine. Elle poursuit en dessinant Marie, change de crayon de couleur. Après examen de la boîte de crayons, elle choisit le crayon jaune et dessine à droite le troisième personnage qu'elle nomme « Maman ». Puis, sans hésiter, elle prend le crayon violine et dessine quelques points sur le buste de la mère. Marie qui, en cours d'exécution a identifié verbalement chaque personnage, inscrit maintenant leur nom en commençant par la grand-maman. Elle relie ensuite le nom et le personnage par une flèche.

Enfin, elle prend le crayon vert, et ajoute « la bedaine de Grand-maman ».

Le dessin a été réalisé en 6 minutes.

Le récit

« Grand-maman et la petite Marie vont au Centre commercial. Elles vont manger des beignes. »

Psy – Et la maman ?

Marie – Elle a taché sa blouse et la grand-maman a dit : « Va laver ta blouse. »

Dans cette famille, Grand-maman est la plus gentille : « Elle fait des beignes, des tartes au sucre. » La moins gentille, c'est la maman, « elle écoute pas la grand-maman. » La plus heureuse est Marie qui ne voudrait pas être la maman, ni la grand-maman. Enfin, la moins heureuse est la mère : « Faut qu'elle lise beaucoup. Y a plein de livres dans sa chambre, partout… des fois, j'ai droit d'y aller, mais pas pour dormir. »

Analyse du dessin de la famille

L'ordre d'exécution des personnages et leur emplacement apparaissent d'emblée significatifs.

La grand-mère occupe une place privilégiée dans le vécu de sa petite-fille Marie (premier personnage dessiné) ; le plus grand (deux fois plus grand que la mère) ; grand-maman et petite fille se tiennent l'une à côté de l'autre ; dessinées avec le même crayon de couleur ; enfin, elles partagent la même activité récréative.

À l'opposé, la mère est dessinée en dernier, d'une couleur différente ; de taille inférieure, elle est placée à l'autre extrémité de la feuille. Une grande distance sépare la mère du couple que forment sa mère et sa fille.

C'est une mère infantilisée : « elle fait des niaiseries (bêtises)… elle a taché sa blouse. » Elle sera punie ; elle n'ira pas au Centre commercial. « Va laver ta blouse », ordonne la grand-mère.

La relation entre Marie et sa mère apparait distante (position périphérique), et la communication difficile ou réduite (absence des principaux organes de communication et de contact : yeux, bouche, oreilles, mains sont absents), alors qu'ils sont présents dans le dessin de la grand-mère. Pourtant, c'est dans la représentation de la mère que la structure globale du corps apparaît la plus évoluée comparée à celles de la grand-mère et de Marie*. Selon nous, cette différence de niveau dans la représentation des personnages confirme la signification psychologique donnée à l'absence des organes de communication chez la mère biologique et chez Marie. La qualité supérieure de la représentation graphique de la mère témoigne aussi d'une amorce

* Dans le dessin de la mère, le clivage tête/corps est fonctionnel, présence du cou. Membres supérieurs et inférieurs bidimensionnels. Dans celui de la grand-mère, le clivage tête/corps se fait par juxtaposition tangente de la tête et du corps. Quant à Marie, la représentation se fait sous la forme d'un « bonhomme fil-de-fer », 4-5 ans.

d'investissement de l'image maternelle qui ne peut s'accomplir et procure chez l'enfant un certain mal-être. En effet, Marie se représente sous la forme d'un « bonhomme fil-de-fer », silhouette typique des productions graphiques des enfants de 4-5 ans. Selon L. Corman (1964), le dessin du « bonhomme fil-de-fer » serait l'indice d'une inhibition chez le dessinateur.

Enfin, le dessin de la famille réalisé par Marie contient un détail rare : les flèches reliant noms et personnages. Aussi, est-il intéressant de relever l'insistance mise par Marie pour identifier les membres de cette famille : verbalement en dessinant, puis par écrit et, enfin, en reliant noms et personnages avec une flèche.

Ce souci d'identité précise contraste singulièrement avec le flou qui, dans la réalité, entoure le statut de la mère traitée comme une enfant à qui l'on adresse ordres et punitions ; mère dépossédée de son rôle maternel pour mieux se consacrer à ses études, alors que la grand-mère va se substituer à la mère biologique pour assurer l'élevage de Marie.

Conclusion

Le flou des repères dans la chaîne des filiations bloque le mouvement identificatoire de Marie qui en ressent un certain mal-être. En outre, le renversement des rôles mère/fille conduit Marie à s'interroger face à l'image maternelle : mère ou sœur aînée ?

La cohabitation de ces trois générations, sans aucune présence masculine, commande une urgente clarification des statuts et des rôles afin d'assurer à Marie un développement psychologique optimal.

La relation à la mère est mauvaise

La grand-mère cherche à se substituer à sa fille auprès de l'enfant et tente de s'approprier la prérogative des soins principaux de maternage. Un climat de rivalité s'instaure entre cette mère toute-puissante et sa fille à peine sortie de l'enfance, à la personnalité peu affirmée, et encore plus vulnérable puisque l'objet de la lutte est son enfant. Parfois, la présence tierce du grand-père peut jouer le rôle de catalyseur dans l'affrontement mère-fille. Par sa présence, le grand-père peut aussi offrir une image masculine sécurisante, et d'autant plus bénéfique pour la construction psychique de l'enfant que l'image paternelle est absente.

Quant au nourrisson, il est plongé dans un univers conflictuel où deux figures maternelles s'affrontent, provoquant une rupture dans la continuité des soins de maternage, mais aussi dans la relation mère-enfant, la figure maternelle principale est absente. Or, selon J. Bowlby[18], théoricien de l'attachement, le nourrisson est par nature monotrope, c'est-à-dire qu'il a tendance à s'attacher qu'à une seule figure donnée, même si sa trajectoire développementale demande de nouer ultérieurement des attachements avec des figures supplémentaires. Tout obstacle à cet attachement monotropique viendrait entraver le développement en cours.

La frustration affective précoce qu'engendre l'absence d'une figure maternelle principale dispensant la sécurité nécessaire au nouveau-né va produire un affaiblissement de la capacité à nouer des liens d'affection, amorce d'une possible inadaptabilité sociale. Pour M.D. Ainsworth[19], certaines structures caractérielles peuvent être comprises comme des séquelles de relations objectales perturbées, de frustrations affectives précoces.

Par ailleurs, les messages contradictoires émis par la grand-mère et la mère biologique et introjectés par le nourrisson, le privent de repères fixes, structurants. Le processus développemental en cours risque d'être dévié et d'aboutir à des troubles de la conduite.

Enfin, quand il y a distorsion de la filiation, les relations symboliques sont faussées. L'enfant présenté à l'entourage comme enfant de la grand-mère ou enfant adopté ne peut se construire que sur un mode d'organisation pathologique. Des troubles graves du comportement font souvent partie du tableau clinique.

---

[18] J. Bowlby, « La carence de soins maternels, réévaluation de ses effets », *Cahiers de l'OMS*, N° 14, 1962.

[19] M.D. Ainsworth, Les répercussions de la carence maternelle : faits observés et controverses dans le contexte de la stratégie des recherches, *Dans :* « Carence de soins maternels, réévaluation de ses effets », *Cahiers de l'OMS*, n° 14, 1962.

DESSINS DE LA FAMILLE EN COULEUR

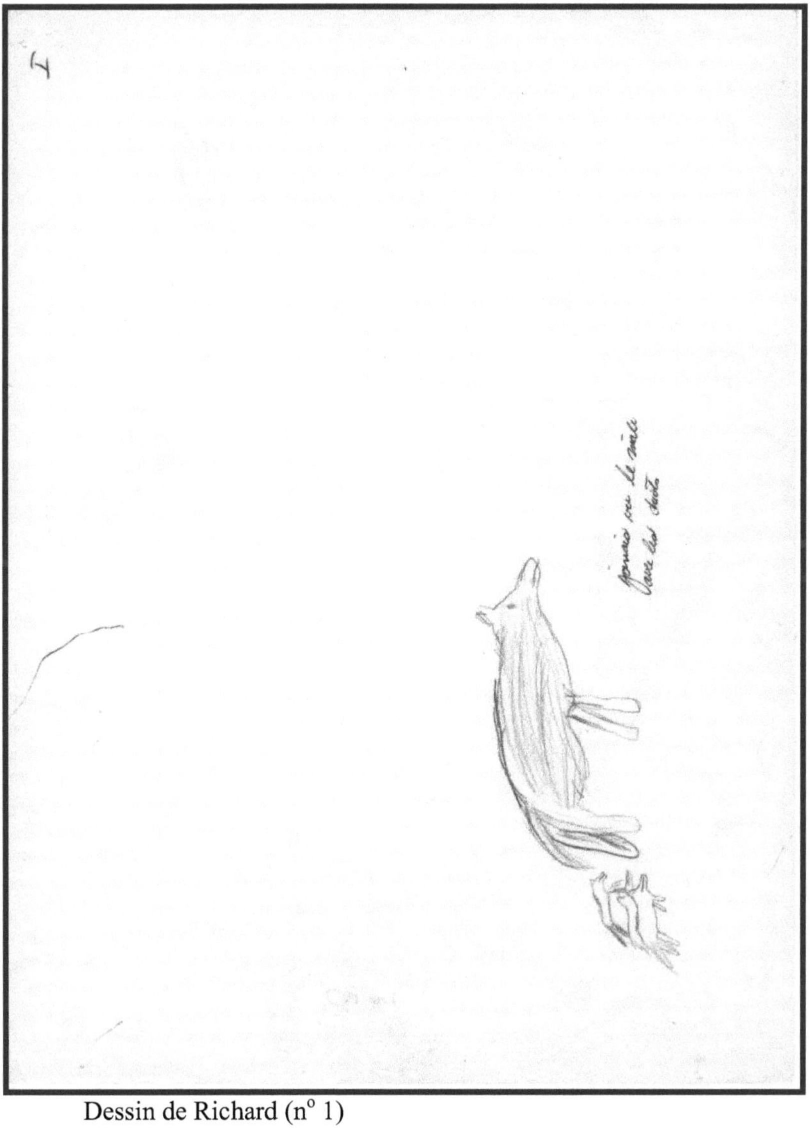

Dessin de Richard (n° 1)

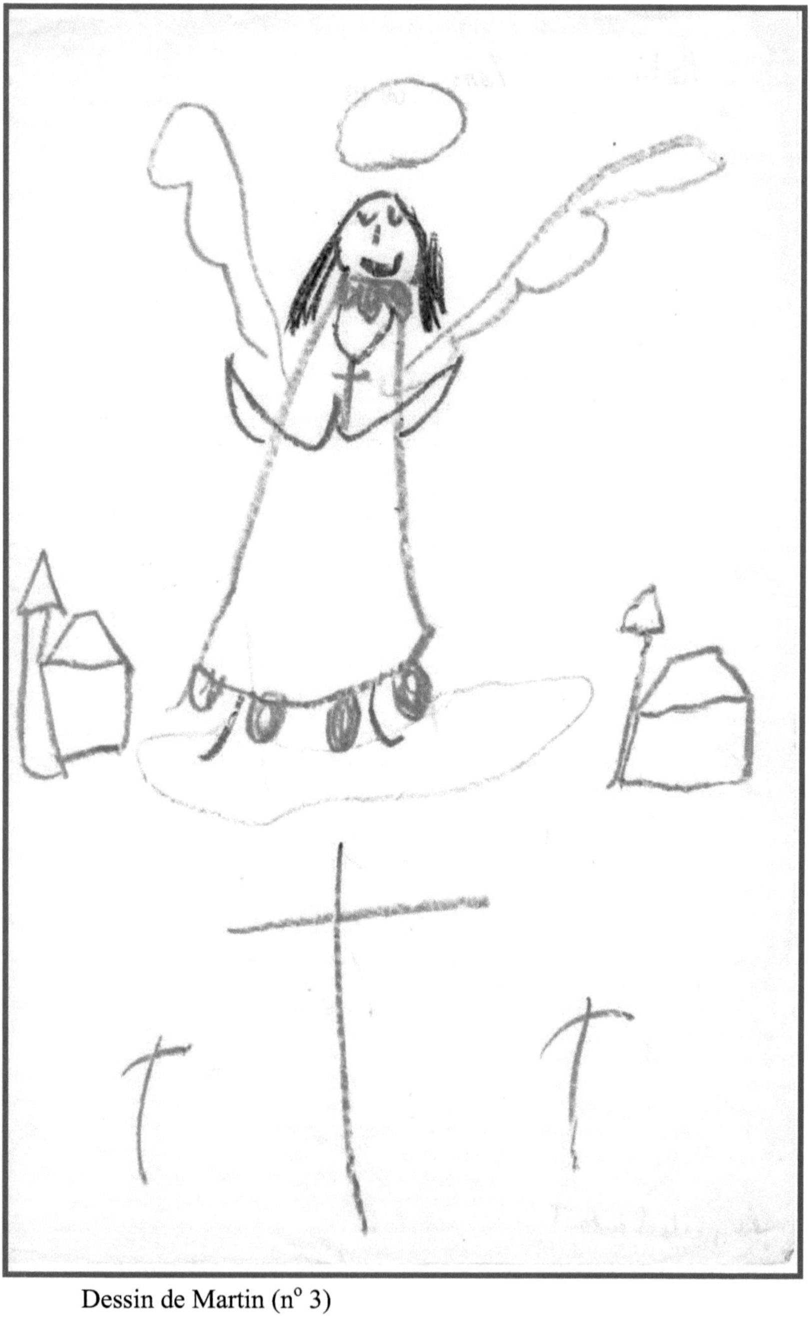

Dessin de Martin (n° 3)

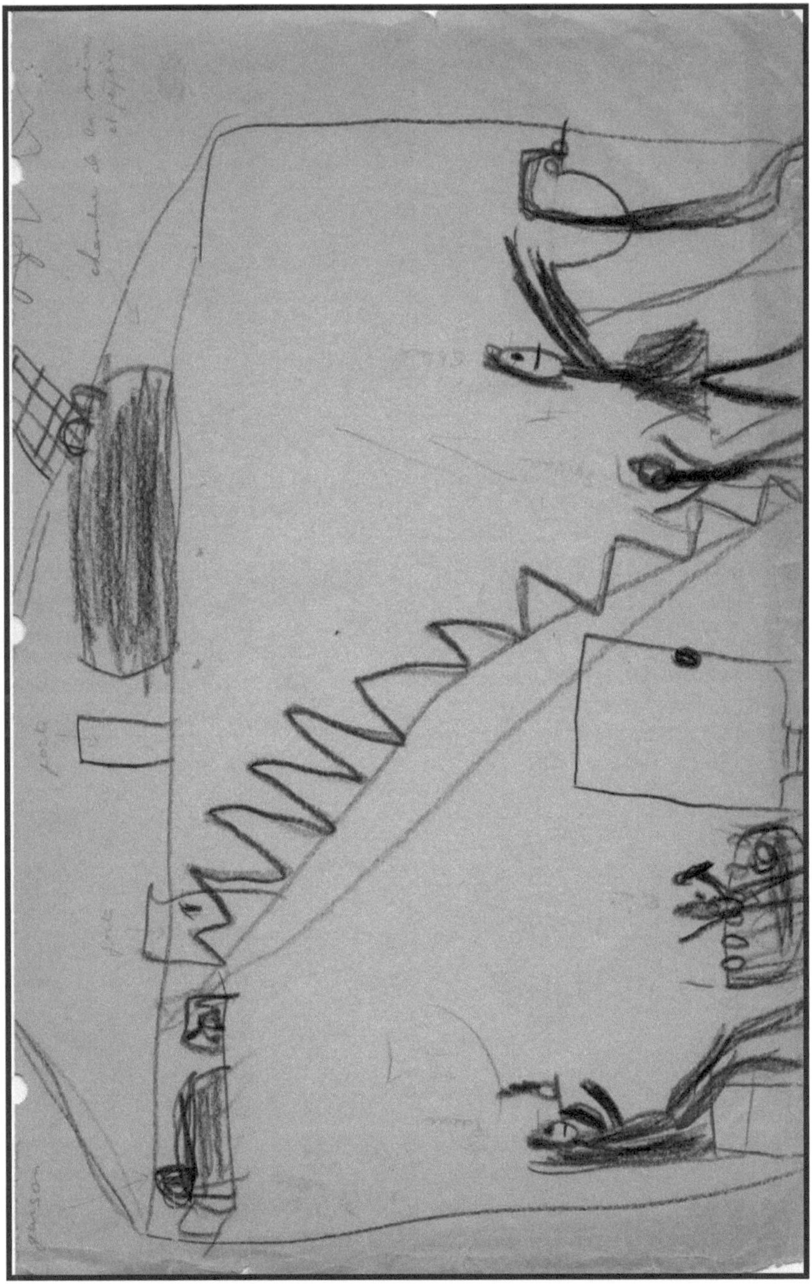

Dessin de Stéphane (n° 5)

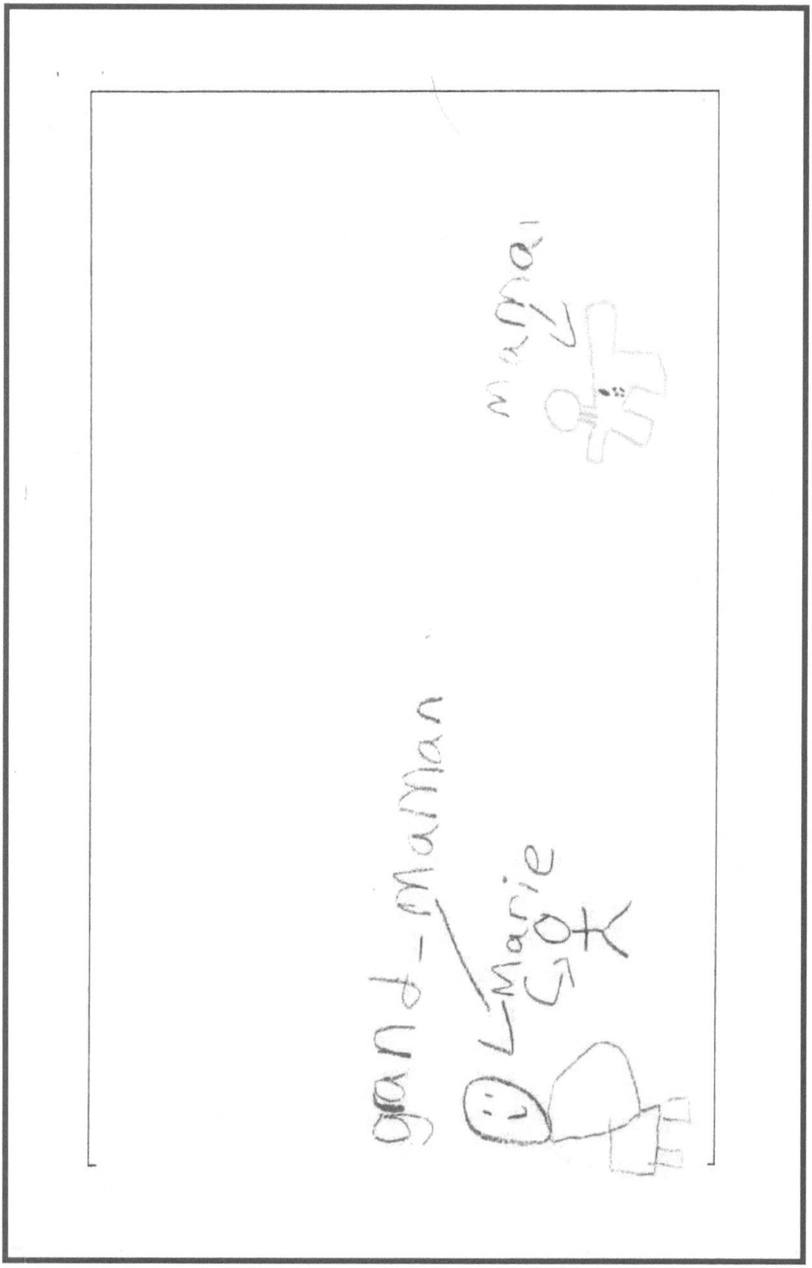

Dessin de Marie (n° 6)

Dessin de Myriam (n° 7)

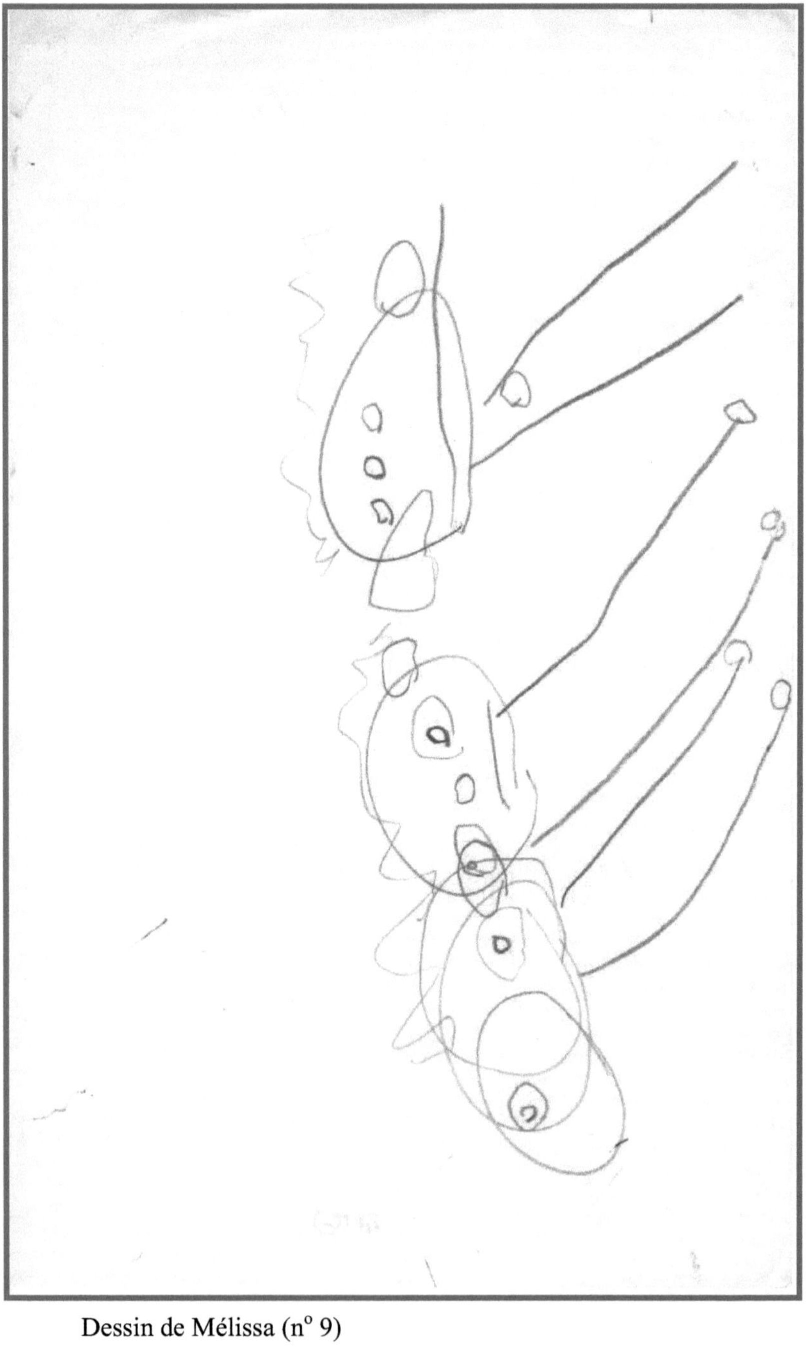

Dessin de Mélissa (n° 9)

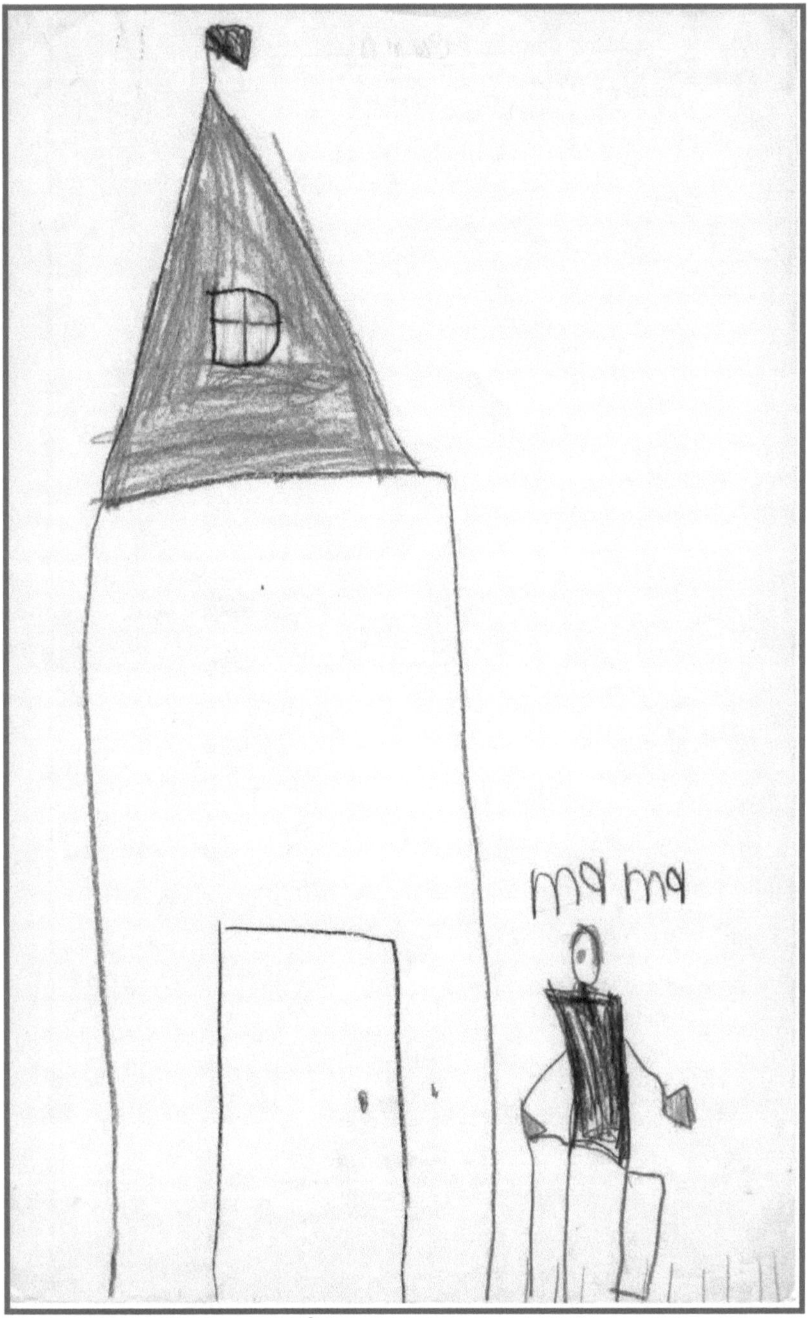

Dessin de Laurent (n° 13)

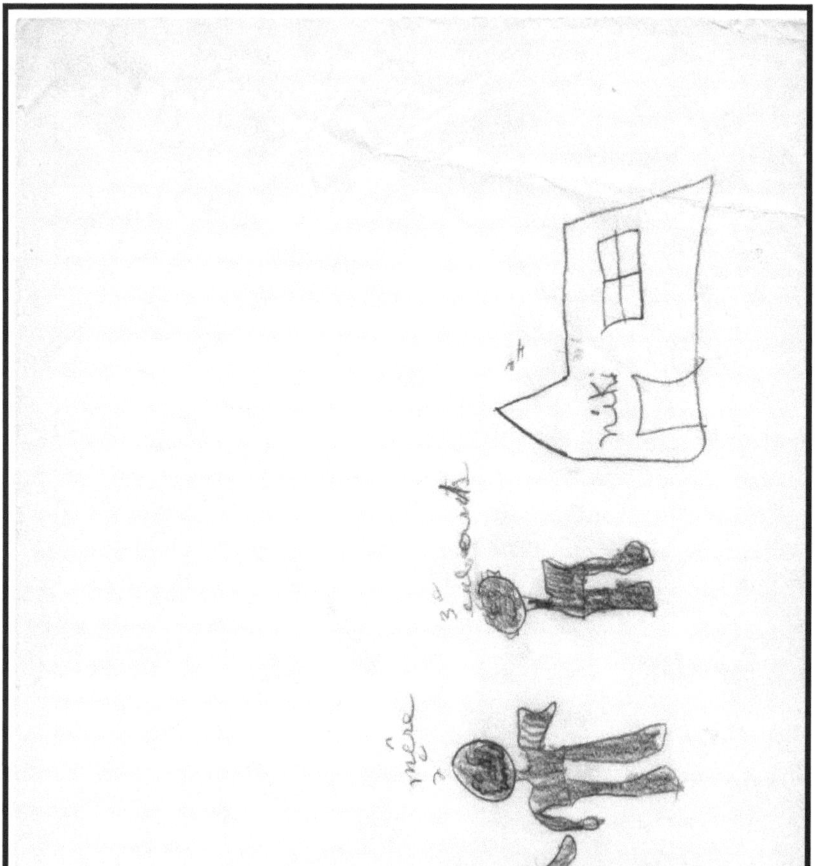

Dessin de François (n° 14)

La relation conjugale des parents est conflictuelle

Le désir de la mère adolescente de se venger d'une enfance vécue douloureusement peut ne pas se limiter à abandonner la charge de l'enfant à ses parents. Parfois, elle va utiliser l'enfant comme une arme contre ses parents. Il arrive alors que la mère biologique soumette les grands-parents et l'enfant à un double mouvement de présence maternelle et de retrait, aux séquences imprévisibles, dépendant du bon vouloir maternel, du jeu des bénéfices secondaires. Cette figure maternelle aussi fugace qu'imprévisible va faire naître chez l'enfant, frustration, insécurité mêlée à de l'anxiété. De plus, les désirs contradictoires de la mère biologique et de la grand-mère, leurs interdits chaotiques suscitent chez l'enfant des tiraillements constants qui éveillent des désirs par la suite défendus, le confrontent à des interdits secondairement annulés. De nombreux désordres de la conduite naissent de ces tiraillements qui obligent l'enfant à se réfugier dans des constructions symptomatiques.

LES ENFANTS DES ADOLESCENTES MÈRES CÉLIBATAIRES EN SITUATION DE RUPTURE FAMILIALE ET SOCIALE

La grossesse

Le climat psychologique qui prévaut durant la grossesse est lié au niveau d'organisation psychique et aux fantasmes de la mère.

La grossesse de l'adolescente célibataire, en situation de rupture familiale et sociale, se déroule dans un climat psychologique qui permet déjà de prévoir une insuffisance de la fonction maternelle. B. Marbeau-Cleirens brosse un tableau détaillé de cette grossesse [20].

Très tôt, le Moi de l'adolescente enceinte a recours au mécanisme de négation. Dès le début de la grossesse de nombreuses conduites d'annulation – expression du rejet du fœtus qu'elle porte – sont mises en jeu : l'adolescente ne consulte jamais de médecin durant sa grossesse, ne surveille pas son alimentation, ne se repose pas, ne met pas fin à sa consommation d'alcool, de cigarettes. Elle laisse passer la date limite pour une demande d'allocations de maternité ou d'I.V.G. Enfin, elle n'a pas ou très peu de nausées et reste mince jusqu'à un état de grossesse avancé. Ces conduites d'annulation constituent un véritable danger pour le fœtus et une menace pour son développement à venir. Ainsi, les nouveau-nés de ces adolescentes accusent à la naissance un poids équivalent à celui des prématurés (2,4 kg), parfois moins. Or, pour le nouveau-né qui pèse moins de 3 kg, les risques de décès périnataux sont deux fois plus élevés que pour le nouveau-né de poids normal, et 16 fois plus élevés quand le nouveau-né pèse moins de 2 kg. Le manque de suivi par un gynécologue durant la grossesse, l'absence d'une alimentation et d'une hygiène de vie adaptées ont joué un rôle prépondérant dans la faiblesse pondérale et la fragilité de ces nouveau-nés [20].

Les résultats de l'étude menée par C. Levy[20] vont dans le même sens. L'auteur observe une fréquence plus élevée, statistiquement significative, de naissances prématurées chez les mères célibataires comparées aux mères mariées. Parmi les mères célibataires, 25% déclarent le jour de la naissance désirer leur enfant, 40,6% le rejeter, tandis que 30,6% ne donnent pas leur opinion.

Parfois, le rejet du fœtus revêt d'autres formes : violents vomissements, fréquence élevée de complications médicales durant la grossesse, états dépressifs graves peuvent conduire à la tentative de suicide[21]. Certains auteurs interprètent ces comportements comme étant l'expression d'une prise de conscience de la réalité et les considèrent comme un indice de maturité[22].

J.P. Deschamps [10] rappelle qu'il n'est guère facile pour une toute jeune-fille de reconnaître un début de grossesse : menstruations récentes, règles irrégulières, ignorance totale de la physiologie (surprenant à une époque où l'information sexuelle et les moyens contraceptifs sont largement diffusés), désir inconscient de ne pas savoir. Tous ces facteurs participent à une reconnaissance tardive de la grossesse alors qu'un diagnostic précoce assure un meilleur pronostic. Si l'adolescente peut bénéficier d'un accompagnement et d'une surveillance prénatale de qualité, alors le pronostic pour la maternité précoce sera comparable à celui de la maternité adulte.

---

[20] C. Levy, « L'accouchement prématuré », *Cahiers 84*, I.N.E.P., Paris, PUF, 1968.

[21] N. Peltier, « Surveillance de la grossesse dans les Établissements Maternels du U.N.I.O.P.S.S. ».

[22] P.L. Chapelet, Profil psychologique de mères célibataires ayant passé par une Maison Maternelle. Communication.

Quel avenir pour ce nourrisson, souvent objet de rejet maternel dès les premiers jours de sa vie intra-utérine ?

Certaines mères, conscientes de leur immaturité affective, choisissent de l'abandonner dans l'espoir que la famille adoptive donnera à leur enfant l'affection et les soins qu'elles ne sont pas en mesure de lui apporter. Mais que deviennent les enfants que les mères adolescentes ont choisi de garder ?

Les enfants des mères adolescentes

Les résultats des enquêtes menées dans divers pays (France, Suisse, Canada), parfois à deux décennies d'intervalle, montrent que la moitié des adolescentes célibataires qui ont séjourné dans une Maison maternelle abandonnent leur enfant après quelques semaines ou quelques années (toujours avant la sixième). Beaucoup de ces jeunes mères auraient subi lors de leur accouchement de fortes pressions, souvent culpabilisantes, pour les amener à renoncer à l'adoption. Le peu de valorisation sociale et narcissique de la maternité conforte la mère adolescente dans sa décision de placer l'enfant.

À ce tableau des abandons peuvent figurer également les nombreux enfants en « état de délaissement » (C. Launay). La mère adolescente se désintéresse de l'enfant et, finalement, le confie à une institution ou à un foyer nourricier pour un temps qu'elle assure limité. Puis, les visites bien que rares cessent assez rapidement. En fait, il s'agit d'abandons tardifs ou d'abandons déguisés.

ÉTUDE DE CAS N° 7 – Myriam ou l'éternelle attente

Myriam, 6 ans 9 mois – Mère : adolescente célibataire en situation de rupture familiale et sociale.

La mère de Myriam, Estelle, avait à peine 17 ans à la naissance de Myriam. Estelle s'est toujours opposée à l'adoption de sa fille malgré son incapacité à assumer sa parentalité solitaire.

Durant les quatre premières années de sa vie, Myriam a connu un nombre impressionnant de foyers d'accueil en

Dessin n° 7 – Myriam ou l'éternelle attente*

* Le dessin en couleur est présenté à la page 177.

alternance avec des séjours, toujours de courte durée, chez sa mère.

De quatre ans à cinq ans et demi, Myriam habite chez sa mère maintenant âgée de 22 ans et qui partage sa vie avec un homme âgé de 35 ans. Mais, après une année de vie commune, il quitte Estelle, lassé de la vie chaotique qu'elle lui impose. Trois mois plus tard, les services sociaux placent Myriam dans le Centre d'accueil où elle séjourne encore actuellement. Et pour Myriam, l'histoire qui a marqué toute son enfance va se répéter : mêmes promesses maternelles d'une visite, mêmes attentes d'Estelle, mêmes déceptions. « Dimanche prochain, sûr, sûr », promettra Estelle à Myriam … qui attendra, en vain. Et puis, le silence s'installera que viendra rompre, un jour, un appel téléphonique d'Estelle : « Dimanche, c'est sûr, c'est sûr, cette fois » …. Mais, depuis plus de six mois, Estelle ne s'est plus manifestée.

Dessin de la famille

Comportement durant l'exécution

Myriam est une petite fille réservée, timide même : elle parle à voix basse, garde souvent la tête baissée. Dès la consigne donnée, Myriam se met au travail. Elle dessine calmement, sans temps d'arrêt : la petite fille, la table, les chaises.

Le récit

(Silence, semble mal à l'aise)

« C'est dimanche… La petite fille attend. »

Psy – « Oui, qu'attend la petite fille ? (silence) Qui attend-t-elle ? Tu peux me le dire ? »

Myriam ne répond toujours pas et commence à bouger.

Psy – Montrant du doigt les yeux du personnage dessiné qui semble fixer quelque chose. « Que regarde-t-elle ? »

Myriam – « La porte…. est fermée. »

Psy – « Et pourquoi la porte est fermée ? »

Myriam – « Y a plus de visites. » (Le contenu latent pouvant s'interpréter : « Maman ne viendra pas »).

Psy – « Ah, je comprends (montrant les chaises). Elles sont vides. »

Myriam – « La grande pour la maman, la petite pour la petite fille et pis les assiettes, y'a à manger dedans. »

« La maman n'est pas venue » (silence).

Psy – « Et comment se sent la petite fille ? »

Myriam – « Est triste, elle va pleurer, beaucoup pleurer. »

Psy – « Est-ce que ton histoire a une fin ? Comment finit-elle ? »

Myriam – « Elle pleure. »

Analyse du dessin

Les traits saillants qui ressortent de l'analyse du dessin de Myriam sont : d'une part, le contraste entre la qualité des processus cognitifs et celle de la maturation socio-affective ; d'autre part, le poids de l'absence maternelle sur le vécu intérieur de l'enfant.

L'organisation structurelle du dessin, la qualité graphique, l'organisation du corps dans la représentation de la figure humaine (l'enfant) témoignent d'un bon développement cognitif ou, tout au moins, d'un développement cognitif normatif. Dans la représentation de l'enfant, le clivage tête/corps est fonctionnel, la réunion du cou avec le corps satisfaisant et les membres supérieurs comme les membres inférieurs sont bidimensionnels.

À l'opposé, dans la sphère de l'affectivité, la situation apparaît plus problématique. La famille dessinée par Myriam est réduite à un seul personnage : l'enfant. Néanmoins, si la mère est absente, elle est symboliquement représentée : les deux chaises sont vides, « la grande pour la maman », la porte que doivent franchir les visiteurs est fermée : « elle est pas venue. » La posture du corps, les yeux fixés sur la porte, la table mise, le repas préparé traduisent l'intensité du désir de revoir la mère, mais l'attente sera vaine, une fois de plus. L'enfant en éprouve une grande tristesse repérable dans le dessin comme dans le récit : (tonalité dépressive) « la petite fille est triste… elle va pleurer, beaucoup pleurer… elle pleure. » Quant au dessin, il est limité à la partie gauche de la feuille – zone du passé, des sujets qui régressent. Il est également situé dans la zone inférieure de la feuille, zone élective des sujets déprimés. L'amputation des pieds confirmerait l'existence de tendances dépressives (J. Aubin).

À cela, s'ajoute un choix de couleurs réduit et leur choix est significatif : le bleu – couleur dite maternelle – pour l'enfant, le noir – couleur de la tristesse, de l'anxiété – pour… les chaises vides.

Malgré la présence des organes de communication, l'enfant ressent un sentiment d'isolement et d'insécurité (absence des pieds, J. Royer, 1984).

Les contacts avec autrui et avec l'environnement extérieur semblent difficiles ou réduits (absence des mains) sans que nous puissions, sur la base de cette seule épreuve projective, déterminer les parts respectives des facteurs institutionnels et personnels à l'œuvre dans cette problématique communicationnelle. Enfin, les jambes de l'enfant sectionnées par le bord de la feuille très souvent utilisé par les jeunes sujets comme ligne de sol, seraient, selon certains auteurs, l'indice de dépression, d'idéations ou de tendances suicidaires. Leur présence dans un dessin devrait toujours donner lieu à un examen psychologique approfondi (Nguyên, Kim-Chi, 1989).

Conclusion

La scène dessinée par Myriam est la projection de situations semblables qu'elle a souvent vécues durant son enfance.

Le vécu de Myriam est celui des enfants qui ont connu dès leur plus jeune âge « un état de délaissement extrême. »

Tristesse, anxiété, insécurité, sentiment d'isolement s'inscrivent sur un fond de dépression, reliquats des ruptures répétées de la relation à la mère, mais aussi aux substituts maternels, suite à la longue série de placements qui ont jalonné toute la petite enfance de Myriam.

Une étude comparative, menée par Vincent[23] sur la personnalité des mères célibataires qui gardent leur enfant, montre que ces dernières se révèlent moins aptes que les mères abandonnantes à assumer la charge d'un enfant. Elles présentent des scores inférieurs (la différence étant statistiquement significative) pour les caractéristiques psychologiques suivantes : sens des responsabilités, confiance en soi, contrôle de soi, sociabilité, efficience intellectuelle.

[23] Vincent, cité par B. Marbeau-Cleirens [20], p. 104.

L'enfant représente pour chaque mère de grandes espérances fantasmatiques. Ce que la mère adolescente espère le plus intensément, c'est de pouvoir vivre avec son enfant la relation d'amour qu'elle n'a pas connue dans son enfance. L'enfant est alors vécu par la jeune mère comme un objet de possession. Bientôt, sous l'influence conjuguée de son isolement affectif et de sa précarité matérielle permanente, de son immaturité affective et de son instabilité relationnelle, de sa déception née de ses attentes maternelles irréalistes et de son désarroi face aux comportements réactionnels de son enfant qui ne peut lui donner ce qu'il ne reçoit pas, l'enfant n'est plus dans le ressenti maternel qu'une surcharge insupportable dont il faut se séparer, du moins momentanément. L'enfant est alors placé dans un foyer nourricier. Cette séquence à deux temps, répétitive, génère une succession de séparations et de retrouvailles, de placements en foyers nourriciers, rarement les mêmes.

L'absence d'une figure maternelle stable et aimante ou de son substitut, la grande mobilité des placements nourriciers aboutissent à un tableau de carence chronique où la vulnérabilité de l'enfant à l'abandon est prégnante.

ÉTUDE DE CAS N° 8 – Pauline, Johanne, Mélissa et les autres

Pauline, 6 ans 10 mois – Mère : adolescente célibataire en rupture familiale et sociale.

Julie n'a pas encore 17 ans à la naissance de Pauline. La rupture avec son milieu familial s'est produite vers ses 15 ans. Après plusieurs fugues, Julie est placée dans un Centre de protection pour la jeunesse, les parents ayant découvert qu'elle fumait de la marijuana.

L'été suivant son entrée au Centre, Julie est autorisée à passer une semaine de vacances chez ses parents. Deux mois plus tard, elle leur annonce qu'elle est enceinte : la rupture avec les parents devient définitive.

Après la naissance de Pauline, la jeune mère et son bébé passent quelques mois dans une maison maternelle. Mais Julie fugue à nouveau et, parfois, quelques semaines peuvent s'écouler entre deux fugues. Elle supporte mal les mises en garde de l'administration. Elle prend la décision « pour le bien de Pauline » de placer l'enfant dans un foyer d'accueil puis le reprend peu de temps après. Très vite, Julie fait appel aux services sociaux et Pauline est placée dans une famille d'accueil… ce sera la première d'une longue succession de foyers et de familles d'accueil. Depuis un an et demi, Pauline est pensionnaire au Centre d'accueil. Les visites de la mère sont rares : anniversaire, Noël.

Dessin de la famille

Comportement durant l'exécution

Le dessin est exécuté en 18 minutes, sans aucun temps d'arrêt ou commentaire. Pauline dessine sans relever la tête.

Le récit

Pauline – « J'sais pas. » (Encouragements). « Non, j'sais pas le faire. *J'ai pas d'histoire* », qu'au niveau latent nous pourrions entendre : « je ne connais pas mon histoire. »

Psy. – « Tu peux me dire ce que tu as dessiné, là ? »

Pauline – « Ben, une famille. »

Psy. – (Passant le doigt sur chaque rangée de personnages). « Qui sont-ils ? Peux-tu me dire qui tu as dessiné ? »

Pauline – (En souriant) « C'est Mélissa, Fabienne, Jeannette et là, là, c'est… euh… Agnès et pis…. Johanne. »

Pauline énumère les noms des pensionnaires qui font partie de son « groupe de vie ». Pauline ne parvient pas à se situer dans cette « famille ». À notre question : « Et toi, où es-tu dans cette famille ? » Pauline désigne du doigt le premier personnage de la première ligne, puis le troisième de la seconde ligne et, enfin, le dernier personnage de la troisième ligne. Aucun temps de latence ne précède les choix qui semblent avoir été faits au hasard.

Tous les enfants sont gentils et tous sont heureux.

Psy. – « Et la maman ? » Pauline ne répond pas.

Psy. – « Y a-t-il une maman dans cette famille ? »

Pauline – « Marielle. Elle est dans la cour… elle joue avec les petits. »

Marielle est la psychoéducatrice responsable du « groupe de vie » de Pauline.

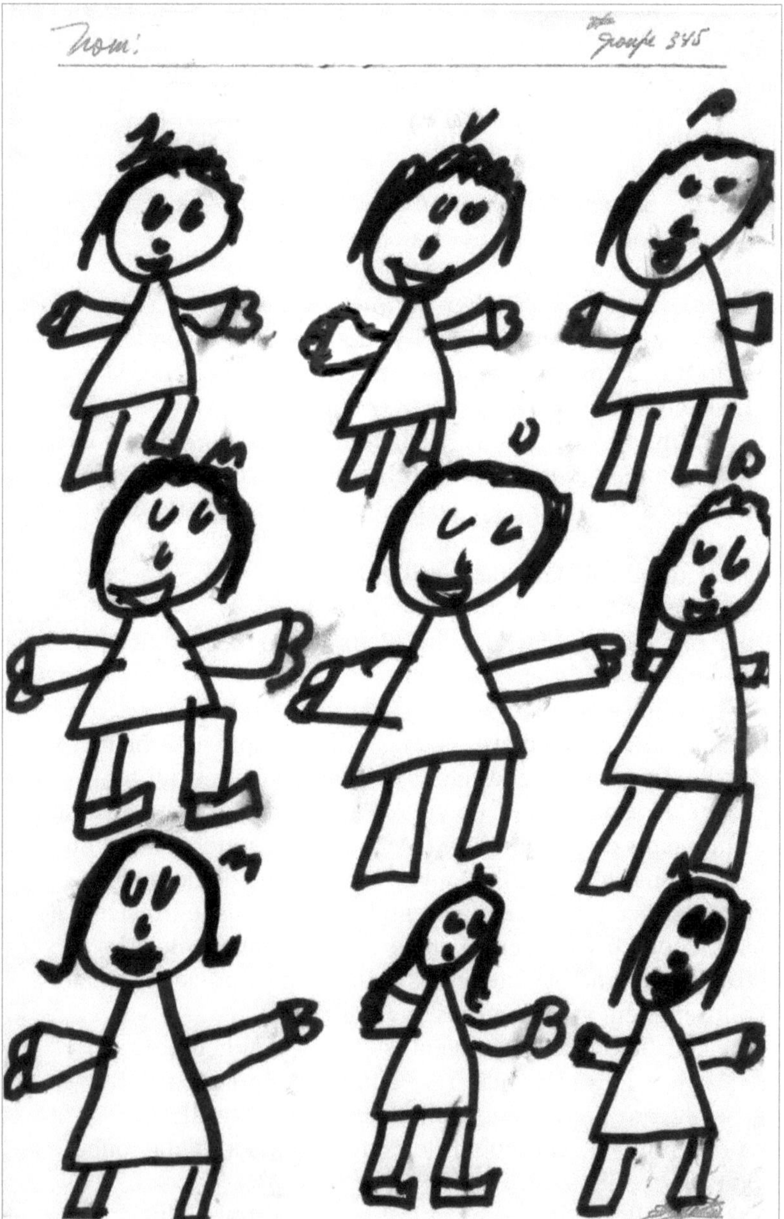

Dessin n° 8 – Pauline, Johanne, Mélissa et les autres

Quand nous demandons à Pauline : « Qui est Julie », l'enfant nous répond sans hésiter : « La mère Noël. » Nous sommes au tout début de janvier et Julie, la mère de Pauline, comme elle le fait tous les ans, est venue voir sa fille à Noël, les bras chargés de cadeaux .... Et depuis le silence s'est installé.

Enfin, dans cette famille, Pauline aimerait être « la plus petite » parce qu'on « s'occupe beaucoup des petits ».

Analyse du dessin de la famille

Pour Pauline, l'institution est sa maison, les pensionnaires de son « groupe de vie », sa famille, et la psychoéducatrice qui lui procure soins et attention incarne la mère.

Néanmoins, une pauvreté affective caractérise l'environnement de Pauline. Une impression d'anonymat se dégage : personnages stéréotypés, de même taille, de posture semblable, bras allongés à l'horizontal, de même sexe (féminin), alignés trois par trois sur toute la feuille. Cette technique du « bourrage » traduit la peur du vide affectif et de l'isolement.

Conclusion

L'image de la mère n'a pas été intériorisée et le concept famille ne fait pas sens pour Pauline. Le sentiment d'identité personnelle est quasi inexistant. N'ayant pas été investie affectivement, Pauline ne peut investir les autres, un vide affectif semble l'entourer entraînant des sentiments de solitude, d'insécurité. Mais la présence des organes de communication vient éclairer ce tableau clinique somme toute plutôt sombre. Elle témoigne de la capacité de Pauline, voire du désir – si l'on tient compte de l'identification à l'âge d'or – de communiquer avec autrui et d'enter en contact avec le monde extérieur. Elle est aussi révélatrice d'une « quête affective », séquelle des carences affectives qui ont marqué toute la petite enfance de Pauline.

Cette carence par discontinuité est dominée par la réaction d'attachement angoissé (J. Bowlby). Très vite, l'enfant développe une hypersensibilité et une angoisse permanente qui se manifestent par une trop grande dépendance à l'égard de son entourage.

En dehors des manifestations directement liées à la séparation, on observe, surtout si la séparation se prolonge ou se répète fréquemment :

- un arrêt du développement affectif et cognitif. Les Q.D. et Q.I. peuvent accuser des baisses impressionnantes
- des troubles psychosomatiques : troubles du sommeil, anorexie, énurésie
- une fragilité aux infections, aux maladies courantes
- la symptomatologie de la dépression
- chez l'enfant plus âgé (au-delà de trois ans), les difficultés d'adaptation scolaire, les troubles du comportement sont régulièrement signalés.

Ainsworth insiste sur l'importance de l'âge de l'enfant au moment de la séparation et de la durée de cette dernière ; de la fréquence et de la durée des séparations lorsqu'elles se répètent. Quand la séparation s'installe dès le début de la vie du nourrisson, qu'elle est grave et qu'elle se prolonge durant trois ans, les effets fort dommageables pour la personnalité et les processus cognitifs du sujet semblent irréversibles.

ÉTUDE DE CAS N° 9 – Mélissa et sa famille fantomatique

Mélissa, 6 ans 8 mois – Mère : adolescente célibataire en rupture familiale et sociale

Mélissa a récemment rejoint le « groupe de vie » de Pauline.

Nous possédons fort peu d'informations concernant l'enfant. Nous savons que les séjours de Mélissa dans les foyers et dans les familles d'accueil ont débuté quelques jours après sa naissance. Ils sont aussi nombreux que les visites de la mère sont rares. Depuis son arrivée au Centre, Mélissa n'a reçu aucun signe de vie de sa mère. « Elle a toujours et partout agi ainsi », nous confie Marielle, psychoéducatrice responsable du « groupe de vie » de Mélissa. Le comportement de Mélissa inquiète la psycho-éducatrice : « elle est très repliée sur elle-même, comme si elle était absente. En fait, cette enfant est triste, mais elle n'est pas la seule enfant triste, ici ! Quand je m'occupe d'elle en particulier, elle participe, interagit très bien… Elle semble se rapprocher de Pauline, je les vois jouer ensemble. Ça, c'est bon ! »

Dessin de la famille

Comportement durant l'exécution

Mélissa accepte facilement la tâche. Elle choisit rapidement le crayon de couleur violine, commence à dessiner, sans s'arrêter, de gauche à droite la série de personnages.

Le dessin est exécuté en 5 minutes. À noter que l'enfant est droitière.

Le récit

Mélissa est incapable d'élaborer un récit. Comme Pauline, Mélissa ne sait que répéter : « J'sais pas. J'sais pas l'histoire » qu'au niveau latent, nous pourrions entendre, ici aussi : « Je ne connais pas l'histoire « de ma famille ». »

Quand nous lui demandons, en désignant séparément les personnages : « Et celui-là qui est-ce ? », la réponse est toujours la même : « la famille ». Incapable d'identifier les personnages qu'elle a dessinés, « une famille », pourrait-elle se situer dans cette famille ? Invitée à le faire, elle désigne le premier personnage, puis le dernier, et nous regarde comme si elle attendait une consigne.

Analyse du dessin

Le dessin de la famille réalisé par Mélissa révèle l'état déficitaire de l'enfant, tant au niveau cognitif qu'au niveau psychoaffectif.

Les personnages dessinés par cette enfant de 6 ans 8 mois sont des « figures-têtards », production typique des enfants de trois ans et demi (Ph. Greig, 2003)

Ces personnages à l'allure fantomatique sont stéréotypés : même taille, même silhouette, même posture instable. Rien ne les distingue les uns des autres, les sexes ne sont pas différenciés, les générations non plus. Ces personnages, tout comme Mélissa dans sa tentative avortée de se situer dans cette « famille », ne semblent pas avoir d'identité personnelle, et l'enchevêtrement des deux premiers personnages s'ajoute pour signer l'extrême faiblesse du niveau de structuration de l'identité.

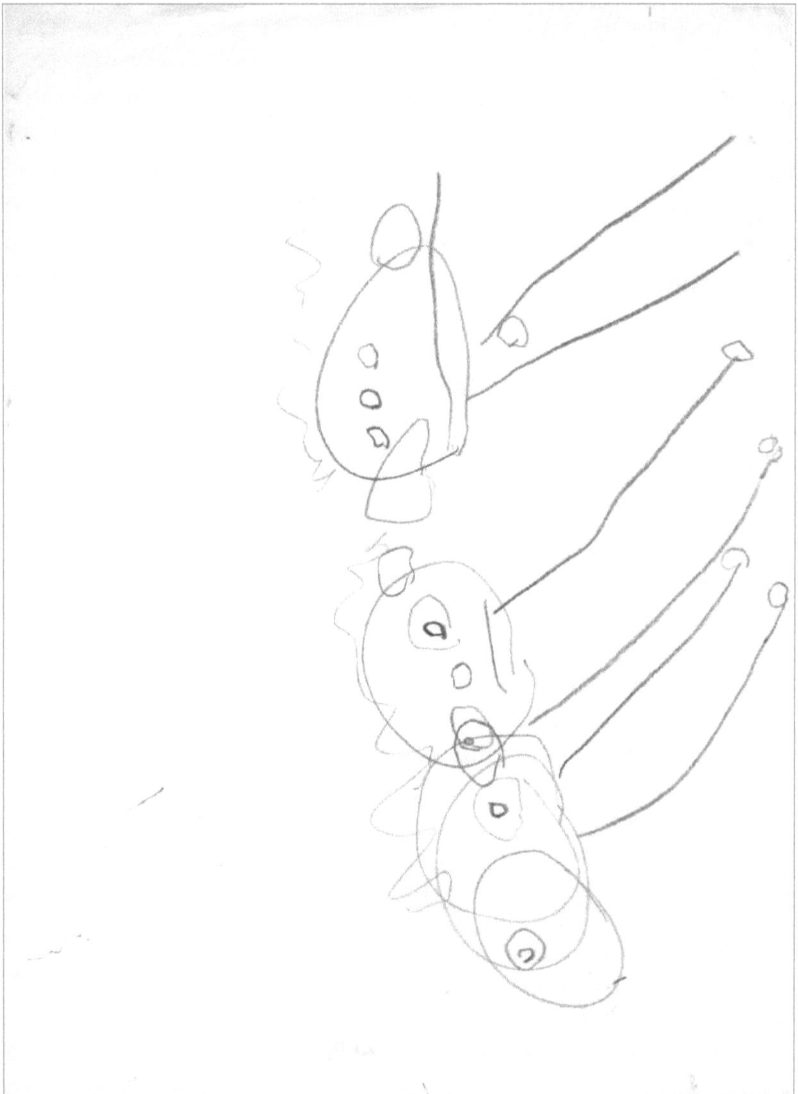

Dessin n° 9 – Mélissa et sa famille fantomatique*

* Le dessin en couleur est présenté à la page 178.

L'autre élément saillant de ce dessin est l'absence de certains organes de communication et de contact avec le monde extérieur : yeux sans pupille, mains et bras absents, pieds absents chez certains personnages.

La fente buccale grande et linéaire témoigne d'un état de tension (H. Aubin, 1970, p. 64). Les oreilles, rarement représentées, sont présentes et de dimensions supérieures à la moyenne. Selon Nguyên, Kim-Chi, la présence de ce détail surdéterminé pourrait traduire « le désir irrésistible d'écouter ce qu'on dit de lui » (p. 144). La présence « des grandes oreilles », de ce détail surdéterminé dans le dessin de la famille de Mélissa pourrait-il traduire « le désir irrésistible » de l'enfant de connaître son histoire ? (cf. sa réponse répétitive « Je sais pas l'histoire »)

Elle échoue dans l'identification des personnages qu'elle vient de dessiner, la réponse est toujours la même : « la famille ». À la contre-épreuve « Et toi, fais-tu partie de cette famille ? », Mélissa répond affirmativement et désigne le dernier personnage. Peu sûre d'elle-même, elle regarde la psychologue et, ne recevant pas de réponse, désigne l'avant-dernier personnage.

Pour H. Aubin, la présence des oreilles pourrait être interprétée comme un appel à l'aide (p. 65). Tristesse (déjà relevée par la psychoéducatrice) et sentiment d'insécurité coexistent dans le vécu intérieur de Mélissa (dessin monochrome, utilisation massive de la couleur violine, situé dans la zone inférieure/position instable des personnages qui donne l'impression qu'ils peuvent tomber « à la renverse », pieds absents pour le premier de file). Des affects dépressifs pourraient s'ajouter et accentuer le caractère dysphonique du vécu de Mélissa.

Conclusion

Le blocage à la figure-têtard témoigne toujours, selon Ph. Greig, d'un problème et d'un retard dans la conception graphique associée à d'autres retards, mais aussi à des difficultés sociofamiliales.

Dans le dessin de la famille de Mélissa, le retard cognitif, la maturation socio-affective déficitaire peuvent être compris comme séquelles d'une carence maternelle chronique chez une mère adolescente solitaire en situation de rupture familiale.

Il apparaît donc que l'avenir des enfants des mères adolescentes célibataires en situation de rupture familiale et sociale soit lourdement hypothéqué.

Quelques recherches viennent cependant éclairer ce tableau assez sombre. Ainsi, plusieurs auteurs relèvent chez la mère adolescente célibataire de la vivacité, une facilité à établir des contacts physiques avec l'enfant, une capacité d'empathie[24]. J de Ajuriaguerra et D. Marcelli citent en exemple une Maison maternelle où les enfants âgés de cinq à treize mois ont un quotient de développement normal, y compris les enfants de mère débile. Les auteurs voient dans ces résultats, l'influence favorable de la qualité du climat affectif et des soins prodigués aux enfants et à leurs mères. Enfin, Amiot étudie 60 femmes dix ans après leur séjour dans un Hôtel maternel : 48 sont mariées, ont deux ou trois enfants qui n'ont jamais été placés et la situation maternelle semble satisfaisante. L'auteur souligne la particularité de cet Hôtel maternel qui n'accueille que les mères qui paient leurs frais de séjour grâce à leur travail.

Plus récemment, F.F. Furstenberg *et al.*[25] ont suivi 300 mères et leurs enfants pendant 17 ans. La plupart des jeunes mères ont pu surmonter les difficultés sociales, poursuivre ou reprendre leurs études, trouver un emploi. Ce qui, au départ, aurait pu être un handicap a été dépassé.

S.M. Horwitz *et al.*[26], après un suivi de 20 ans, observent une évolution favorable pour la majorité des jeunes mères. D'autre part, les chercheurs relèvent certains facteurs qui leur semblent être de bon pronostic :

– un bon niveau scolaire antérieur à la grossesse
– une reprise des études après la naissance de l'enfant

---

[24] R.A. Hanson, Initial parenting attitudes of pregnant adolescents and a comparison with the decision about adoption. *Adolescence*, 1990, 26*(99)* : 629-643.

[25] Furstenberg, F.F., Brooks-Gunn, J., Morgan, S.P, *Adolescent mothers in later life*, Cambridge, Cambridge University Press, 1989, 204 p.

[26] Horwitz, S.M. Klerman, L.V., Sung Kuo, H., Jekel, J.F., School-age mothers : predictors of long term educational and economic outcome, *Pediatrics*, 1991, 86 : 862-868.

- l'impression d'être maître de sa vie, de ne pas être socialement isolée deux ans après la naissance de l'enfant
- une maîtrise de la fécondité, limitant les naissances à un ou deux autres enfants
- avoir bénéficié d'un programme social d'accompagnement des adolescentes enceintes et des parents adolescents.

Les résultats de ces études longitudinales ont largement contribué à changer le regard porté sur la maternité précoce, et plus particulièrement sur la maternité précoce solitaire.

Mais, il est évident que la liste des critères de bon pronostic est longue, et que certains d'entre eux sont fort éloignés de l'univers de la mère adolescente en situation de rupture familiale et sociale. J.P. Deschamps insiste sur la nécessité d'un accompagnement continu et de qualité durant toute la grossesse de l'adolescente, mais aussi au-delà, et J. de Ajuriaguerra recommande d'assortir l'aide matérielle d'un soutien psychologique ou d'une psychothérapie pour certaines mères adolescentes et/ou pour leurs enfants.

En l'absence de telles mesures, le pronostic quant à l'évolution ultérieure ne peut être que réservé, voire pessimiste.

La pertinence du choix thérapeutique est liée à la connaissance approfondie de la population ciblée. Ainsi, la recherche de D. Paquette[27] démontre que les interventions d'aide psychologique devraient viser davantage les comportements maternels intrusifs et surcontrôlants plutôt que le désengagement.

Il y a là, un nouveau champ de recherche qui mériterait de retenir l'attention des pédopsychiatres et des psychologues.

En conclusion, la séparation est au centre des histoires de vie de la plupart des enfants élevés dans une famille monoparentale : enfant orphelin de père ou de mère ; enfant de parents séparés ou divorcés ; enfant placé de façon itérative en foyer d'accueil ou dans une famille nourricière par une mère adolescente célibataire en situation de rupture familiale et sociale.

Aussi, avons-nous pensé qu'il serait intéressant de revisiter ces histoires de vie à la lumière des théories élaborées par Maurice Berger [4] sur le travail psychique de la séparation et de la pathologie du lien.

---

[27] D. Paquette, Montréal, *Forum*, 2001, 36*(17)*.

Chapitre III

LA SÉPARATION, UNE SOUFFRANCE QUI FAIT GRANDIR ?

LA SÉPARATION

SÉPARATION ET CYCLE VITAL

Dès sa naissance jusqu'à sa mort, l'ultime séparation, l'être humain est confronté à une série de séparations, chacune de ces séparations participant à la construction de son psychisme.

Quitter une phase d'état est douloureux mais nécessaire. Nul ne peut accéder à la relation triangulaire sans s'être séparé du premier objet d'amour, sans avoir rompu la relation unique à la mère.

LES SÉPARATIONS D'ÉVOLUTION

À la naissance

La coupure du cordon ombilical sépare physiquement le nouveau-né de sa mère. Puis, le processus de séparation mère-enfant vient mettre un terme à la relation symbiotique mère-enfant qui caractérise les premiers mois de la vie du nourrisson. Séparation qui ne peut se faire que si le père signifie à l'enfant l'interdit de la relation exclusive à la mère.

La crise de l'envol (Huguette Caglar)

Vers la sixième année, qui marque la résolution du conflit œdipien et l'entrée de l'enfant à l'école primaire, débute « la crise de l'envol ». La crise de l'envol marque une étape importante dans le développement socio-affectif de l'enfant et dans sa scolarité.

Cette période de tension et de conflit, nous l'avons nommée « crise de l'envol » par analogie avec l'oisillon qui, pour la première fois, quitte le nid et vole de ses propres ailes à la découverte du monde extérieur, symbolisant ainsi les prémices de l'autonomie. Mais aussi parce qu'à « la crise de l'envol » succédera « la crise du nid vide » qui, elle, signe la conquête de l'autonomie par l'enfant devenu adulte et qui se sépare de sa famille. Si la crise de l'envol et la crise du nid vide sont bien les deux bornes d'un même processus, les acteurs principaux ne sont cependant pas les mêmes. Dans la crise de l'envol, il appartient à l'enfant d'assumer sa première séparation du milieu familial, alors que dans la crise du nid vide, ce sont les parents qui doivent assumer le vide laissé par le départ des enfants devenus autonomes.

Pour la première fois de son existence, l'enfant de six ans doit se séparer pour plusieurs heures de sa mère, figure centrale de son univers familier, fortement investie affectivement. L'enfant va aussi quitter sa maison qui lui procure des sentiments de protection et de sécurité. Enfin, pour la première fois, il va entrer à la « grande école », objet aussi convoité que redouté.

Au seuil de ces situations nouvelles potentiellement anxiogènes, certains enfants vont réagir par une crise aiguë d'anxiété qui se manifeste par de la colère, de la rage, de l'opposition. Ces crises éclatent à la maison, au moment du départ pour aller en classe, ou au retour de l'école. Parfois, l'enfant utilise des comportements régressifs (énurésie, encoprésie ; à un degré de moindre régression, suce son pouce, parle « bébé »). Il arrive également que l'anxiété se somatise. Elle s'exprimera par des céphalées, des vomissements, des maux de ventre.

Pour J. de Ajuriaguerra [1], il est préférable d'interpréter ces comportements comme les symptômes d'une anxiété de séparation, et non de phobie scolaire. Ce n'est pas l'école que l'enfant appréhende, mais la séparation.

Nombre d'auteurs situent l'apparition de ces crises dans le contexte d'une relation de dépendance mal résolue entre la mère et l'enfant, coïncidant avec des facteurs précipitants qui provoquent une anxiété aiguë chez l'enfant. J. de Ajuriaguerra propose de représenter la dynamique mère-enfant par un cercle fermé dont le point de départ serait la surprotection maternelle et la dépendance infantile ; succéderaient une hostilité maternelle et une anxiété, elles-mêmes suivies par une contre-hostilité maternelle, des explosions de rage maternelle qui, à leur tour, engendreraient de la culpabilité et se termineraient par une surprotection maternelle accrue (p. 168).

Pour être en mesure de supporter sans angoisse cette première séparation, l'apprenti-écolier devrait avoir acquis la permanence de l'objet affectif. Simultanément, la capacité de la mère à faire le deuil d'une relation étroite avec l'enfant est sollicitée. Cependant, il arrive que certaines mères s'en montrent incapables.

Plusieurs facteurs peuvent expliquer cette incapacité maternelle à accepter l'autonomie de leur enfant. L.A. Hersov[1] propose trois types de patterns :

- mère surindulgente et père passif, dominés par un enfant obstiné et demandant ;
- mère sévère et dominante, père passif avec un enfant timide et craintif, mais qui peut s'opposer à l'adolescence ;
- mère surindulgente et père ferme attachés à un enfant obstiné et demandant.

Selon L. Eisenberg[2], il s'agirait de mères anxieuses, ambivalentes qui, dans leur enfance, ont eu de mauvaises relations avec leur mère. Elles tenteraient à travers leur enfant de « réparer », de rejouer leur propre enfance malheureuse. Pour la plupart d'entre elles, leur vie de couple ne leur a pas apporté les satisfactions espérées. Elles vont reporter sur leur enfant, les affects qui ne peuvent pas s'exprimer dans leur relation de couple.

Pour J. Rouart[3], le couple mère écrasante-père effacé se retrouverait souvent dans les cas de non dépassement de la crise de l'envol, dans les crises aiguës d'anxiété de séparation.

En conclusion, la structure de la famille n'a pas une influence déterminante sur la résolution de la crise de l'envol, contrairement à la qualité des images parentales. Encadré par des figures parentales de mauvaise qualité – mère surprotectrice, image paternelle vacillante, fragile –, l'enfant *de famille biparentale* risque de développer des crises aiguës d'anxiété de séparation, tout comme l'enfant de *famille monoparentale matricentrique*,

---

[1] Hersov, L.A., Persistent non-attendance at school. *J. Child Psychology and Psychiatry*, 1960, 1*(2)*, 130-136.

[2] Eisenberg, L., School Phobia. A study in the comunication of anxiety. *American Journal of Psychiatry,* 1958, 114*(8)* : 712-718.

[3] Rouart, J., Les difficultés scolaires de l'ordre affectives et familiales. *Revue du Praticien*, 1962, 12 : 2517-2531.

prisonnier de la relation de surprotection maternelle anxieuse que le père absent ne peut ni médiatiser, ni neutraliser.

Mais, la présence paternelle seule est insuffisante pour que la crise de l'envol soit structurante. Le père doit pouvoir de par sa qualité de père de l'enfant et de mari de la mère rompre la relation d'étroite dépendance mère-enfant et y substituer la relation triangulaire père-mère-enfant. L'accession à cette relation triangulaire permettra le passage à la relation triangulaire enfant-parents-école. Par conséquent, la mère monoparentale devrait pouvoir offrir à son enfant un environnement dans lequel l'enfant trouverait des substituts paternels auxquels il pourrait s'identifier.

Le dépassement de la crise de l'envol pourrait s'avérer plus difficile et parfois même douloureux pour *certaines* mères monoparentales, cette première séparation pouvant faire surgir le spectre de la solitude. Les veuves y seraient plus sensibles, la crainte d'une vieillesse solitaire pouvant être associée au sentiment de solitude. Quant aux mères célibataires volontaires, *certaines* d'entre elles pourraient éprouver quelques difficultés à abandonner sans inquiétude la relation exclusive qui les lient à leur unique objet d'amour, celui qui donne tout son sens à leur vie.

L'anxiété de séparation peut persister ou être réveillée à un âge plus avancé. Il faut aussi, recommande J. de Ajuriaguerra, se rappeler que la crainte de l'école peut répondre à des mécanismes de type réactionnel dépressif, ou de type névrotique et, plus rarement, prépsychotique.

L'anxiété de séparation exerce une influence importante sur le début de la scolarité. Selon le psychiatre Alain Braconnier[4], entre six et huit ans, 80% des enfants de l'école primaire souffrent d'angoisse. L'envie de ne pas aller en classe, elle aussi fréquemment relevée, est souvent liée à une dépendance de l'entourage familial. Bien souvent, ces symptômes disparaissent si les parents adoptent une attitude calme et raisonnante. Les résultats d'une enquête portant sur 396 élèves du cycle primaire et collégial en situation d'échec scolaire vont dans le même sens : 27% de ces écoliers présentaient de véritables troubles anxieux.

---

[4] Braconnier, A., *Les bleus de l'âme. Angoisses d'enfant, Angoisses d'adulte.* Paris, E. Calmann-Lévy, 1995.

Depuis sa création en 1945, la psychologie scolaire française a subi plusieurs changements d'ordre épistémologique et méthodologique. Quelle que soit l'orientation choisie (psychanalytique, sociologique, systémique), il n'en reste pas moins vrai que l'action du psychologue en éducation devrait se situer prioritairement au niveau de la première année du cycle élémentaire. Il est de première importance d'éviter que l'anxiété qui habite tant de jeunes écoliers ne s'enkyste, et ajoute à cette souffrance celle du « mauvais » élève qu'ils risquent de devenir.

La crise du nid vide (Rosine Branly)

À la crise de l'envol succède « la crise du nid vide » : une autre séparation prend place dans le cycle vital. La crise du nid vide survient lorsque le dernier enfant devenu autonome se sépare de sa famille. Comme toutes les crises, la crise du nid vide entraîne une rupture temporaire de l'homéostasie du système familial et nécessite une réorganisation des interactions, de nouvelles règles de fonctionnement.

C'est généralement vers le mitan (mi temps) de la vie que survient la crise du nid vide. C'est aussi à cette période que des évènements significatifs : départ à la retraite, décès d'un parent, promotion professionnelle refusée ou obtenue, maladie, rupture professionnelle ou conjugale se produisent. Autrement dit, cette étape de la vie est émotionnellement chargée.

En effet, le départ du dernier enfant ou de l'enfant unique suscite chez les parents un véritable émoi, particulièrement chez le parent monoparental renvoyé, une fois encore, à sa solitude. Ce face à face imprévu avec ce sentiment de solitude peut jouer un rôle d'amplificateur des affects habituellement associés à la crise du nid vide.

Parent unique ou parents en couple, tous ont l'impression de perdre leu identité et constatent avec une certaine tristesse qu'ils ne sont plus les seuls artisans du bonheur de leurs enfants. Quelques-uns ressentent un sentiment de vide profond qui ne se limite pas à celui laissé par le départ des enfants, mais qui traduit la difficulté qu'éprouvent ces parents à procéder au remaniement psychique interne, au travail de deuil que nécessite le dépassement de cette crise.

La crise du nid vide, c'est aussi le moment de vérité, celui des bilans : professionnel, sentimental, parental, social... Des regrets, des doutes, de l'anxiété, des affects dépressifs peuvent apparaître. Parfois, c'est une dépression réactionnelle qui s'installe. La prise de conscience du temps qui passe est accompagnée de sentiments de finitude, de mort. « Jusque-là on se *savait* mortel et, tout à coup, on *se sent* mortel. » (Roland Barthes)

À l'opposé, des parents vont réorganiser leur vie, utiliser le temps libéré pour leur épanouissement personnel : ils vont reprendre des études, pratiquer un sport, exercer un passe-temps favori (jardinage, musique, voyages...). D'autres vont renforcer leurs liens conjugaux ou familiaux.

Chez certains parents monoparentaux divorcés, le sentiment d'être une nouvelle fois abandonnés peut être réactivé. Parmi les familles hétéro ou homomonoparentales matricentriques ou patricentriques, il arrive que des parents traversent beaucoup plus difficilement cette crise. Les veuf(ve)s, les mères célibataires volontaires apparaissent plus vulnérables devant le départ de leur enfant devenu autonome. Ils revivent les émotions qu'ils avaient déjà ressenties lors de l'entrée de leur enfant à l'école primaire. Pour les veuves ou les veufs, le départ du dernier enfant de la maison peut renvoyer au décès – départ irréversible – du conjoint(e). Veuves et veufs sont, à nouveau, en proie à des sentiments de solitude, l'appréhension d'une vieillesse solitaire redoutée. Chez les mères célibataires volontaires, ce sont surtout des sentiments d'abandon, de perte qui peuvent surgir. Le risque de réactions dépressives apparaît plus grand pour le parent monoparental. Il n'est pas rare que ces mères mettent en jeu des comportements visant à retarder le départ du dernier enfant ou de l'enfant unique : chantage affectif, troubles psychosomatiques ou, à la limite menaces de se suicider.

Enfin la mort

La mort, ultime séparation, viendra clore le cycle vital.

Sur la trajectoire de la vie familiale, à côté de ces séparations d'évolution viennent s'inscrire d'autres formes de séparation. Nous pouvons les classer en deux catégories.

LES SÉPARATIONS NON PRÉVISIBLES

Ce sont les décès : décès des membres de la famille, décès des amis.

LES SÉPARATIONS PLANIFIÉES

Ce sont les séparations de fait, les divorces, la séparation du jeune adulte de son milieu familial. Cette séparation peut, dans un premier temps, se faire sur un mode d'intermittences. Il s'agit essentiellement d'adolescents ou de jeunes adultes qui se séparent momentanément de leur famille pour effectuer un stage, cohabiter avec des camarades d'études, vivre une période de cohabitation juvénile avant de quitter définitivement le milieu familial pour créer, à leur tour, une famille.

LE TRAVAIL PSYCHIQUE DE LA SÉPARATION

Curieusement, alors que le nombre de divorces et de séparations ne cesse de s'élever, et que ces ruptures d'union se produisent de plus en plus tôt dans le mariage, une banalisation des effets de la séparation des parents sur l'enfant s'installe dans nos sociétés contemporaines.

Maurice Berger (2003) dénonce, à juste titre, cette banalisation. Beaucoup d'enfants souffrent psychiquement, soit à cause du climat conflictuel dans lequel ils ont vécu avant le divorce de leurs parents, et dont ils portent encore la trace ; soit à cause des effets mêmes du divorce sur leur psychisme.

D'autre part, souligne M. Berger, beaucoup de ces enfants ne parviennent pas à exprimer leur ressenti, d'autres sont incapables de se représenter à eux-mêmes les sentiments qui les habitent. Ils affichent une apparence de tranquillité, de calme qui trompe les adultes qui vont sous-estimer les difficultés, la souffrance de ces enfants. Enfin, il n'est pas rare que les parents encore enfermés dans leur conflit ou absorbés dans leurs efforts d'adaptation à l'après divorce ne puissent percevoir le mal être ou la souffrance de leur enfant.

Si le processus de séparation est un processus structurant qui participe à la construction du psychisme, il existe aussi des séparations qui sont de véritables traumatismes pour l'enfant qui ne parvient pas à les intégrer dans son psychisme. La séparation devient souffrance et peut perturber le processus développemental. La séparation des parents, le placement de l'enfant dans une famille ou un foyer d'accueil peuvent faire partie de ces traumatismes.

Dans le travail psychique de la séparation, l'objet séparé est toujours présent dans la réalité et peut faire naître l'espoir d'une reconquête, de retrouvailles. Cet espoir, aussi tenace qu'illusoire, peut ralentir ou faire obstacle au travail psychique de la séparation, l'objet séparé ne pouvant pas être désinvesti.

LA PATHOLOGIE DU LIEN

LA PATHOLOGIE DU LIEN CHEZ LES ENFANTS DE PARENTS DIVORCÉS

C'est à Maurice Berger (2003) que nous devons le terme spécifique de *pathologie du lien* qu'il définit comme un élargissement du concept de pathologie de l'attachement de Myriam David (1989)[5] : il s'agit, rappelons-le, d'enfants élevés dans un climat familial qui ne leur est pas favorable à cause de la présence de parents très inadaptés sur le plan éducatif. Et pourtant ces enfants refusent l'idée d'être séparés de leurs parents.

Selon Maurice Berger [4], la *pathologie du lien* se retrouve non seulement chez des enfants de parents divorcés, mais également chez des enfants adoptés et chez des enfants placés en institution. Il existerait des points communs chez tous ces enfants : tous vivent une intense douleur consécutive à la séparation de leurs parents ou à un placement.

La présence d'une pathologie du lien signerait un mode d'organisation défectueux de la vie psychique de ces enfants. Pour survivre psychiquement, le Moi de ces enfants incapables de supporter la séparation doit recourir massivement au *clivage* et au *déni*.

---

[5] David, M., (1989).

ÉTUDE DE CAS N° 10 – Nathalie ou l'impossible séparation

Nathalie, 9 ans – Parents divorcés

Mr et Mme D. ont divorcé par consentement mutuel il y a 4 ans. Leurs deux filles, Lucie et Nathalie, étaient alors âgées de 7 ans et 1 mois et 5 ans et 2 mois. Mr et Mme D. ont tenu à être ensemble pour annoncer et expliquer à leurs enfants leur décision de se séparer et pour, éventuellement, répondre à leurs questions.

D'un commun accord, la garde des enfants durant la semaine a été confiée à la mère. Le père, enseignant, recevant les enfants une fin de semaine sur deux et durant les vacances.

Selon les parents, Nathalie aurait mal vécu le divorce parental et, plus encore, l'arrivée d'un demi-frère, Mathieu (15 mois) dans la nouvelle famille reconstituée de Mr D. « C'est bien simple, pour Nathalie, Mathieu n'existe pas ; pas plus que sa belle-mère » constate amèrement Mr D.

Dessin de la famille réalisé par Nathalie quatre ans après le divorce parental

Comportement durant l'exécution

La consigne donnée, la question fuse : « Une famille ou ma famille ? » La liberté de choisir elle-même semble la ravir : « Alors, je vais dessiner ma famille. » Nathalie dessine avec application la mère, le père. Elle s'arrête et enferme le couple parental dans un cœur. « Oh, là, là », s'écrie-t-elle, décontenancée : « Le cœur, il lui manque un morceau, là » (pointe l'index sur le côté gauche du cœur). Elle semble troublée mais se reprend : « Ça va faire pareil » en se remettant à dessiner sa sœur et puis elle-même.

Le récit

« C'est ma famille : Papa, Maman, ma sœur et moi (écrit les noms au-dessus des personnages). C'est dimanche, on a fait une belle marche dans le boisé. »

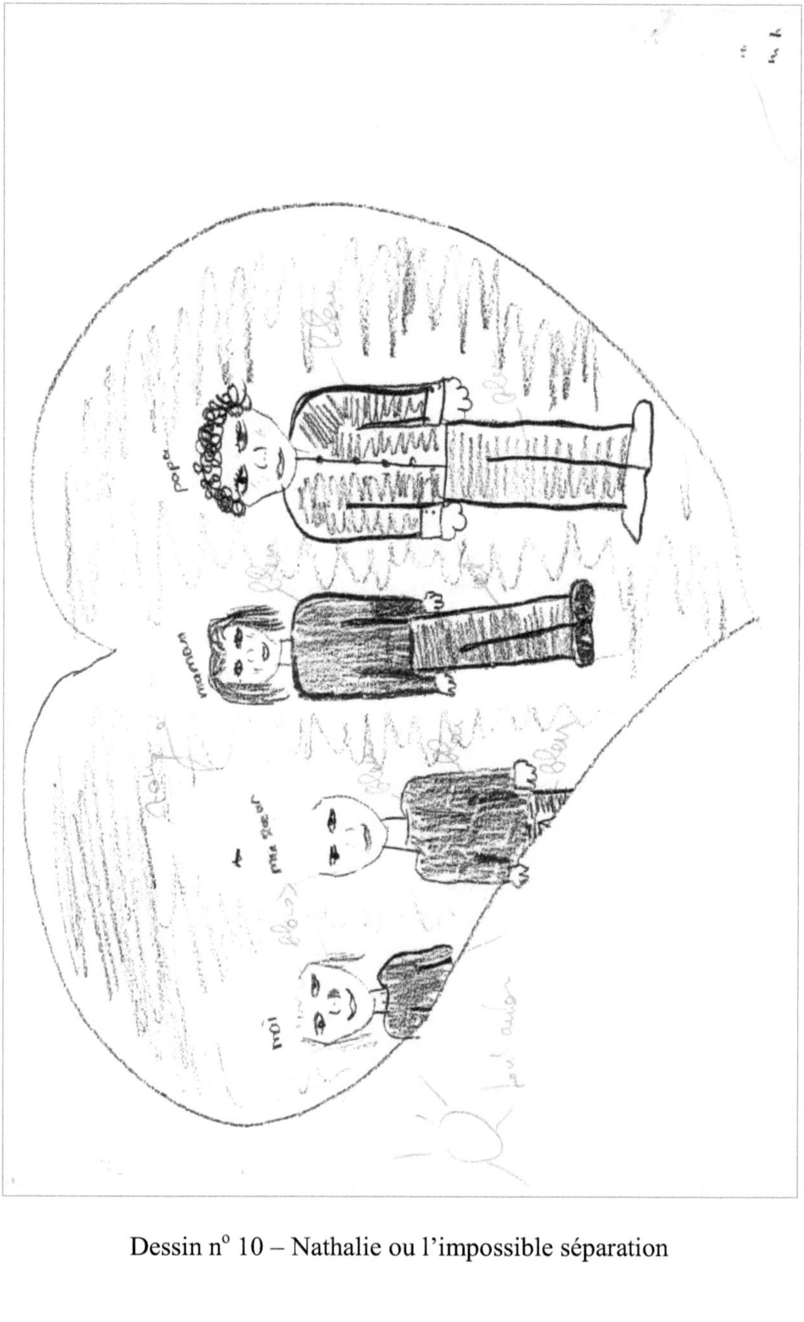

Dessin n° 10 – Nathalie ou l'impossible séparation

Analyse du dessin

La famille dessinée par Nathalie est sa famille d'origine, unie, avant que le divorce des parents la prive de la présence de son père. Cette famille tient une grande place dans le vécu de l'enfant (le dessin occupe presque la superficie totale de la feuille).

À travers son dessin, Nathalie nous révèle la blessure profonde laissée par le divorce des parents : « le cœur est abîmé », constate Nathalie avec désarroi. « Là, sur la gauche » (zone du passé, de l'enfance). Lucie et Nathalie n'y trouvent plus toute leur place (corps coupés à moitié).

Le demi-frère n'est pas représenté. L'élimination du rival est une façon détournée d'exprimer l'agressivité ressentie à son endroit, sans que l'angoisse apparaisse.

La famille dessinée est « la famille d'avant » avant le divorce parental, avant la nouvelle famille reconstituée de son père, avant la naissance du demi-frère. Nathalie nie la réalité de l'après-divorce. « Parfois, rapporte la mère, elle me parle de projets, de voyages avec son père, comme s'il vivait encore avec nous. »

Conclusion

Dans ses fantasmes, Nathalie restaure l'unité familiale de la famille de son enfance. Ce déni ne permet pas le désinvestissement progressif du père séparé, c'est tout le travail psychique de la séparation qui est paralysé.

Dans l'étude de ce cas, le Moi de Nathalie recourt massivement au *déni* qui est l'un des mécanismes de défense fréquemment mis en œuvre par les enfants de parents divorcés. Le déni est « un mode de défense consistant en un refus par le sujet de reconnaître la réalité d'une perception traumatisante… ». Le refus par Nathalie de reconnaître le divorce de ses parents, le remariage du père et la naissance d'un demi frère lui permet d'espérer la restauration de la famille unie de l'avant divorce.

Nous avons également relevé dans les dessins de la famille de ces enfants de parents divorcés, le recours au *clivage.*

Le terme de *clivage* désigne « la coexistence, au sein du moi, de deux attitudes psychiques à l'endroit de la réalité extérieure en tant que celle-ci vient contrarier une exigence pulsionnelle : l'une tient compte de la réalité, l'autre dénie la réalité en cause et met à la place une production de désir. Ces deux attitudes persistent côte à côte sans s'influencer réciproquement. » Le cas de Martine en est un exemple.

OBSERVATION N° 1 – Martine, ou : Les rendez-vous manqués

Martine est âgée de 12 ans. Ses parents ont divorcé l'année dernière. Le divorce a été prononcé par consentement mutuel, et la garde de Martine a été confiée à la mère, institutrice. Le père, représentant de commerce, aura la garde de Martine une fin de semaine sur deux et durant la moitié des vacances scolaires. Depuis que le père a quitté le foyer familial, les résultats scolaires de Martine ont chuté, et des crises de colère, parfois violentes, éclatent sans motif valable. Jusqu'à présent cantonnées au foyer familial, des crises de colère éclatent en classe, des disputes avec ses camarades de classe ont été signalées sur le dernier bulletin scolaire.

Martine arrive à sa séance de psychothérapie, la mine renfrognée, apparemment de mauvaise humeur : elle claque la porte, tire bruyamment sa chaise, salue d'une voix sourde, à peine audible, puis se tait. Interrogée sur le déroulement de la semaine, elle répond d'une voix stridente, inhabituelle : « Avec lui, c'est toujours la même chose. Il promet et puis… rien ! C'était *notre* week-end… il a décommandé… juste quand j'allais partir ! J'avais déjà mis mon manteau… La dernière fois, il devait venir me chercher à la maison, eh bien… il n'est pas venu…. c'est nul ! »

« C'est nul ! », c'est aussi la seule réponse qu'elle donnera lorsqu'elle sera invitée à exprimer ce qu'elle ressent quand son père ne respecte pas ses engagements. Par contre, Martine devient prolixe quand nous lui demandons comment elle explique l'attitude de son père. « C'est elle ! C'est de sa faute à elle ! » « Elle » étant la nouvelle amie de son père et qui, selon Martine, ne serait pas d'accord lorsque son père doit venir la chercher, « même pour un Mac Do ! ». Puis, Martine énumère une longue liste « des manigances » de « cette sale femme qui pousse Papa à faire de telles choses ! »

Martine dénie la réalité qui est celle d'un père qui depuis son départ du foyer conjugal n'a jamais accordé à sa fille ni le temps, ni les marques d'attention et d'affection qu'elle désire. D'un père qui ne tient jamais ses promesses, qui n'entend ni les plaintes, ni la demande de sa fille. Alors Martine substitue à cette réalité douloureuse une réalité qui disculpe le père : c'est la nouvelle amie de son père qui est à l'origine des manques paternels, qui s'oppose à leurs sorties. Ce faisant Martine peut conserver une image paternelle conforme à son désir. Mais le prix à payer est lourd : baisse des résultats scolaires, détérioration des relations avec les pairs, risque de déséquilibre psychologique.

Maurice Berger souligne la force du clivage qui assure à certains enfants incapables de supporter la séparation de pouvoir survivre psychiquement.

LA PATHOLOGIE DU LIEN CHEZ LES ENFANTS PLACÉS DANS UN FOYER OU DANS UNE FAMILLE D'ACCUEIL

Il s'agit le plus souvent d'enfants placés dans un foyer ou dans une famille d'accueil par décision de justice pour diverses raisons. À cause d'un climat familial très perturbé (alcoolisme, toxicomanie, inadéquation éducative des parents). Il peut s'agir d'enfants de parents divorcés, à la demande d'un(e) conjoint(e) qui ne pouvait plus faire face à la situation. Les cas d'enfants en état de délaissement nés d'adolescentes célibataires en situation de rupture familiale et sociale ne sont pas rares. L'enfant qui a vécu ces situations traumatisantes, qui en a beaucoup souffert, refuse pourtant d'être séparé de ses parents. Il essaiera de justifier cette situation, allant même jusqu'à idéaliser ses parents. Il devient alors très difficile d'aborder avec ces enfants la relation parents-enfants. Si ces enfants, insiste Maurice Berger, s'autorisaient à mesurer l'ampleur de l'inadaptation, de l'incompétence parentale, ils seraient confrontés à « des parents angoissants, parfois terrifiants » (p. 104). Pour ces enfants, la séparation est un traumatisme qu'ils ne parviennent que très difficilement à intégrer dans leur psychisme. Charlène fait partie de ces enfants.

OBSERVATION N° 2 – Charlène et ses monstres

Charlène est âgée de huit ans et demi, mais chétive et pâle, elle a la taille d'un enfant de sept ans. L'assistante sociale de l'école a signalé l'enfant aux services sociaux. Après enquête, il s'avère que l'enfant vit dans un milieu pathogène. Le père de Charlène qui n'a pas reconnu l'enfant a quitté le foyer familial il y a deux ans environ. La mère ne peut pas donner de date exacte « parce qu'il revient de temps à autre, jamais plus d'un jour ».

Il y a trois ans, un incendie s'est déclaré au petit matin dans le logement : une cigarette restée allumée alors que les parents, ivres, s'étaient endormis. Réveillés par la fumée, ils parviennent à quitter leur logement…. oubliant Charlène et son frère qui souffriront de brûlures au second degré. Charlène et son frère sont alors placés dans une famille d'accueil. Au bout d'un an, la famille déclare « être au bout du rouleau. Comment leur faire comprendre qu'il faut rentrer à la maison après l'école et ne pas aller traîner au Centre commercial ! C'est pas compliqué, pourtant ! Et tous les jours, c'est la même chose ! » Au cours de l'entretien, il apparaît que les retards quotidiens de Charlène et de son frère, surtout au moment de se mettre à table, « tapent sur les nerfs » du mari. Finalement, les repas se terminent en disputes de plus en plus violentes dans lesquelles le couple est progressivement partie prenante, se reprochant réciproquement de ne pas avoir su « les tenir ». Depuis quelques semaines, le mari arrive très en retard à la maison et sa femme s'inquiète. Mais, ce qui exaspère le couple, ce sont « les jérémiades » des enfants réclamant constamment leur mère ! « Si on peut appeler ça une mère ! Jamais une visite, jamais un appel téléphonique, même pas pour un anniversaire… »

Les éléments de l'enquête signent l'inadéquation parentale : Charlène participe aux beuveries nocturnes de sa mère et de ses amis. Durant les courts passages du père, des scènes de violence éclatent nécessitant l'intervention de la police. Sous-alimentée, manquant de sommeil, chaque matin, l'enfant arrive en retard à l'école et ne tarde pas à s'endormir sur son pupitre.

Une évaluation psychologique est demandée comme complément d'enquête, mais aussi suite à « une crise » de Charlène lors de la visite médicale à l'école. Voyant l'assistante sociale arriver en classe et lui demander de la suivre sans lui préciser qu'il s'agissait d'une visite médicale, l'enfant a cru qu'on venait, à nouveau, la chercher pour être placée. Charlène, accrochée à son pupitre, appelle sa mère en hurlant et pleurant tout à la fois.

Le jour de l'entretien, Charlène arrive à l'heure. Elle a un visage de « petite vieille », elle sourit, mais son sourire est triste et sa maigreur alarmante. C'est l'hiver, il a neigé toute la nuit et ce matin la température est de moins 30 degrés. Je remarque alors que Charlène est chaussée de sandales avec des chaussettes en laine qui lui arrivent à peine aux genoux. Elle porte une robe légère et par-dessus un pull-over.

L'entretien démarre lentement : Charlène sourit, répond par monosyllabes aux simples questions concernant sa famille : « As-tu des frères ? Et des sœurs ? » Aller plus avant, à ce stade, mobiliserait les défenses. Je demande alors à Charlène de me raconter sa journée. L'enfant raconte spontanément que ce matin, sa maman n'a pas entendu le réveil sonner, et qu' « il a fallu faire vinaigre ! Il y avait la visite ! J'me suis habillée vite fait » À ma question lui demandant si elle avait quand même eu le temps de déjeuner, Charlène répond, tout naturellement : « Oui, maman m'a versé un bol de vin ».

Charlène sourit, parle peu, mais dessine avec facilité. Les dessins de Charlène nous révèlent un vécu intérieur déshumanisé, peuplé uniquement de monstres, de dinosaures. Tous sont dessinés en noir, couleur de la tristesse mais aussi de l'anxiété et de la culpabilité. Quand « le chef des monstres » est capturé et mis en cage, « un troupeau de gros monstres » arrive pour le libérer.

Une certaine agressivité-haine inconsciente est ressentie à l'égard de l'image paternelle à la fois toute puissante et terrifiante (le chef des monstres). Mais, ce dernier va perdre sa puissance, (il est prisonnier, enfermé dans une cage). Immédiatement, le Moi met en jeu un mécanisme de défense, *l'annulation rétroactive*, le chef des monstres est libéré : ainsi, le Moi de l'enfant ne craint plus la colère de l'image paternelle terrifiante.

Par ce mécanisme, « le sujet s'efforce de faire en sorte que des pensées, des paroles, des gestes, des actes passés ne soient pas advenus ; il utilise pour cela une pensée ou un comportement ayant une signification opposée ». Charlène tente d'éviter que l'image terrifiante du père ne ressurgisse. C'est de la force des défenses que vient le désir de l'enfant de rester ou de revenir, s'il est placé dans un foyer d'accueil, dans sa famille d'origine quels que soient les mauvais traitements qu'elle lui inflige ou quel que soit le climat pathogène régnant. Indépendamment de la qualité de vie qu'une famille d'accueil puisse offrir à ces enfants, leur famille d'origine sera toujours supérieure à leurs yeux.

Nous avons également relevé la présence de ce mécanisme de défense, le clivage, dans les dessins de la famille des enfants de mères monoparentales adolescentes. Ces enfants étaient placés dans des foyers d'accueil après avoir connu une relation mère-enfant entrecoupée de multiples placements suivis de séjours de courte durée auprès de la mère qui depuis quelques mois ne donne plus signe de vie : rappelons-nous l'histoire de Myriam attendant en vain aux heures de visite l'arrivée de sa mère. (*Étude de cas n° 7 - Myriam ou l'éternelle attente*).

La séparation peut être si douloureuse, si insupportable qu'il n'est pas rare que des idéations suicidaires surgissent. Dans les dessins et les récits des enfants de mères adolescentes célibataires, nous avons relevé le recours au déni et du clivage, mais aussi des indices *de tendances suicidaires s'inscrivant sur un fond dépressif* (*Études de cas : n° 7, Myriam, ou l'éternelle attente ; n° 8, Pauline, Johanne, Mélissa et les autres*).

LES PARENTS FACE À LA SÉPARATION

Le travail psychique de la séparation et ses avatars ne concerne pas uniquement les enfants de parents divorcés ou les enfants placés dans des familles d'accueil. Pour certains parents, le ressenti de la séparation suite à un divorce ou au décès d'un enfant est si douloureux qu'ils ne peuvent pas l'intégrer dans leur psychisme. Le parent divorcé doit accomplir le travail psychique de la séparation, alors que c'est le travail de deuil que doit assumer le parent suite au décès de son enfant.

Le travail de deuil et le travail psychique de la séparation ne sont pas deux concepts superposables. Au terme du travail de deuil (complexe et douloureux), l'objet aimé, à jamais disparu, est désinvesti, mais son souvenir demeure, alors que dans le travail psychique de la séparation l'objet séparé est toujours présent dans la réalité et jamais totalement désinvesti. Il peut s'ensuivre une pathologie du travail psychique de la séparation.

De même, le travail de deuil devient interminable, pathologique lorsque la relation avec l'objet disparu ne peut être rompue. Si les deux concepts ne sont pas superposables, *leur pathologie à l'un comme à l'autre a toujours des effets néfastes sur l'équilibre psychique de l'enfant.*

Ainsi, nous avons vu précédemment comment Mme R., qui n'a pu surmonter l'éclatement de son couple, parentifie son fils Ludovic pour lutter contre sa dépression (*Étude de cas, n° 2*).

Le deuil pathologique de Mme T. conduit son fils, classé dans les premiers de classe, à un échec scolaire massif et à un profond mal être qui inquiètent suffisamment la mère pour qu'elle sollicite un entretien malgré les résistances de son mari.

ÉTUDE DE CAS N° 11 – Sébastien, ou : comment être un bon élève quand on a perdu la tête ?

C'est par téléphone que Mme T. demande « d'urgence » un rendez-vous : Mme T. dit être très inquiète des crises d'angoisse que ressent quotidiennement son fils avant d'aller en classe. Ces crises d'angoisse succèdent ou accompagnent des vomissements et des céphalées. Ces symptômes sont présents depuis quelques semaines déjà. Lorsque sa mère l'interroge sur ce qui pourrait provoquer cette angoisse, Sébastien ne fait que répéter son refus d'aller à l'école. « Il se bloque, son visage est fermé, ses yeux baissés ».

Mme T. accepte l'entrevue familiale que je lui propose : « Toute la famille sera là » affirme-t-elle d'un ton qui a retrouvé un peu de sérénité.

Mme T. est traductrice et Mr T. est décorateur. Le fils aîné termine ses études secondaires.

Le jour de l'entrevue, Mme et Mr T. accompagnés de Sébastien arrivent en avance. Le fils aîné est absent : « Je n'avais pas compris, oh ! », s'exclame Mme T. Elle choisit la première la chaise située à gauche. Monsieur T. prend alors place à la gauche de sa femme. Sébastien qui attendait, immobile, le regard fixé sur ses parents, vient s'asseoir à côté de son père. Mme T. tire alors sa chaise vers l'avant.

X	X	X	X
	X (Mr T.)	**X** (Sébastien)	X
X (Mme T.)			
	X (Thérapeute)		

À la question : « Quel est le problème ? » lancée à la famille, la mère répond rapidement : « Tout tourne autour de la 5ème année ». Immédiatement, le père d'une voix sourde, rétorque : *« J'aime mieux ne pas en parler...... du tout*. Il s'est passé un évènement, exactement quand Sébastien était en 4ème année qui l'a touché... qui nous a tous touchés... c'est que, ça... ça a révélé en quelque sorte les difficultés que Sébastien pouvait avoir. Mais, euh, pour ne rien... vous cacher... c'est la perte d'un enfant... le frère de Sébastien ». Mr T. recule bruyamment sa chaise, croise les bras sur sa poitrine et détourne la tête : *« C'est tout.* ». La force des résistances de Mr T. dès le début de l'entrevue nous conduit à recadrer l'entrevue sur l'échec scolaire de Sébastien, motif de la demande de consultation, tout au moins au niveau manifeste.

Rapidement, les positions divergentes des parents s'affirment. D'un ton ferme, Mr T. reprend la parole : « Je ne suis pas d'accord avec ma femme qui pense, elle, que c'est le choc qui a pu créer un... un... un déséquilibre psychique qui a fait que Sébastien a pu prendre du retard. Il est certain que ça n'a pas arrangé les choses... Mais, moi...je me pose toujours la question : est-ce que cela n'existait pas *légèrement avant* ? Il se pourrait très bien qu'il y avait quand même quelques lacunes dans sa formation scolaire.... auparavant....qu'on n'avait pas décelées.[6] Ce serait un blocage d'apprentissage normal, comme on en trouve chez d'autres enfants ».

Mme T. rejette avec force cette hypothèse. Les difficultés scolaires de Sébastien sont apparues en 4ème année, « il avait

[6] David, M., 1989. *Le placement familial. De la pratique à la théorie*. Paris, E.S.F.

8 ans et 9 mois. L'année précisément où son frère Mathieu est décédé. Avec Sébastien, c'est pas son cas.[7] *Il y a une cause à trouver*. Quelle qu'elle soit... mais, il y a une cause à trouver. » Invité à nous dire quel était ce problème, Sébastien semble soulagé de pouvoir s'exprimer ? De pouvoir ainsi mettre fin à la divergence d'opinions de ses parents ? Sébastien nous apprend qu'il s'évade durant les heures de classe au point de ne pas pouvoir terminer son travail à temps. Les résultats scolaires qui étaient bons avaient alors chuté. Puis, cette tendance à s'évader s'était effacée et les résultats scolaires s'étaient améliorés. Or, depuis que Sébastien est en 5ème année — classe que fréquentait son frère au moment de son décès — les difficultés scolaires ont réapparues, amplifiées. L'enseignante — qui a été celle de Mathieu — supporte mal les moments d'évasion de Sébastien qu'elle « rappelle sans cesse à la réalité ».

Sébastien poursuit, toujours à voix basse : « Quelquefois, je pense à Mathieu, quelquefois j'oublie... J'ai pensé à autre chose... des choses qui se sont passées dans la journée. Je me dis : « Qu'est-ce que je pourrais bien penser pour partir de la classe ? » L'enseignante ne supporte pas non plus l'attitude récemment adoptée par Sébastien. L'enfant baisse constamment les yeux : quand l'enseignante lui fournit une explication ou l'interroge, lorsqu'il doit répondre ou réciter. «Il n'y a plus moyen de communiquer » se plaint-elle. Elle a donc fait appel au psychologue scolaire qui, avec l'autorisation des parents, vient observer dans la classe comment se déroule la communication entre l'enseignante et Sébastien. C'est approximativement à partir de cette date que les troubles psychosomatiques de l'enfant ont ressurgi. Sébastien spontanément fournit l'explication : « Si je baisse les yeux, c'est parce que je ne peux pas me boucher les oreilles… Je ne veux plus l'entendre me répéter : « Quand je te regarde, je vois ton frère dans tes yeux ». Mme T. pleure silencieusement.

---

[7] J. Laplanche, J.B. Pontalis, 1969. *Vocabulaire de la psychanalyse*. Paris, PUF.

Un silence s'installe, rompu par Mme T. qui rappelle que le psychologue consulté à cette époque leur avait conseillé de « régler leur problème pour pouvoir aider Sébastien à régler le sien ». C'est à partir de ce moment que les circonstances du décès de Mathieu vont être abordées.

Mathieu était atteint d'une malformation cardiaque congénitale. Mr et Mme T. avaient été informés de l'extrême gravité de la maladie dont souffrait leur fils, et de la possibilité d'une mort subite. En réalité, les cardiologues avaient aussi averti Mr T. de la mort probable de Mathieu avant l'adolescence. Mais, Mr T. n'avait pas transmis cette information à sa femme.

Mme T. parle avec émotion de son fils décédé, « de sa grande intelligence ». Elle décrit « le duo Mathieu-Sébastien » dans lequel le premier rôle est toujours donné à Mathieu. Sébastien était chargé de veiller sur Mathieu lorsqu'ils allaient à l'école, mais aussi dans la cour de récréation. Il devait lui éviter tout effort inutile, même quand ils jouaient ensemble à la maison. Ils créaient des jeux. *« Mathieu était la tête, Sébastien était les jambes....ils ne faisaient qu'un. »*

Mme T. fait alors le récit du décès de Mathieu : « Nous nous étions absentés mon mari et moi. Une demi-heure, juste une malheureuse demi-heure. Jamais, je ne les laissais seuls, jamais ! Quand nous sommes revenus, il y avait l'ambulance des pompiers, Urgence Santé (l'équivalent du SAMU en France) devant la porte, les voisins pleuraient. J'ai compris qu'un malheur venait d'arriver... J'ai couru comme une folle.... Sébastien, livide, sanglotait : « J'ai rien fait ! J'ai rien fait ! ». J'avais beau lui dire : « Mais si, tu as appelé les pompiers, le 911, tu lui as fait du bouche à bouche », il continuait (très long silence et à voix basse), Mathieu était allongé, le médecin près de lui... les secouristes, les appareils, tout était là... *sauf les petites voitures.* Moi, je n'arrivais pas à y croire... parce que si je ne m'étais pas absentée... constamment je revois la... ». Mr T. interrompt sa femme : *« C'est ça le problème* ! *C'est ça la cause que tu cherches* ! Croyez-le ou non, ma femme vit comme si Mathieu était encore avec nous. Hélas, il n'est plus là ! Rien dans sa chambre n'a changé. Sa robe de chambre est toujours accrochée à la même place et ma femme la lave régulièrement... Elle fleurit la chambre en même temps que les autres pièces, fête son anniversaire. Je lui dis sans cesse qu'il faut transformer cette pièce, eh bien, elle l'a fermée à clé ! » Mme T. reste silencieuse, s'essuie discrètement les yeux.

La problématique familiale est double. Fondamentalement, il y a celle *du deuil* : deuil d'un fils, deuil d'un frère ; la seconde étant la culpabilité qui habite tous les membres de la famille.

Pour Mme T. presque deux ans après le décès de Mathieu, le travail de deuil n'est pas encore accompli. Sur la base du discours tenu par Mme T. lors de l'entrevue familiale, il nous semble possible de parler de deuil pathologique tel que décrit par Freud dans *Deuil et mélancolie* (1905) *et Études sur l'hystérie* (1899) : Mme T. se sent responsable de la mort de Mathieu en ayant laissé Mathieu et Sébastien seuls. La rupture du lien avec l'objet disparu n'est pas encore faite. Mme T. agit comme si Mathieu était encore vivant (la chambre restée telle quelle et fleurie, la robe de chambre régulièrement lavée, l'anniversaire fêté). Enfin, l'image de Mathieu allongé et Sébastien livide, sanglotant ne la quitte pas.

Chez Sébastien, le travail de deuil n'a pas pu se faire et l'on peut également parler de deuil pathologique : l'enfant se sent coupable de la mort de son frère auquel il pense lorsqu'il est en classe et auquel il rêve régulièrement. Sa culpabilité s'exerce à différents niveaux. En premier lieu, l'enfant se sent coupable : investi par la mère garde-du-corps de son frère, il n'a pas su le protéger. De plus, Sébastien a dû maintes fois raconter le drame. « On était assis... tout le temps. On s'amusait avec *nos petites voitures*. Mathieu s'est levé... et aussitôt, il est tombé. » Sébastien a tout de suite téléphoné à Urgence-Santé et aux pompiers. Quand ces derniers sont arrivés, Sébastien, racontera un des pompiers « blanc comme si c'était lui qui était mort », tentait de réanimer son frère. « Ça faisait pitié de voir ça.... ce petit qui pleurait et essayait de faire du bouche à bouche à son frère qui était déjà mort ».

La seconde problématique est celle de *la culpabilité*. Mme T. et de Sébastien ne sont pas les seuls à se sentir coupables, car si Mr T. accepte la perte de son fils, il nie le lien qui peut exister entre les difficultés scolaires de Sébastien, son refus d'aller en classe, ses troubles psychosomatiques. En recourant au déni, le Moi évite ainsi d'être en proie à des sentiments de culpabilité. Cependant, Mr T. se sent lui aussi coupable : coupable de ne pas avoir communiqué à sa femme le pronostic concernant la durée de vie de Mathieu que lui avait transmis le cardiologue lors d'une visite de Mathieu à l'hôpital. Au cours d'un appel téléphonique quelques jours après l'entrevue, il nous dira avoir eu peur des réactions de sa femme et de l'impact qu'elles pourraient avoir sur Mathieu, sur la famille. Il ne sait plus « comment faire », mais s'opposera à la proposition de trois entretiens familiaux avec possibilité de poursuivre.

La culpabilité joue également un rôle important dans le fonctionnement psychique de Mme T. Elle se sent coupable de s'être absentée en laissant les enfants seuls. Mais, une question reste pour elle sans réponse : où étaient *les petites voitures* avec lesquelles Sébastien disait jouer au moment du drame ?

Durant les mois qui ont suivi le décès de Mathieu, Mme T. n'a cessé de poser cette question à Sébastien malgré les crises de larmes qu'elle déclenchait. Souvent, il lui arrive encore de l'interroger. La mère s'englue dans une attitude persécutrice en persistant à poser une question dont elle connait, inconsciemment, la réponse, et contribue ainsi à entretenir la culpabilité de Sébastien sans qu'aucune clarification des circonstances du drame ne soit apportée.

Au cours de la psychothérapie qu'entreprendra Sébastien, l'enfant racontera qu'ils jouaient « à faire les voitures » en marchant autour de la table. « On ne courait pas... c'était interdit... Maman l'avait interdit ». (silence) « Mais, on marchait peut-être vite ».

L'enfant se sent aussi coupable vis-à-vis de sa mère, de son chagrin inconsolable, responsable des disputes qui maintenant éclatent souvent entre ses parents et dont il est toujours la cause directe ou indirecte : ses mauvais résultats scolaires, son refus d'aller à l'école.

Dessin de la famille

Comportement durant l'exécution

La consigné donnée : « Dessine une famille», Sébastien jette un regard sur la boîte de crayons de couleurs, choisit le crayon, le papier, soupire et commence à dessiner.

L'enfant semble mal à l'aise. Les épaules rentrées, les doigts crispés sur le crayon, il dessine d'abord le père.
Le dessin a été réalisé en 11 minutes.

Exécution du dessin et analyse

La tête dessinée en premier est objet de beaucoup de soin : les yeux sont grands, la pupille est présente ; les cheveux et la barbe fournie — symboles sexuels — sont aussi dessinés avec soin, mais la bouche — organe de communication — est peu visible, cachée par la barbe. Une ceinture sépare le tronc du bas du corps. Les détails sur les chaussures — symboles phalliques — sont nombreux et pourraient traduire l'intérêt que porte Sébastien à la sexualité ou les questions qu'il se pose à son sujet. Les mains possèdent chacune quatre doigts.

Avant de commencer le dessin de la mère, Sébastien s'arrête, soupire et commence à dessiner. La tête (siège de l'intelligence) est disproportionnée par rapport au corps. Ce qui retient tout de suite l'attention, c'est l'absence totale de cheveux (symbole sexuel). L'importance donnée au regard se retrouve, ici : yeux très grands, pupilles, sourcils. La bouche linéaire est plus grande que la moyenne. Le corps est séparé en deux par un trait. Les bras le long du corps (signe de tension) n'ont pas de mains, (organes de contact) et ressemblent à des griffes (agressivité). Les souliers (symbole phallique) sont très grands, dessinés avec soin.

Enfin, Sébastien parait plus détendu lorsqu'il commence à dessiner « le bébé dans son carrosse », (terme utilisé au Québec pour désigner une voiture d'enfant). La mère se penche vers son mari creusant ainsi un écart entre elle et le bébé.

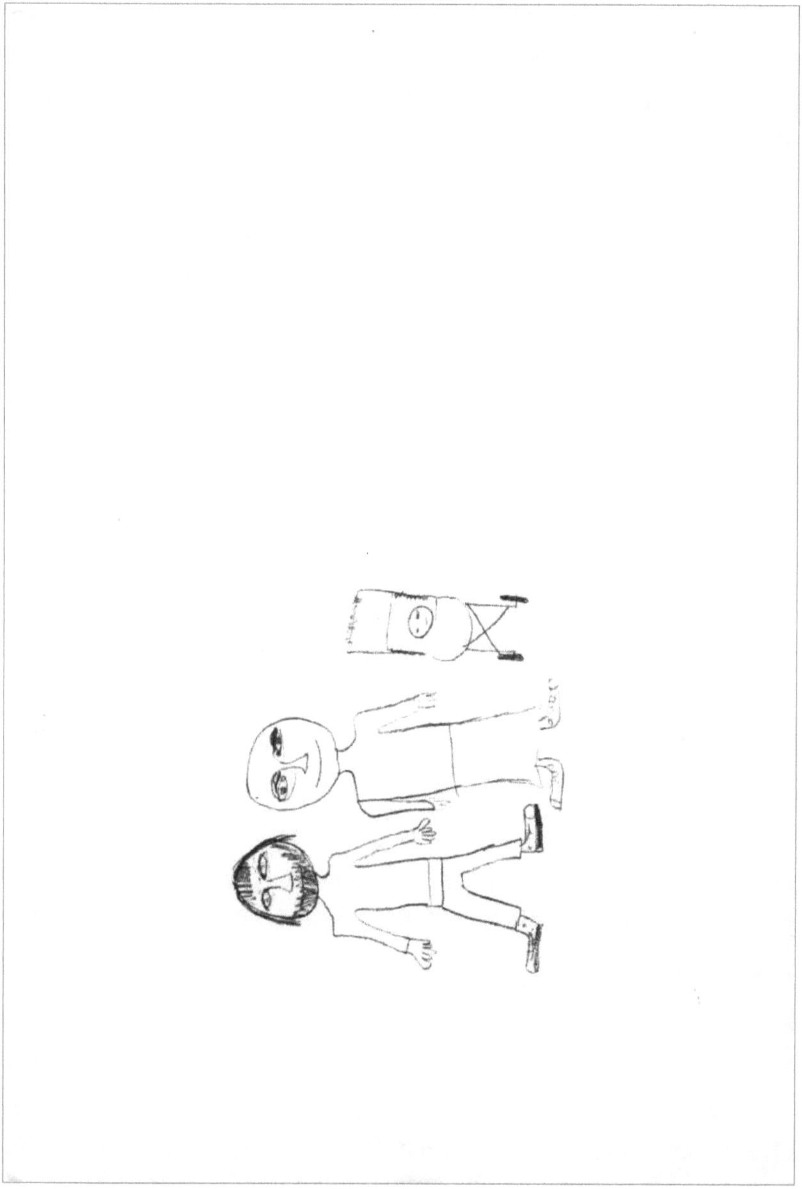

Dessin n° 11 – Sébastien, ou : comment être un bon élève
quand on a perdu la tête ?

Le récit

« Un père, une mère et le bébé. »

Comme on le voit, il s'agit plus d'une énumération des personnages dessinés que d'un récit. Lorsque nous interrogeons l'enfant sur ce que font ces personnages, Sébastien les immobilise immédiatement : « Ils se font prendre en photo.»

Le plus gentil est «le bébé, il est sage. » Dans cette famille, « Ils sont tous gentils ».... « C'est une famille », ajoute Sébastien comme si c'était une évidence que les membres d'une famille ne peuvent être que gentils. Mais Sébastien semble agacé par ces questions. C'est le bébé que Sébastien souhaiterait être s'il pouvait choisir : *« Parce que c'est un bébé... il a encore beaucoup d'années à vivre ».*

Interprétation

Le dessin de la famille est situé dans la partie gauche de la feuille, celle de l'enfance, de la nostalgie. L'époque de sa vie où Mathieu était encore vivant. Le choix du crayon mine au détriment des crayons de couleurs mis à sa disposition révèle des affects dysphoriques.

Dans ce dessin de la famille revient la problématique de la mort. Pour Sébastien, l'âge d'or est celui du bébé « *parce qu'il a encore beaucoup d'années à vivre* ». Cette réponse pourrait également traduire une peur de la mort chez un enfant qui a assisté à la mort subite de son frère.

Le père occupe une place privilégiée dans le vécu de Sébastien : dessiné en premier, avec le plus de soin, il occupe la première place dans le dessin de la famille. La figure paternelle, virile, silhouette campée sur des pieds chaussés de souliers aux solides semelles semblerait apporter un sentiment de sécurité à l'enfant. Enfin, les contacts semblent faciles (bras en avant, présence des mains).

Les rapports de l'enfant avec la mère semblent plus difficiles. L'image maternelle est dévalorisée : la mère que dessine Sébastien est chauve (très rarement dessiné), alors que Mme T. a une abondante chevelure auburn. Cette dévalorisation de l'image maternelle signe l'agressivité que l'enfant ressent à son égard. La mère est perçue agressive (mains en forme de griffes) et les contacts semblent difficiles (bras le long du corps, distance mère-bébé).

Enfin, l'importance donnée au regard, tant dans le dessin du père que dans celui de la mère, pourrait traduire la crainte ressentie par Sébastien de voir sa version du décès de son frère découverte, la mère n'abandonnant pas son questionnement. Le Moi de Sébastien doit déployer une impressionnante quantité d'énergie psychique pour refouler l'agressivité ressentie à l'égard de la mère alors qu'il se sent responsable de sa douleur ; lutter contre les sentiments de culpabilité, les affects dysphoriques, au détriment de l'énergie psychique destinée aux apprentissages scolaires. À ces facteurs psychiques et familiaux, s'ajoutent des facteurs environnementaux : fréquentation de la même école de la classe qui avait été celle de Mathieu et de l'enseignante qui l'oblige à baisser les yeux pour ne plus l'entendre lui répéter : « Quand je te regarde, je vois ton frère dans les yeux ». (À nouveau, le regard qui peut aussi être « le mauvais œil ».)

Nous avons proposé une série de trois entretiens familiaux avec possibilité de poursuivre. Au terme du troisième entretien, Mr T. a exprimé le désir de ne pas poursuivre. Par contre, il a accepté que Sébastien puisse suivre une psychothérapie individuelle. Mme T. a également donné son accord et a exprimé le besoin de trouver *« la cause qui **m'appartient** »*. Elle est actuellement en psychothérapie d'orientation psychanalytique.

Chapitre IV

LES ENFANTS ET LES ADOLESCENTS DE FAMILLE MONOPARENTALE PATRICENTRIQUE

La rareté des études réalisées sur le développement socio-affectif de l'enfant et de l'adolescent de famille monoparentale patricentrique contraste singulièrement avec l'abondance de recherches menées sur cette même thématique pour les familles monoparentales matricentriques. Certainement parce que le nombre de foyers monoparentaux patricentriques est beaucoup moins élevé que celui des familles monoparentales matricentriques et que ce modèle familial est d'apparition récente. Même si les pères sont de plus en plus désireux de dépasser leur fonction de simple pourvoyeur pour s'impliquer davantage dans l'éducation de leurs enfants.

Peu de pères formulent une demande de garde exclusive des enfants, l'éducation ne les préparant pas à tenir le rôle de chef de famille patricentrique. D'autre part, nous assistons depuis quelque temps à une augmentation du nombre de demandes de garde partagée. Ainsi, au Canada entre 1994 et 2004, les gardes des enfants attribuées exclusivement aux pères et aux mères par décision de la Cour du divorce ont diminué au profit des gardes partagées. En 1991, 15% des pères ont obtenu du ministère de la Justice du Canada la garde à temps plein, 12% en 2004. À la même époque, le pourcentage des mères qui obtiennent la garde exclusive passe de 75% à 58%. Quant aux gardes partagées, leur pourcentage passe de 13% à 29%.

Il est intéressant de noter que lorsque la mère est d'accord, 60% des hommes obtiennent la garde à temps plein.

Les recherches réalisées sur les familles monoparentales patricentriques portent pour la plupart sur la socialisation des enfants et sur les relations père-enfants. Les chercheurs européens et nord-américains semblent s'accorder pour reconnaître la tendance des pères divorcés monoparentaux à présenter leurs enfants comme des enfants heureux. Leurs enfants sont heureux parce qu'eux-mêmes sont heureux avec leurs enfants, remarque G. Poussin (p. 247) [24]. Dans l'étude longitudinale menée au Canada par A.M. Ambert[1] auprès de pères et de mères divorcés, chefs de famille, les pères divorcés décrivent leurs enfants comme des enfants heureux, obéissants, respectueux et affirment que leur famille fonctionne bien. À l'inverse, les mères divorcées monoparentales ont une perception de leurs enfants bien différente. En effet, ces mères rapportent de sérieux troubles du comportement : vandalisme, délinquance, sexualité précoce, déviance, école buissonnière. Quelques-unes relatent des troubles mineurs : désobéissance, impolitesse, colère, faibles résultats scolaires.

Pour G. Greif[2], le désir profond des pères divorcés monoparentaux d'obtenir la garde de leurs enfants, les incite à se dévouer davantage, à établir une relation positive avec leurs enfants.

Les théoriciens d'orientation psychanalytique ont souligné l'importance de l'identification de l'enfant au parent de même sexe pour mener à bien la construction de son psychisme. Les théoriciens de l'apprentissage social ont, quant à eux, mis l'accent sur les aspects comportementaux du modelage social. L'influence du sexe du parent-gardien sur le développement socio-affectif de l'enfant a donc retenu l'attention des chercheurs.

En combinant différentes techniques, J. W. Santrock et R.A. Warshak[3] étudient le développement d'enfants de 6-11 ans élevés dans deux types de famille monoparentale : patricentrique et matricentrique qu'ils comparent à des familles intactes. Au terme de leurs travaux, les chercheurs constatent que l'enfant élevé par un parent-gardien de même sexe que lui a un développement social plus satisfaisant comparé à l'enfant élevé par un parent-gardien de

---

[1] Ambert, A.M., Difference in children's behavior toward custodial mothers and custodial fathers, *Journal of Marriage and the Family*, 1982, February, 44*(1)* : 73-84.

[2] Greif, G. Op. cit.

[3] Santrock, J.W., Warshak, R.A., Father custody and social development in boys and girls. *Journal of Social Issues*, 1979, 35*(4)* : 112-125.

sexe opposé au sien. Les garçons qui vivent avec un père divorcé ont un sentiment de bien-être et un niveau de connaissances supérieur à ceux des garçons des familles biparentales intactes. Ils ont un bon développement social, se montrent moins exigeants que les filles qui vivent avec leur père divorcé. Par contre, les garçons qui vivent avec leur mère divorcée ont de moins bonnes réponses aux mesures de compétence sociale que les filles des familles monoparentales matricentriques. Ils se montrent plus immatures, plus exigeants. Ces résultats recoupent ceux de Hetherington, Cox et Cox[4] dans leur recherche sur les enfants d'âge préscolaire et ceux de Salk (1978)[5].

Enfin, selon les conclusions de J.W. Santrock et R.A. Warshak, les pères divorcés ne se distinguent pas dans l'exercice de leur rôle de chef de famille des mères divorcées monoparentales.

Les conclusions de l'étude longitudinale menée par D.B. Downey et B. Powell[6] auprès d'adolescents et d'adolescentes âgés de 13-14 ans vivant les uns avec leur père divorcé, les autres avec leur mère divorcée ne recoupent pas celles de l'étude réalisée par Santrock et Warshak auprès d'enfants de 6-11 ans. Dans l'étude de D.B. Downey et Powell, les adolescentes ou adolescents qui vivent avec un parent divorcé de même sexe qu'eux ne se distinguent pas des adolescents ou adolescentes qui vivent avec un parent divorcé de sexe opposé pour les 35 items du questionnaire à contenu académique et psychosocial, comprenant notamment les points : comportement, déviance, interactions parent-adolescent, perception de soi, rendement scolaire, absentéisme, popularité, activités parascolaires. Cependant, l'encadrement pédagogique des adolescentes vivant avec leur père après le divorce parental semble meilleur que celui dont bénéficient les garçons vivant avec leur mère divorcée. Les filles vivant avec leur père divorcé ont à leur disposition un ordinateur, cadeau des pères qui épargnent déjà pour permettre à leur fille de poursuivre des études postsecondaires. D'après B. Downey et B. Powell, la discordance entre les résultats

---

[4] Hetherington, E. M., Girls without fathers, *Psychology Today*, 1976, Feb. p. 47-52.

[5] Salk, L., *What every child would like parents to know about divorce*, Harper and Collins, New York, U.S.A., 1978.

[6] Downey, D.B., B. Powell, Do children in single-parent households fare better living with same-sex parents ? *Marriage and Family*, 1993, 55*(1)* : 55-71.

de ces deux recherches traduirait l'atténuation progressive des bienfaits recueillis par les enfants de 6-11 ans qui vivent avec un parent-gardien de même sexe. À la fin de la période de latence, ces bienfaits commencent à diminuer pour disparaître à l'adolescence.

G. Greif s'est également intéressé aux relations fraternelles existant entre les enfants élevés dans une famille monoparentale patricentrique. Le chercheur observe un rapprochement entre les membres de la fratrie. Les enfants évitent de se disputer par peur de provoquer l'éclatement de la famille résiduelle. Ces enfants ont gardé le souvenir des querelles et des conflits qui opposaient leurs parents et qui ont conduit à la dislocation de la famille. Ils se protègent mutuellement en éloignant, grâce à cette conduite, la menace d'une seconde et douloureuse rupture familiale, ce qui leur permet en même temps de mieux s'adapter à leur nouvelle situation, celle de l'après divorce. Lorsque des disputes éclatent, c'est le père qui est pris pour cible. D'après Greif, les enfants, inconsciemment, défendent leur mère espérant regagner son affection ou maintenir la relation mère-enfants. Par ailleurs, les enfants refoulent leur colère dans le but de lui montrer que le foyer est prêt à l'accueillir chaleureusement ou, tout au moins, à rester en contact avec eux.

La rivalité fraternelle tire son origine de la compétition que se livrent les membres de la fratrie pour capter l'amour maternel. À la base de cette compétition se trouve la frustration ressentie par chaque membre de la fratrie, placé devant l'impossibilité d'avoir l'amour maternel pour lui seul.

La situation des enfants élevés dans une famille monoparentale patricentrique, telle que décrite par G. Greif, nous paraît semblable à celle observée par P. Cahn[7] auprès d'enfants placés en institution : l'absence de la mère supprime la frustration et, du même coup, la rivalité fraternelle. Dans la famille monoparentale patricentrique, particulièrement lorsque le contact avec la mère n'existe plus ou peu, les frères rivaux deviennent des alliés dans l'espoir de ramener la mère au foyer : le frère n'est plus le frustrateur, il ne peut donc pas être le rival. Dans ce contexte, les relations fraternelles cessent d'être socialisantes puisqu'elles ne

---

[7] P. Cahn, Les rapports fraternels hors du milieu familial, *Sauvegarde*, 1950, *5(7)* : 459-465.

résolvent pas le problème de la fixation à la mère et qu'elles suppriment ou atténuent la compétition, facteur de socialisation.

Enfin, G. Greif observe également que les enfants qui ont gardé le contact avec leur mère se montrent préoccupés à son sujet. L'auteur avance deux explications : les enfants sont préoccupés parce qu'ils jugent la situation de leur mère précaire comparée à la leur ou l'attachement à leur mère, qu'ils ont mieux connue que leur père, a gardé toute sa force.

Un des apports les plus novateurs de ces recherches anglo-saxonnes réside, essentiellement, dans la prise en considération du parent biologique non gardien, trop souvent perçu comme « non-parent ».

En Belgique, les sociologues mettent l'accent sur une pluralité de problèmes pour expliquer les difficultés auxquelles doit faire face l'enfant élevé dans un foyer patricentrique : isolement social combiné à des problèmes de santé du père ou de l'enfant, revenus insuffisants car l'appauvrissement économique est presque toujours présent. Les difficultés scolaires sont rarement absentes, et l'enfant de famille monoparentale patricentrique court trois fois plus de risques d'être orienté vers l'enseignement spécialisé. Pour certains enfants, l'isolement dû à un manque d'affection pourrait les conduire vers la délinquance ou le suicide. Ces enfants se trouveraient en situation de maltraitance par négligence due à l'incapacité du parent à répondre aux besoins psychologiques de l'enfant (affection, stimulation).

Les propos de l'anthropologue et sociologue québécoise Renée B. Dandurand viennent donner une autre couleur, un autre sens à cette description de la famille monoparentale patricentrique. Pour Renée B. Dandurand (2002), ce n'est pas la structure familiale (biparentale, monoparentale, recomposée) qui est le facteur le plus déterminant dans les difficultés cognitives, affectives ou scolaires que peut rencontrer l'enfant de famille monoparentale patricentrique, mais la qualité du climat familial, l'absence de conflits, le maintien d'une relation positive avec le parent non gardien. Les histoires de famille de Dominic et de Laurent en sont l'illustration même.

ÉTUDE DE CAS N° 12 – Dominic et sa famille bien heureuse, bien heureuse

Dominic fréquente une des écoles où se déroule notre recherche « La représentation de l'école chez des enfants de familles monoparentales à l'aide du « Dessin de l'école réelle et de l'école imaginaire ». » (H. Caglar) [6]

L'enfant est âgé de 8 ans et 7 mois. Ses parents ont divorcé alors qu'il avait 7 ans. Dominic et son frère Étienne âgé de 6 ans et 6 mois vivent avec leur père. Le contact avec la mère est maintenu et les enfants la rencontrent tous les 15 jours, sans résidence.

Selon le directeur de l'école, Dominic est un garçon intelligent, mais il présente des difficultés de comportement en classe : les conflits et les batailles avec les pairs sont fréquents, et l'enfant manifesterait une opposition face à l'autorité.

Dessin de la famille

Comportement durant l'exécution

Dominic paraît soucieux et interroge tout de suite : « Ma famille ? ». Il ne manifeste rien à la réponse lui laissant le choix. « Bon » prononce-t-il à mi voix, soupire, pose sa tête sur son bras et se met à dessiner. Dominic s'appliquera tout au long de l'épreuve.

Dominic dessine sa famille actuelle, une famille monoparentale patricentrique dans laquelle il vit depuis le divorce de ses parents.

Il se dessine en premier : la tête, le tronc, les membres inférieurs, puis le bras droit. Dominic, toujours appliqué, dessine le père selon le même ordre d'exécution. Il réunit les deux personnages en dessinant les bras manquants et termine par le dessin de son frère en répétant la même séquence graphique.

Le récit

« Il existait une famille bien heureuse au Canada et *c'était ma famille bien heureuse*. Bien heureuse. Bien heureuse à cause de… partager… on s'aimait beaucoup, pis… euh… on s'entraidait… Un moment donné, moi j'ai beaucoup aidé mon père à quelque chose. Des fois quand on aide quelqu'un on peut avoir une récompense. C'est ça que j'aime, de récompenser. Souvent, des fois, quelqu'un oublie d'aider quelqu'un, pis des fois l'autre pleure, pis… pis… on arrive à le consoler… Euh… *Pis, mon père, moi, mon frère, on aime vivre ensemble…* on joue ensemble… on aime vivre nous trois… ; pis ma mère, *j'aimerais ça vivre avec elle, aussi…* Euh, c'est à peu près tout. »

Questions subsidiaires

Le père est le plus heureux dans cette famille : « Mon père est heureux des fois, y aime son travail, et des fois y augmente plus la paye. » C'est son frère le plus malheureux : « Des fois, mon frère, des fois, moi. Mon frère est triste parce que quand mon père, des fois, m'amène au restaurant, aux Canadiens (équipe de hockey). Des fois, on va chez le médecin. Des fois, il est triste quand y reste à la maison avec une gardienne. »

Interprétation du dessin

Le dessin a été réalisé en 12 minutes.

Le personnage dessiné en premier est généralement celui qui a une signification particulière pour le dessinateur. Interrogé à la fin de la réalisation du dessin, Dominic nous explique avec force détails que « c'est plus facile de même… Faut que Papa soit juste au milieu, juste entre moi et mon frère (prend son dessin entre les deux mains, le regarde attentivement). C'est ça, oui… euh… c'est ça (silence), et aussi, c'est plus facile pour les bras parce que… euh… les bras y faut qui… qui (montre du doigt son bras et celui de son père réunis, puis l'autre bras du père et celui d'Étienne. Il s'agirait plus d'un choix de facilité d'exécution du dessin qu'un choix affectif. Dans le dessin de chaque personnage, nous relevons :

- un soin équivalent dans le dessin de chaque personnage
- la présence des organes de contact : mains (cinq doigts), pieds (contact avec le monde extérieur)
- la présence des mêmes organes de communication : yeux avec pupille, bouche
- chevelure présente, mais variant selon les personnages
- détails vestimentaires semblables, en nombre équivalent.

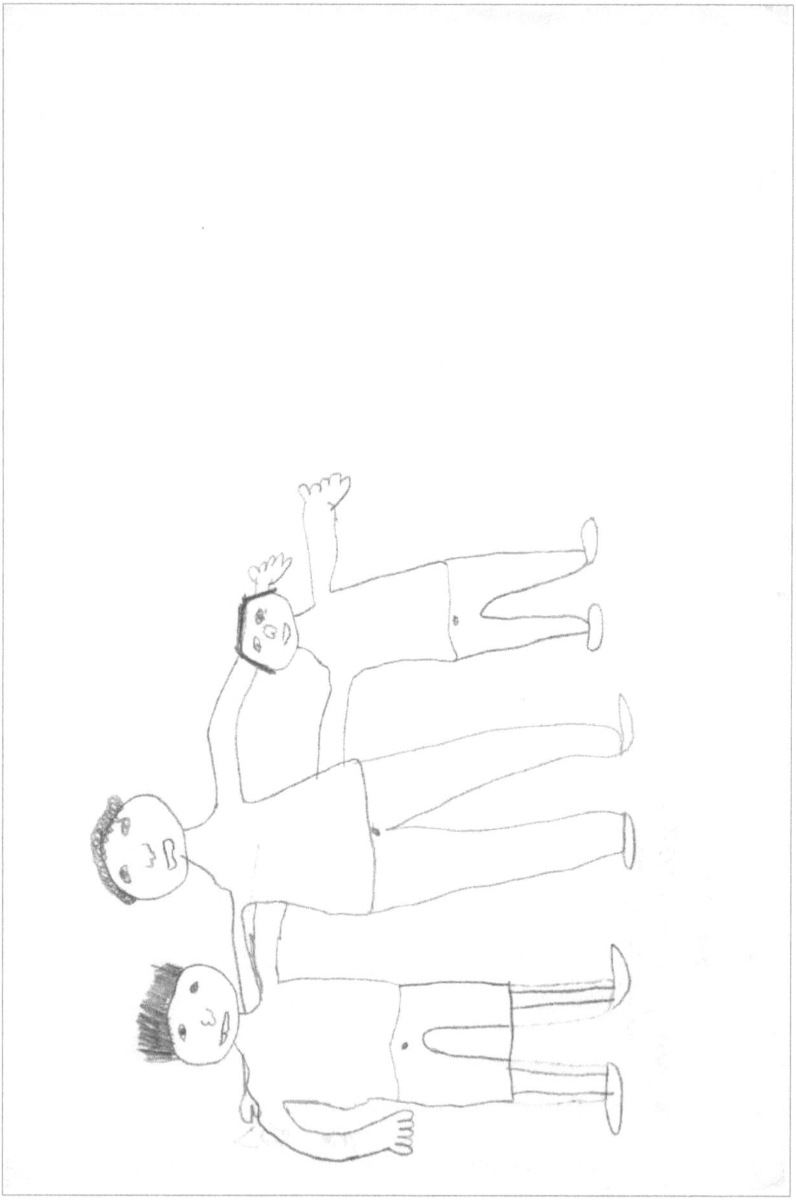

Dessin n° 12 – Dominic et sa famille bien heureuse, bien heureuse

Le dessin de la famille est situé dans la zone gauche de la feuille, c'est-à-dire dans la zone du passé, de l'affectivité. Si Dominic dessine sa famille actuelle, celle de « l'après divorce », il éprouve néanmoins une certaine nostalgie de « sa famille d'avant », sa « famille bien heureuse, bien heureuse ».

La taille de Dominic âgé de 8 ans 7 mois est presque équivalente à celle du père. Cela peut s'expliquer par le rôle de consolateur, de soutien du père que l'enfant dit avoir tenu.

Enfin, l'impression générale qui se dégage de ce dessin de la famille, est celle d'une famille unie, solidaire (père au milieu de ses deux fils, se tenant par les épaules, les pieds bien posés sur le sol).

Interprétation du récit

Nous retrouvons dans le récit les deux traits saillants relevés dans le dessin :

- Un ressenti de bien-être psychologique : « mon père, mon frère et moi on aime vivre nous trois.... On aime vivre nous trois. »
- mais, la nostalgie de la famille de « l'avant divorce », de sa « famille bien heureuse » est bien présente doublée du regret de l'absence maternelle.

ÉTUDE DE CAS N° 13 – Laurent, sa mère-robot et le chat

Laurent est âgé de six ans et demi. Enfant unique, ses parents ont divorcé quand il avait cinq ans. Le divorce met fin à une longue suite de ruptures, chaque fois provoquée par la mère : après une dispute violente, elle quitte le foyer « en claquant la porte » et en nous injuriant, souligne son ex-conjoint. Et puis, elle « revient quand bon lui semble et recommence à semer la pagaye ».

Dans le cadre des promotions internes de l'entreprise qui emploie Mr H., ce dernier a été accepté pour suivre un stage de perfectionnement à l'étranger. Le stage débute avant que le divorce ne soit prononcé. Pour des raisons que Mr H. ne veut ou ne peut expliquer, Laurent est placé dans une famille d'accueil dès le départ de son père. Ses disputes constantes avec les enfants de la famille d'accueil, ses nombreuses fugues « pour chercher Papa » poussent Mr H. à revenir à Montréal. Dès son retour, il reprend Laurent chez lui, la mère – selon les services sociaux – ne s'étant jamais manifestée depuis le placement de son fils.

Le divorce est prononcé et Mr H. obtient la garde légale de son fils.

Dessin de la famille

Comportement durant l'exécution

L'enfant semble mal à l'aise. Il hésite, soupire, prend le crayon rouge et commence à dessiner la maison. Le corps du bâtiment terminé, il poursuit en exécutant le toit, la lucarne, la porte. Après avoir colorié le toit en bleu, il dessine (en remuant beaucoup) le drapeau. Dans un second temps, Laurent dessine le personnage à côté de la maison et qu'il identifie comme étant « la mère ».

Le dessin est réalisé en sept minutes.

Le récit

« Tout le monde est dans la maison. Même le chat qui ne veut pas sortir. La mère revient du magasin. »

Analyse du dessin et du récit

Le déroulement temporel du dessin commande son interprétation.

La maison, premier espace exploré, est le lieu où se déroulent les premières expériences de l'enfant, expériences déterminantes dans la construction de son psychisme.

Le dessin de la maison

Il révèle la prégnance familiale dans le vécu de Laurent.

- La maison est dessinée en premier, ce qui révèle l'importance de la famille dans le vécu de Laurent.
- Ses dimensions sont imposantes ; totalité de la hauteur de la feuille ; largeur égale à sa moitié.
- La maison dessinée est, pour reprendre la terminologie de F. Dolto, une maison-Dieu. Le dessin de ce type de maison signe, tout à la fois, l'immaturité affective de son auteur, mais aussi la centration sur sa problématique, sur le conflit dans lequel il se trouve engagé. Ici, la maison qui, remarquons-le, est un ajout à la consigne, sépare la famille en deux : le père et l'enfant à l'inté-

rieur ; à l'extérieur, la mère. Le dessin symbolisant ainsi la dissociation familiale.

D'une façon générale, nous avons relevé une fréquence significative de la présence d'une maison dans les dessins de la famille réalisés par des enfants vivant dans des foyers dissociés ou en voie d'éclatement. Cette constatation rejoint les conclusions de M. Kos et G. Biermann, auteurs de *La famille enchantée :* « Chaque fois que nous avons trouvé une maison dans un dessin de *La famille enchantée*, elle symbolisait le besoin de sécurité de l'enfant vivant généralement dans une famille perturbée. » (1977)[8]

- La maison occupe la zone gauche de la feuille qui dans la symbolique spatiale représente le passé. À ce premier niveau d'analyse, il est permis de penser que Laurent régresse à un moment de son histoire où l'unité familiale, intacte, lui apportait chaleur affective et sécurité comme semblent le confirmer les questions subsidiaires.

À la question : « Quel est le plus gentil dans cette famille ? », Laurent répond : « Le chat. Parce que quand la mère revient du magasin, *tout le monde est dans la maison, puis le chat ronronne.* » Le retour de la mère à la maison permet la reconstitution du triangle familial et l'unité familiale retrouvée est source de bonheur : le chat (animal auquel l'enfant s'identifie) ronronne alors en toute quiétude.

Pour les mêmes raisons, le plus heureux dans cette famille est encore le chat : « À cause quand que *le père ou la mère sont vivants*, il aime ça. » La famille réunie parvient-elle à effacer les sentiments d'abandon et de perte qu'ont engendrés l'éclatement familial et la rupture avec la mère.

– Aussi, n'est-il pas surprenant de constater combien la maison dessinée par Laurent est chargée d'affects. Le corps de bâtiment et la poignée de la porte d'entrée sont dessinés en rouge, couleur de l'agressivité. Le toit, la lucarne et la porte en noir, couleur de l'anxiété et de la

---

[8] Kos, M., Biermann, G., *La famille enchantée*, Paris, Les Éditions du Centre de Psychologie Appliquée, 1978.

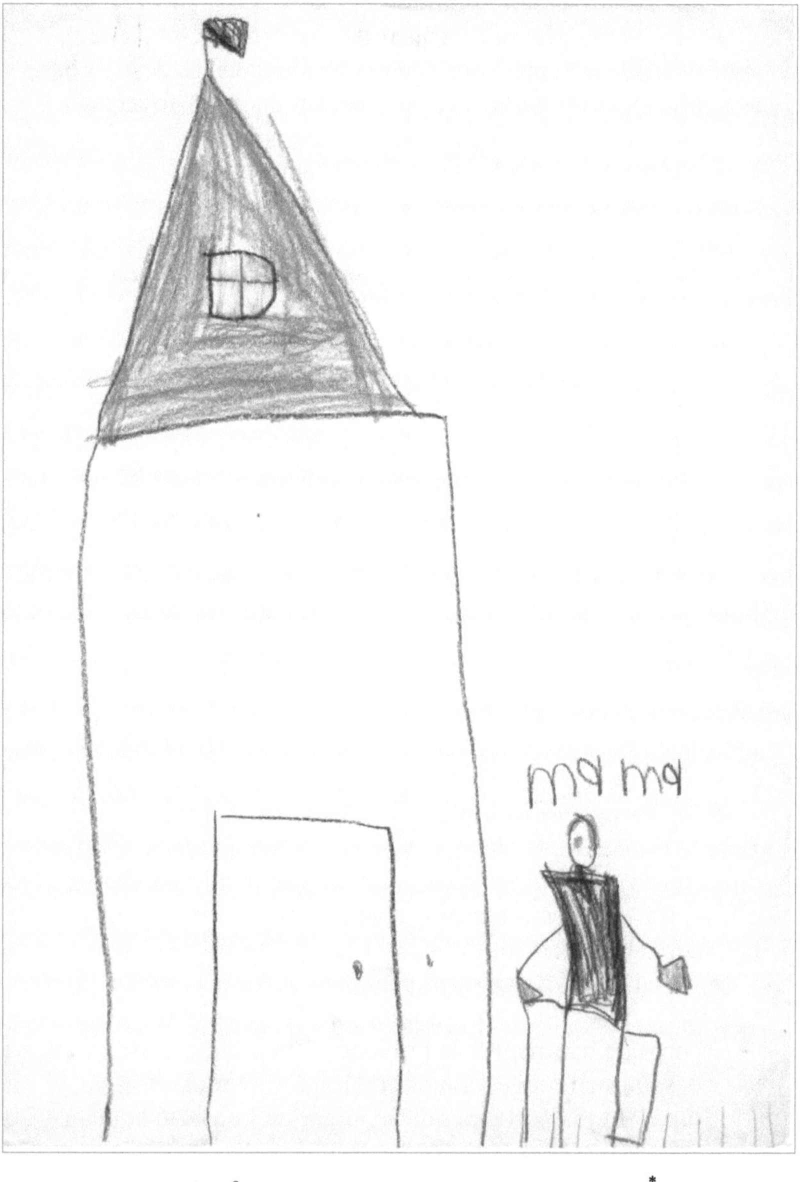

Dessin n° 13 – Laurent, sa mère-robot et le chat*

* Le dessin en couleur est présenté à la page 179.

culpabilité liée à l'agressivité. D'ailleurs, nous dit Laurent, le moins gentil dans cette famille, c'est le petit garçon « parce qu'il est pas fin, il fait tout tomber, *le bébé*... lui, il fait tout tomber, puis il casse tout. » Nous retrouvons là, les propos tenus par le professeur à propos du comportement de l'enfant en classe. Invité à associer, l'enfant nous dit : « Ouais, il casse tout, tout. Des coups de pieds, j't dis. Boum, ici et boum, là ; les murs craquent, boum, boum la maison », termine Laurent en mimant une explosion avec ses deux mains. Il convient de s'interroger sur la part de responsabilité que s'attribue Laurent dans le divorce de ses parents.

Se pense-t-il à l'origine de l'éclatement de la cellule familiale ? Est-il en proie à cette culpabilité relevée tant par Mc Dermott (1968) que par Kelly et Wallerstein (1975, 1976) chez les enfants d'âge préscolaire de parents divorcés ?

Enfin, le drapeau tout au sommet du toit de la maison-Dieu doit retenir l'attention. Selon notre expérience clinique, le drapeau est généralement dessiné par des sujets en état de détresse psychologique et peut être interprété comme un appel au secours. Quant à l'utilisation du violet, il signerait, ici, le conflit non résolu.

L'exécution des personnages

Le seul personnage dessiné est la mère. C'est un personnage assez imposant, anguleux, qui a une allure mécanique, plus robot qu'être humain comme semble l'indiquer le dessin des jambes et, plus particulièrement, celui des mains. Les organes de communication (à l'exception d'un œil) sont absents : ni bouche, ni oreilles. Comment parler ? Comment entendre ? La communication mère-enfant paraît déficiente. Il semblerait que l'image de la bonne mère n'ait pas été intériorisée, ce qui est confirmé par la réponse de Laurent à la question préférence-identification. À la suite de L. Corman rappelons que la réponse-identification obéit le plus souvent au principe de plaisir et révèle par là les motivations plus profondes, les désirs du sujet.

Voici la réponse de Laurent à la question-identification : « Suppose que tu fasses partie de cette famille, qui serais-tu ? » « La mère. On reste à la maison. Si elle a trois enfants, *elle les berce tout le temps*. Une femme à grosse bedaine qui *parle tout le temps à ses enfants*. »

Dans sa quête affective de l'image de la bonne mère, Laurent confond être et avoir. La distinction dedans-dehors semble floue.

Quant au père et à l'enfant, s'ils ne sont pas représentés sur le dessin, ils sont bien présents dans le discours de Laurent. Leur présence dans la maison, attendant le retour de la mère, est une situation qui a été souvent vécue par Laurent et son père.

Enfin, le bleu (généralement symbole maternel, selon D. Widlocher) se retrouve dans le dessin du toit (protection) de la maison, et dans le dessin de la mère. L'utilisation massive du bleu, l'épaisseur du trait, les changements de direction et les dépassements signent la force des sentiments ressentis à l'égard de l'image maternelle.

Conclusion

Le dessin de la famille réalisé par Laurent nous renseigne sur l'impact de la dissociation familiale sur la dynamique intrapsychique de l'enfant. Mais, c'est surtout l'extrême pauvreté des échanges verbaux mère-enfant, le vide affectif qui caractérisent cette relation qui hypothèquent le processus développemental de l'enfant. Le Moi de l'enfant utilise une grande quantité d'énergie psychique pour maîtriser la culpabilité suscitée par l'agressivité ressentie à l'égard de la mère et cela au détriment de celle qui devrait être investie dans les apprentissages scolaires, d'où la situation d'échec scolaire dans laquelle Laurent est déjà installé.

De plus, le Moi de l'enfant pour aborder une réalité rendue insécurisante par la perte de la figure maternelle met en jeu le mécanisme de la régression. Il semblerait que l'utilisation massive de ce mécanisme amène l'enfant à se vivre et à se conduire « comme un bébé. »

En conclusion, ces dessins de la famille réalisés par deux enfants de parents divorcés, élevés dans une famille monoparentale patricentrique mettent en évidence :

- le poids déterminant du maintien des contacts entre les ex-époux ou ex-conjoints qui restent quoi qu'il en soit les parents de leur enfant ;
- le maintien des relations entre l'enfant et le parent non gardien.

Dominic, qui peut bénéficier de ces conditions, manifeste un ressenti de monoparentalité patricentrique tout à fait positif, bien que teinté de nostalgie de la famille unie et du regret de l'absence de la mère (sentiments que l'on peut observer également chez des enfants de parents divorcés vivant dans une famille monoparentale matricentrique). À l'opposé, pour Laurent, la rupture totale de la relation avec le parent non gardien – en l'occurrence, la mère –, l'interruption des contacts entre les ex-époux ont eu une action désorganisatrice provoquant d'importants troubles psychologiques dont il est difficile de prédire l'issue.

Selon Liliane Spector-Dunsky[9], psychothérapeute familiale qui depuis de longues années œuvre auprès de familles monoparentales, le divorce peut être « source de souffrance, source de croissance ». Mais en est-il toujours ainsi ? Et quel est le développement psychologique de l'orphelin de père ou de mère ? de l'enfant élevé par une mère célibataire volontaire ? par une mère lesbienne ou par un père célibataire ? En d'autres termes, la structure familiale, l'orientation sexuelle, le sexe du parent gardien exercent-ils une influence sur le développement psychologique de l'enfant ?

[9] Spector-Dunsky, L., *Le divorce, source de souffrance, source de croissance, Dans : L'enfant dans sa famille*, Paris, PUF, 1990, p. 432-443.

Chapitre V

LES ENFANTS ET LES ADOLESCENTS DE FAMILLE HOMOMONOPARENTALE

LES RECHERCHES ANGLO-SAXONNES

Les premiers travaux scientifiques américains portant sur l'homoparentalité remontrent à 1970. Fin 2006, près de 400 articles scientifiques, majoritairement américains et anglo-saxons (Grande-Bretagne), sont consacrés, dans un premier temps, aux gays et aux lesbiennes puis, dans un second temps, aux enfants élevés par un ou des parents homosexuels. C'est la crainte des effets néfastes de l'homosexualité des parents sur le développement psychologique des enfants qui est à l'origine de ces recherches.

Ces recherches tentent de répondre à quatre questions :

Au niveau de l'identité sexuelle : La question étant de savoir si l'enfant élevé par un ou des parents homosexuels présente plus de difficultés d'identité sexuelle que l'enfant élevé par des parents hétérosexuels ?

Au niveau de l'adaptation sociale : Les relations de ces enfants avec les adultes, leurs camarades ou leurs pairs sont-elles plus difficiles à établir et à conserver ? L'enfant est-il l'objet d'ostracisme social ?

Au niveau de l'adaptation émotionnelle : Les enfants élevés par un ou des parents gays ou lesbiens ont-ils plus de troubles de comportement, de problèmes mentaux que les enfants élevés dans des foyers hétérosexuels ?

Au niveau de la compétence parentale : Est-elle moindre chez les parents homosexuels ? Le risque d'être victime d'abus sexuels de la part du parent ou de ses amis, de son entourage est-il plus élevé pour l'enfant élevé par un ou des parents homosexuels ?

L'IDENTITÉ SEXUELLE

Trois concepts la définissent[1] :

- *l'orientation sexuelle* : elle est définie par le choix d'un partenaire sexuel qui identifie le sujet comme hétérosexuel, homosexuel ou bisexuel ;
- *l'identité de genre :* elle se réfère à l'image psychologique et sociale que l'individu a de lui-même par rapport à ce qu'on entend communément par homme ou femme (Grand dictionnaire de la psychologie, 1993) ;
- *le rôle sexuel* : il renvoie à des comportements, des traits de personnalité adoptés par le sujet par rapport aux normes fixées pour chaque sexe et inculquées de différentes façons : Mödling parental, milieu scolaire, médias, culture.

Dans la recherche de M. Kirkpatrick, C. Smith, R. Roy[2], dix garçons et dix filles de mères monoparentales hétérosexuelles divorcées et autant de mères monoparentales lesbiennes ont été examinés à l'aide de tests d'intelligence, d'épreuves projectives, de mesures du rôle sexuel. Certaines variables ont été contrôlées : niveau socioéconomique, niveau d'éducation, nombre d'années de mariage. Aucun des résultats à ces différents tests ne distingue de façon statistiquement significative les enfants des deux groupes.

Sur le plan de *l'identité sexuelle*, les enfants élevés par un parent homosexuel ne se distingueraient pas des enfants élevés par un parent hétérosexuel.

Dans une autre étude, B. Hoeffer[3] observe les intérêts, les jeux et les activités choisis par deux groupes d'enfants. Les enfants du premier groupe sont élevés par des mères lesbiennes, ceux du second groupe par des mères hétérosexuelles. L'influence des mères lesbiennes, comparée à celle des mères hétérosexuelles, n'a que très peu d'effet sur les choix des enfants.

---

[1] Pour chacun de ces trois concepts, les recherches citées utilisent des comparaisons groupe d'enfants de parents homosexuels et d'enfants de parents hétérosexuels.

[2] Kirkpatrick, M., C. Smith, R. Roy, Lesbian mothers and their children : a comparative survey. *American Journal of Orthopsychiatry*, 1981, 51*(3)*, 545-551.

[3] Hoeffer, B., Children's acquisition of sex-role behavior in lesbian mother families. *American Journal of Orthopsychiatry*, 1981, 5, 536-544.

S. Golombok, A. Spencer et M. Rutter[4] (1983) ont étudié le développement psychosexuel et la santé mentale de 37 enfants de niveau primaire, nés de mères monoparentales lesbiennes et les ont comparés à un groupe de 38 enfants également de niveau primaire, nés de mères monoparentales hétérosexuelles. Aucun enfant n'a mentionné de conflit par rapport à son identité de genre. Le comportement se rapportant au *rôle sexuel* ne montrait aucune différence entre ces deux groupes, ni par rapport à la population générale.

La recherche de S.L. Huggins[5], porte sur l'estime de soi et l'orientation sexuelle des adolescents. Le chercheur compare deux groupes de 18 adolescents âgés de 13 à 19 ans. Le premier groupe est constitué de mères lesbiennes divorcées et le second de mères hétérosexuelles, elles aussi divorcées. Au terme de la recherche, aucune différence statistiquement significative ne vient différencier les deux groupes. Un seul adolescent s'est identifié comme homosexuel et il était de mère hétérosexuelle.

Quant à l'étude de B. Miller[6] (1979), elle porte sur les enfants de pères homosexuels. D'après les réponses fournies par les pères, un garçon et trois filles sur les 38 enfants d'âge adulte s'auto-identifiaient homosexuel(le). Ce pourcentage correspond à l'estimation de l'incidence de l'homosexualité dans la population en général, soit de 5 à 10% (C. Olivier[7], 1988).

En conclusion, les résultats de nombreuses recherches convergent pour démentir les préjugés voulant que l'orientation sexuelle des parents ait une influence déterminante sur celle de leurs enfants. D'une manière générale, chercheurs et cliniciens s'accordent pour reconnaître qu'il est préférable d'informer

---

[4] Golombok, A., S. Spencer, A Rutter, Children in lesbian and single-parent households : psychosexual and psychiatric appraisal, *Journal of Child Psychology and Psychiatry*, 1983, 24*(4)*, 551-572.

[5] Huggins, S.L., *A comparative study of self-esteem of adolescent divorced lesbian mothers and divorced heterosexual mothers. In* : Bozett F.W. (Ed.), *Homosexuality and the family*. New York : Harrington Park, 1989, 123-135.

[6] Miller, B., « Gay fathers and their children », *Family Coordinator*, 1979, N° 28, 544-552.

[7] Olivier, B. *Discours sociologique et homosexualité, Dans :* Richard Seguin MT. (Éds.), *Homosexualité et tolérance sociale*, 1988.

l'enfant de l'orientation sexuelle du parent sans attendre l'adolescence (F.W. Bozett, 1980)[8].

ÉTUDE DE CAS N° 14 – François, « l'élève à épisodes »

François, âgé de 12 ans, est suivi en orthopédagogie pour des difficultés en orthographe. « C'est un élève à épisodes » se lamente l'orthopédagogue. « François est capable du meilleur comme du pire ! Il peut faire des dictées, écrire des textes sans aucune faute, et se mettre ensuite à écrire plus mal que le pire des dyslexiques ! »

Dérouté, l'orthopédagogue a conseillé aux parents un examen psychologique.

L'histoire de la famille

Les parents ont souhaité être reçus individuellement, en dehors de la présence des enfants.

L'entretien avec Mr S.

Mr S. a su qu'il était homosexuel à quatorze ans, date de sa première expérience sexuelle. Habitant un petit village, il était persuadé que « tout le monde l'avait deviné ». Sa formation professionnelle terminée (Mr S. est arpenteur-géomètre), il s'est installé dans la ville voisine. Mr S. a connu une vie sexuelle « difficile et insatisfaisante » parce que « clandestine, minée par la peur ». Peur constante que son homosexualité soit découverte par sa famille ou par ses collègues de travail. Il décide de se marier, espérant que le mariage lui apporte ce que son homosexualité n'avait pu lui donner, mais surtout parce qu'il « désirait fortement avoir des enfants ».

Mr S. est marié depuis 14 ans avec une amie de classe. Le couple a trois enfants : François 12 ans, Judith 10 ans et Louise 7 ans 9 mois.

Mr S. a depuis une dizaine d'années des aventures homosexuelles, « mais sans lendemain », précise-t-il. Depuis un an et demi, il a une relation suivie avec un collègue de travail.

---

[8] Bozett, F.W., « Gay fathers : how and why they disclose their homosexuality to their children », *Family Relations*, 1980, 29*(2)*, 173-179.

Mr S. est persuadé que sa femme se doute depuis longtemps qu'il est homosexuel. Leurs relations ont toujours été difficiles, mais elles sont devenues très tendues, surtout depuis un an. « Elle a sans cesse des insinuations blessantes… vraiment blessantes. » Mais, ce qui blesse surtout Mr S. « C'est que j'ai l'impression, non, plutôt la certitude qu'elle a peur que François devienne homosexuel… à cause de moi »

Mr S. rapporte quelques exemples : « Elle s'arrange pour que François ne soit jamais seul avec moi… Elle surgit derrière nous comme un… comme un… Pas question que j'emmène le gamin au hockey ! Une fois, j'avais eu des billets, eh bien, elle a confisqué les billets ! Elle les a donnés à mes neveux ! Et comme François pleurait et demandait pourquoi elle avait donné les billets, elle lui a répondu : « C'est pour ton bien. Tu comprendras plus tard. » Elle ne fait que répéter ça ! « C'est pour ton bien, tu comprendras plus tard ». Je peux vous donner un autre exemple. Quand nous regardons un match de hockey à la télévision, François vient s'asseoir à mes côtés. Chacun a son joueur favori. Alors selon celui qui gagne, on chahute, on se donne des coups… pas méchants… pour le fun ! Eh bien, maintenant dès qu'il vient s'asseoir à côté de moi, elle lui fait signe de changer de place ! Et elle qui hait le hockey, eh bien elle reste jusqu'à la fin du match ! »

L'entretien avec la mère

Mme S. ressent un grand malaise face « à la manière de faire de ces deux là ! Je peux pas les voir se coller comme ça !... François n'est plus un bébé pour être toujours sur les genoux de son père et se faire cajoler. Il aura bientôt 13 ans ! C'est un âge où tu as toujours du trouble avec les enfants. Mais, ça lui plait au père ! »

« Si ça lui plait à François ? C'est ça justement qui m'fait craindre… *qu'il soit pareil au père.* »

L'entretien avec François

François parle abondamment de son attachement à son père. « Mon père, il m'aime bien… J'aime bien mon père

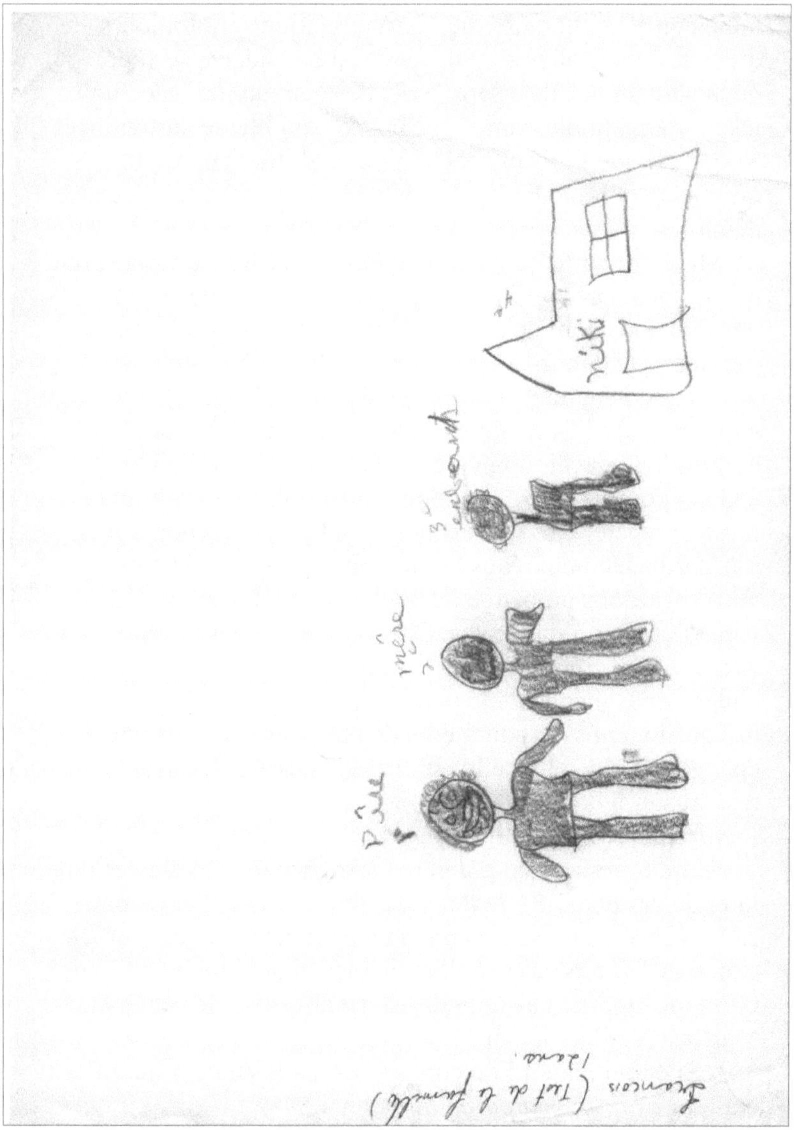

Dessin n° 14 – François, « l'élève à épisodes »*

* Le dessin en couleur est présenté à la page 180.

parce que des fois on lave l'auto ensemble. On travaille après l'auto, et puis des activités physiques comme se battre (rit). Je mange des baffes quand je joue avec mon père. Des claques, des claques sur la gueule. (silence) Quand on va se promener ensemble en auto, je me sens bien. »

Dessin de la famille

Comportement durant l'exécution

François écoute la consigne les sourcils froncés, semble réfléchir, puis choisit le crayon marron et commence par dessiner le père, la mère, l'enfant et « la maison du chien ».

Temps d'exécution : 10 minutes.

Le récit

« Une famille. Ils cherchent leur chien (silence), parce qu'il s'est enfui de la maison. »

Interprétation

- Les entretiens avec les parents

Dans le discours maternel, le mot « homosexualité » n'a jamais été prononcé, alors qu'il constitue au niveau latent la thématique centrale de ce discours qui se termine par l'expression de la crainte de la mère de voir son fils devenir homosexuel comme son père : « qu'il (fils) soit pareil au père ».

Le discours du père se situe dans le registre de la plainte. Le père se plaint des mesures prises par la mère pour limiter les contacts physiques entre le père et le fils, les moments où le père et le fils seraient seuls.

Mr S. agit comme si sa femme avait été informée de son orientation sexuelle, alors qu'il n'a pas fait de *coming out* ni dans son milieu familial, ni dans son milieu professionnel ou social. Ce recours à la pensée magique ne permet pas à Mr S. d'aborder les raisons qui poussent sa femme à tenir des propos « déplaisants et à double sens », à s'interposer constamment entre lui et son fils. Le dialogue ne peut s'établir.

En conclusion, le non dit joue un rôle déterminant dans cette problématique familiale : non dit de Mr S. concernant son orientation sexuelle, son malaise face aux insinuations de sa femme, ses interdits.

Non dit de Mme S., qui est effectivement au courant de l'homosexualité de son mari (depuis quand ?), à propos de ses craintes concernant l'orientation sexuelle de son fils, et encore moins de la nature de la relation père-fils qui la préoccupe. Dans ses tentatives de mise en garde adressées au fils comme dans celles adressées au père pour l'inciter à faire son *coming out*, Mme S. a recours au métalangage qu'elle utilise abondamment.

Comment François vit-il cette situation familiale où la vérité a été occultée ?

- *Le dessin de la famille*

La famille dessinée par François ne correspond pas à la famille réelle. François a éliminé ses deux sœurs dont il est jaloux car aucun interdit maternel ne vient moduler la relation père-fille. François est particulièrement jaloux de la plus jeune qui « peut faire autant de câlins qu'elle veut, elle ! » Cette déformation de la réalité (élimination des deux sœurs du dessin de la famille) est due à la mise en œuvre du mécanisme de défense *la négation* qui est le plus primitif des mécanismes de défense. Le recours à ce mécanisme de défense révèle l'immaturité affective de son utilisateur.

Le père occupe une place centrale dans le vécu de François : premier personnage dessiné, mais aussi personnage dessiné avec grand soin. C'est également ce personnage qui est le plus grand.

Les détails essentiels du visage sont présents, à l'exception des oreilles et des pupilles. Mr S. chercherait-il à ne pas voir, à ne pas entendre certaines paroles. Dans la réalité, cette incapacité de Mr S. de révéler son homosexualité signe son incapacité à assumer son orientation sexuelle rendant ainsi la communication plus difficile ? À ces éventuelles difficultés communicationnelles s'ajoutent des difficultés de contact avec le monde extérieur (absence des mains et des pieds). Mais, l'absence de mains peut également révéler une culpabilité anxieuse liée au toucher. (Les « bagarres », les câlins interdits par la mère ?)

Le père est aussi le plus heureux dans cette famille « parce qu'il a une belle vie ».

La mère. Le dessin de la mère retient l'attention par la présence d'attributs masculins qu'il renferme :

– femme chauve

- femme avec barbe
- absence de détails vestimentaires féminins
- personnage monochrome de couleur identique à celle utilisée pour les deux figures masculines.

Comment interpréter le personnage de la mère ?

Selon nous, le personnage représentant la mère et le récit accompagnant le dessin supportent deux niveaux d'interprétation selon l'angle du contenu latent.

- Au niveau du contenu manifeste :

La différenciation des sexes semble intégrée dans le psychisme de François. Même si la mère est chauve et barbue, de silhouette semblable à celle du père, François nous dit que c'est elle qu'il préfère : « C'est une femme. » De plus, au test « Le dessin de la personne », la première personne dessinée par François est de sexe masculin, ce qui indique l'acceptation de son propre sexe par l'auteur du dessin (Nguyên Kim-Chi, p. 153). Quant à la seconde personne dessinée par François, elle est de sexe opposée à celui de la première. En outre, le second dessin de la personne présente une qualité équivalente à celle du premier dessin. Enfin, au test du Dessin de la famille, à la question préférence-identification, François se projette dans l'avenir car c'est le père qu'il souhaiterait être « pour avoir un travail, une maison ».

- Au niveau du contenu latent :

François dit préférer sa mère parce que « C'est une femme ». Pouvons-nous entendre qu'ici, le sexe dicte la préférence ? car, dans l'entretien, le nom de la mère n'est jamais prononcé alors que François dit, à plusieurs reprises, « mon père m'aime bien », et lui dit l'aimer également. Autrement dit, la préférence pour une personne de même sexe est-elle frappée d'interdit ? L'inconscient de François a perçu l'homosexualité du père. À l'interdit de l'inceste s'ajoute la pesée surmoïque de toutes les mises en garde de la mère et ses interdits quotidiennement répétés.

Dans la réalité, la mère est aussi la femme du père. En dessinant une femme barbue et chauve, François, inconsciemment, représente symboliquement, en recourant au mécanisme de condensation, la bisexualité de son père : mari de sa mère, mais aussi homosexuel actif.

L'enfant. C'est lui le moins gentil « parce qu'il fait des mauvais coups. » C'est lui aussi qui est le moins heureux « parce qu'il se fait toujours chicaner. Des fois, ils ne s'occupent pas de lui, il est malheureux. » François se sent délaissé au profit des ses sœurs qu'il perçoit comme des rivales. D'autre part, s'il est malheureux, il est aussi en colère (dessin monochrome marron). Une certaine agressivité vis-à-vis du milieu familial habite François.

Enfin, l'enfant se dévalorise :

- il se dessine en dernier
- il se tient en retrait du couple parental
- il estime qu'il est le moins gentil dans cette famille
- le dessin de l'enfant comporte des amputations (bras, thorax).

Une étude complémentaire de l'image du corps apparaît nécessaire.

Conclusion

François est prisonnier des non dits parentaux et du secret de famille que ces non dits cherchent à dissimuler : l'homosexualité du père.

« Tu comprendras plus tard » lui répète sa mère. Mais, l'inconscient de François a capté le métalangage de la mère et très certainement l'inconscient du père.

François est le membre symptôme du dysfonctionnement de la famille S. C'est « le mauvais élève » qui est chargé de maintenir l'homéostasie de la cellule familiale. L'échec scolaire doit permettre de tenir à distance la problématique de l'orientation sexuelle du père, de sa relation homosexuelle avec un collègue de travail. Mais, cet enfant-symptôme a une autre mission à remplir : permettre à la mère de déplacer ses craintes et son anxiété relatives à l'homosexualité de son mari sur un objet perçu comme moins dangereux : les fautes d'orthographe de François.

François inconsciemment ressent la lourdeur de cette tâche, il se sent abandonné.

Lors des entretiens d'investigation, les parents n'ont jamais fait allusion aux difficultés scolaires de leur fils bien que ces difficultés aient été le mobile principal de la demande d'examen psychologique. En fait, il s'agissait d'une « demande paravent » dont la famille n'a plus besoin. Elle a déjà – selon l'organisation psychique, le niveau d'organisation du Moi propre à chacun des ses membres – abordé le problème que lui pose l'homosexualité de Mr S.

La famille S. vient de commencer une thérapie familiale systémique.

L'étude de Lewis[9] (1980) qui a porté sur des enfants âgés de 9 à 18 ans, de mère lesbienne, montre que la séparation des parents est vécue beaucoup plus difficilement par les enfants que l'orientation sexuelle de la mère. Les enfants s'adaptent d'autant mieux quand « l'après *coming out* » n'est pas devenu le temps et l'espace de conflits, de ruptures avec les personnes significatives pour l'enfant (grands-parents, oncles et tantes, cousin(e)s).

Au terme d'une revue de la littérature de ces vingt-cinquièmes dernières années portant sur le développement de *l'identité sexuelle* des enfants de parents homosexuels (300 enfants ont participé à ces études), C.J. Patterson[10] (2000) précise qu'aucune donnée significative ne distingue ces enfants des enfants élevés par des parents hétérosexuels.

Ces résultats confirment l'idée que l'orientation sexuelle des parents n'est pas un facteur décisif quant à l'orientation sexuelle de leurs enfants ; d'autant plus que les homosexuels sont majoritairement élevés par des parents hétérosexuels. Lorsque des enfants de parents homosexuels rencontrent des problèmes d'identité, selon D. Julien, M. Dubé et I. Gagnon[11] (1994), l'origine de ces difficultés ne serait pas l'orientation sexuelle des parents.

En conclusion, les résultats de nombreuses recherches portant sur les familles homomonoparentales, mais aussi biparentales convergent pour démentir les préjugés voulant que l'orientation sexuelle des parents ait une influence déterminante sur celle de leurs enfants.

---

[9] Lewins, R., http://wikepedia.org/wiki/homoparentalite, Québec.

[10] Patterson, C.J., Family relationships of lesbians and gays men, *Journal of Marriage and the Family*, 2000, 62*(4)*, 1052-1069.

[11] Julien, D., M. Dubé, I. Gagnon, Le développement des enfants de parents homosexuels comparé à celui des enfants de parents hétérosexuels. *Revue québécoise de psychologie*, 1994, 15*(3)* : 135-153 et Dubé, M., http://wikipedia.org/wiki/homoparentalite, Québec.

Quant à la crainte très répandue que l'enfant puisse être victime d'abus sexuels de la part du parent homosexuel ou de son entourage, cette crainte s'avère sans fondement. Les risques encourus ne sont pas plus élevés que si l'enfant était élevé dans une famille hétérosexuelle. M. Hall[12] (1978) et B. Miller[13] (1979) rapportent qu'en fait ces comportements sont disproportionnellement de nature hétérosexuelle.

L'ADAPTATION SOCIALE

Selon J.L. Ross[14] (1988), le fait pour un enfant d'avoir un parent différent appartenant à un groupe stigmatisé lui fait courir le risque d'être lui-même objet de stigmatisation secondaire, ce qui le rendrait vulnérable par association à quelqu'un qui fait partie d'un groupe stigmatisé.

Au terme d'une étude comparative sur l'estime de soi d'adolescents de mères lesbiennes divorcées et d'adolescents de mères hétérosexuelles également divorcées, S.L. Huggins[15] (1989) observe l'importance capitale de l'attitude adoptée par le père divorcé face à l'homosexualité de son ex-conjointe. S.L. Huggins avance l'idée suivante : les enfants dont les pères rejettent la mère lesbienne ont une estime d'eux-mêmes inférieure à celle des enfants dont les pères ont manifesté une attitude neutre ou positive à l'égard de la mère lesbienne.

J.L. Ross[16] (1989) relève un certain nombre d'éléments qui influenceraient de façon significative le sentiment de bien-être psychologique que l'enfant de parent homosexuel ressentirait face à son adaptation sociale : la qualité de la relation enfant-parent

---

[12] Hall, M., Lesbian families : cultural and clinical issues, *Social Work*, 1978, 23*(3)* : 380-385.

[13] Miller, B., Gay fathers and their children, *Family coordinator*, 1979, 28 : 544-552.

[14] Ross, J.L., Challenging boundaries : An adolescent in an homosexual family. *Journal of Family Psychology*, 1988, 2*(2)* : 227-240.

[15] Huggins, S.L., "A comparative study of self-esteem of adolescent children of divorced lesbian mothers and divorced heterosexual mothers", *In* Bozett F.W. (Eds). *Homosexuality and the family*. New York, Harrington Park, 1989, 18*(1-2)* : 128-135.

[16] Ross, J.L., « Retrospective distortion in homosexual research », *In Archives of sexual behavior*, 1980, 9*(6)* : 523-533.

homosexuel, le niveau de confort du parent homosexuel par rapport à son orientation sexuelle, à son style de vie, la stabilité de sa relation avec son (sa) conjoint(e) dans le cas d'un couple de conjoints de même sexe. Il convient de relever que ces différents éléments jouent un rôle identique chez l'enfant élevé par un parent monoparental homosexuel ou un enfant élevé par un parent hétérosexuel. L'influence des différents facteurs sur le développement de l'enfant est indépendante de l'orientation sexuelle des parents.

En conclusion, les recherches consacrées au développement social de l'enfant élevé par une mère monoparentale homosexuelle ne permettent pas d'inférer la présence de difficultés sociales chez les enfants de mères monoparentales lesbiennes. Il semblerait même que le fait d'avoir été élevé par un parent homosexuel développerait la tolérance ainsi que la capacité d'empathie. Selon l'étude de Patterson portant sur 12 recherches, soit 300 enfants, il apparaît que les enfants élevés dans une famille lesbienne montrent une plus grande tolérance et une ouverture plus importante sur les sujets ayant trait à la sexualité et aux relations interpersonnelles. Par contre, selon Bozett déjà cité, l'enfant élevé dans une famille biparentale, peu importe le sexe des conjoints (homosexuel(le)s ou hétérosexuel(le)s), s'adapte mieux dans une famille biparentale que dans une famille monoparentale.

L'ADAPTATION ÉMOTIONNELLE

Dans les recherches de M. Kirkpatrick *et al.*[17] (1981) et de S. Golombok, A. Spencer et M. Rutter, déjà citées, les évaluations des enfants ont été faites à l'aveugle par des pédopsychiatres. Dans la recherche de S. Golombok des enseignants ont également participé à l'évaluation. Ils avaient reçu la consigne de remplir un questionnaire d'évaluation *des problèmes mentaux et comportementaux* des enfants. Tout comme les pédopsychiatres, les enseignants ignoraient la situation des enfants. Les résultats de ces recherches montrent que les enfants de familles homosexuelles ne présentent pas plus de troubles psychiatriques, de difficultés comportementales ou émotionnelles que les enfants de familles hétérosexuelles.

---

[17] Kirkpatrick, M., C. Smith, R. Roy, Lesbian mothers and their children : A comparative survey. *American Journal of Orthopsychiatry*, 1981, 51*(3)* : 545-551.

Dans la recherche de D.S. Higgins, déjà citée elle aussi, l'examen de *l'estime de soi* ne distingue pas de manière significative ni les enfants ni les adolescents élevés, les uns dans des familles monoparentales hétérosexuelles, les autres, dans des familles homosexuelles également monoparentales.

Quant à J.L. Wainright *et al.*[18] (2004), ils axent leur recherche sur différents aspects de *l'ajustement psychosocial* (dépression, anxiété, estime de soi), *les aptitudes* et *les résultats scolaires*, enfin sur leur *vie émotionnelle*. Les résultats de l'étude qui porte sur 44 adolescents élevés par des couples de lesbiennes et 44 adolescents élevés par des couples hétérosexuels ne montrent aucune différence entre les deux groupes d'adolescents.

LA COMPÉTENCE PARENTALE

Nous avons vu, dans le chapitre consacré au vécu des parents homosexuels, combien l'association des caractéristiques d'un « bon parent » à l'image des gays et des lesbiennes est difficile, tellement cette image est déformée par le poids de préjugés et de stéréotypes.

Ainsi, il est fréquent de postuler implicitement un certain déséquilibre chez les femmes lesbiennes. Elles seraient aussi perçues moins maternelles que les femmes hétérosexuelles. Quant aux hommes gays, ils seraient jugés moins responsables que les hommes hétérosexuels. Enfin, les professionnels douteraient de l'aptitude des parents homosexuels à élever des enfants. Trop absorbés par leur vie amoureuse et leur sexualité, ils ne disposeraient plus de suffisamment de temps pour leurs enfants (Éditeur de la *Harvard Law Review*). Or, les études de Kiveskin et Cook[19] (1982), de Thompson, Mac Candless et Strikland[20] (1971) ont montré que les femmes lesbiennes n'avaient pas plus de problèmes psychopathologiques que les femmes hétérosexuelles. Dans les deux groupes de femmes hétérosexuelles et lesbiennes, aucune différence n'a été mise en évidence : les femmes lesbiennes et les

---

[18] Wainright, J.L., S.T. Russell, C.J. Patterson, Psychosocial adjustment, school outcomes, and romantic relationships of adolescents with same-sex parents, *Child Development*, November/December 2004, 75*(6)* : 1886-1898.
[19] Kiveskin, Cook, 1982.
[20] Thompson, Mac Candless et Strikland, 1971.

femmes hétérosexuelles étaient comparables sur le plan de l'éducation des enfants.

Dans la revue de littérature effectuée par F.W. Bozett[21] (1990) portant sur les pères gays, plusieurs recherches montrent qu'être homosexuel n'exclue nullement la possibilité d'être un bon père. Certains chercheurs pensent que les pères gays comparés aux pères hétérosexuels déploient plus d'efforts pour offrir à leur enfant un environnement stimulant, stable et sécurisant.

Si, actuellement, aucun fondement empirique n'est capable de soutenir les hypothèses d'éventuels effets négatifs sur l'enfant d'une éducation donnée par homosexuel, la nécessité de tenir compte des interactions complexes de l'individu avec son environnement ne devrait jamais être perdue de vue. D'autre part, l'enfant va également subir d'autres influences environnementales comme les membres de la famille, les amis de la famille, les pairs, les médias, notamment.

DISCUSSION

Ces recherches ont fait l'objet de plusieurs critiques. La principale critique, adressée d'ailleurs à de nombreuses recherches en psychologie, porte sur la représentativité des répondants, le mode de recrutement des répondants n'étant pas aléatoire. En effet, les répondants qui ont participé à ces recherches étaient membres des associations militantes, ce qui introduit un biais méthodologique : ces parents homosexuels étant à la fois juge et partie, désireux de montrer que leur enfant ne présentait aucun problème. D'autre part, ces parents possèdent majoritairement un haut niveau de scolarité (la plupart d'entre eux sont détenteurs d'un diplôme universitaire), et appartiennent à des classes socio-économiquement favorisées. Cette aisance financière leur permet de recourir soit à l'adoption internationale, soit à la procréation médicalement assistée ou encore à la maternité pour autrui.

Dans les faits, cette critique de non représentativité recouvre une difficulté de recrutement de la population expérimentale, difficulté à laquelle se heurte toute recherche en psychologie clinique.

---

[21] Bozett, F.W., M.B. Sussman, Homosexuality and family relations : views and research issues. *In : Marriage and Family Review*, 1990, 14*(3-4)* : 1-8.

Dans le cas présent, les difficultés de recrutement semblent encore plus grandes en raison de l'invisibilité des gays et des lesbiennes désireux d'éviter le regard critique que la société porte encore sur les homosexuels, voire une certaine stigmatisation. Dans ces conditions, où trouver des mères lesbiennes ou des pères gays, si ce n'est dans une association de parents homosexuels ?, répondent les chercheurs. D'autre part, s'il est vrai que ces associations sont militantes, la motivation principale de nombreux parents adhérents reste la possibilité de rencontrer des parents homosexuels qui ont le même style de vie qu'eux, qui rencontrent les mêmes difficultés ou problèmes.

Enfin, ces recherches ne revendiquent pas la représentativité remarque Danielle Julien qui signale aussi que ces travaux ont été publiés dans des revues scientifiques avec comité de lecture.

Il est important de souligner que les limites de ces recherches n'invalident pas les résultats de comparaison obtenus du fait que les familles homoparentales de milieu socioéconomique favorisé ne se distinguent pas sur les variables comparées des familles hétéroparentales. Ce qui montre bien que l'homosexualité en soi, comme caractéristique des parents, ne mène pas à des dysfonctions puisque les familles et les enfants ne se distinguent pas des familles hétéroparentales sur les variables de dysfonction.

De plus, la convergence des résultats d'une multitude de recherches portant sur la même problématique, utilisant des méthodologies, des instruments différents (entretiens, tests projectifs, observation directe, enquêtes…) viennent renforcer la validité des résultats acquis.

L'absence de recherches longitudinales a aussi été souvent avancée : des difficultés psychologiques non apparentes actuellement pourraient surgir à l'adolescence. Si ces enfants devaient rencontrer ultérieurement des difficultés, souligne la psychanalyste Élisabeth Roudinesco, ces difficultés seraient semblables à celles d'un enfant élevé dans une famille hétérosexuelle.

Enfin, s'ajoutent les critiques : celles concernant l'unique objectif de ces recherches, à savoir : la mise en évidence de l'absence de pathologie chez les enfants élevés par un ou des parents homosexuels.

En réponse à cette critique, Susan Golombok (2005)[22] rappelle que les premières recherches réalisées sur les enfants de famille de mère lesbienne célibataire remontent au milieu des années soixante-dix. Les trois recherches conduites à cette époque aux États-Unis, l'une par le psychiatre Richard Green, la seconde par la psychiatre Martha Kirkpatrick et la troisième par la psychologue Betty Hoeffer, de même que l'enquête menée par Susan Golombok au Royaume-Uni ont utilisé la même méthodologie. Les chercheurs ont comparé des enfants de mère lesbienne à des enfants élevés dans une famille monoparentale par une mère hétérosexuelle. Si, dans ces études, l'accent a été mis sur deux aspects du développement psychologique de l'enfant : l'identité sexuelle et l'évolution socio affective, ce choix s'explique par le fait que ces deux dimensions de la personnalité des enfants de l'homoparentalité étaient, précisément, ceux qui étaient pris en considération pour l'attribution de la garde de l'enfant à une mère lesbienne. Quant au choix d'un groupe témoin composé de mères hétérosexuelles célibataires, il se justifiait doublement : il introduisait la similitude des deux types de famille – l'absence du père – mais aussi la dissemblance du choix de l'objet sexuel. Les conditions pour l'étude des effets de l'orientation sexuelle de la mère sur le développement de l'enfant étaient ainsi réunies.

Indépendamment des caractéristiques démographiques ou géographiques, les conclusions de ces premières recherches étaient « étonnamment cohérentes » affirme Susan Golombok[23] (p. 300).

En conclusion, la famille monoparentale indépendamment de son appartenance catégorielle fait face à de nombreuses difficultés. Les unes sont inhérentes à la dynamique interne de ses membres, les autres sont liées aux réactions de la famille d'origine, à celles de la société. Face à ces difficultés, quels systèmes de soutien sont proposés à la famille monoparentale ?

---

[22] Golombok, Susan, *Grandir dans une famille lesbienne, Dans : Homoparentalités, état des lieux* (sous la direction de M. Gross), Éd. Érès, 2005, 299-306.

[23] Golombok, Susan. Op. cit.

QUATRIÈME PARTIE

LES SYSTÈMES DE SOUTIEN

Tout enfant qui vit dans un milieu familial très différent de celui des autres, traverse des difficultés psychiques importantes dont l'issue n'est pas prévisible.
René Diatkine

CHAPITRE PREMIER

LES SYSTÈMES DE SOUTIEN INTRAFAMILIAUX

S'il est difficile de prévoir quelle issue trouvera le Moi de l'enfant pour dépasser l'épreuve douloureuse qu'est pour lui la séparation (divorce parental, décès d'un parent, placement dans une famille d'accueil), il est néanmoins possible de prévenir certaines difficultés secondaires qui apparaissent dans les périodes conflictuelles de l'avant ou de l'après divorce par exemple ; de soutenir l'enfant durant le travail de dégagement qu'accomplit le Moi, ou encore de l'aider à transformer cette expérience douloureuse en « source de croissance ».

Certains systèmes de soutien intra et extrafamiliaux nous semblent abonder dans ce sens. Mais, les systèmes de soutien sont nombreux (famille, amis, relations, groupes de soutien, télégroupes, centres de loisirs …), ils sont souvent méconnus des chefs de famille monoparentale ou peu utilisés. Est-ce parce que la tendance naturelle est de se tourner vers la famille ? Certainement en raison de la lourdeur de la tâche qui incombe aux parents monoparentaux. Souvent, ces parents manquent de temps et d'énergie pour recourir à des aides externes. Les pères gardiens les utiliseraient plus que les mères gardiennes. Peut-être parce que l'entourage les incite à le faire, pensant qu'ils en ont davantage besoin. Ces pères sont aussi plus nombreux que les mères monoparentales à résider à proximité de leurs parents qui sont alors en mesure de leur offrir aide matérielle et réconfort moral [17].

Parmi tous ces systèmes de soutien, la famille est une source importante de soutien moral, social dans les moments difficiles que traverse tout être humain au cours de son existence.

LES FAMILLES MONOPARENTALES HÉTÉROSEXUELLES

LES GRANDS-PARENTS

Le rôle des grands-parents dans la dynamique psychique de l'enfant n'a retenu l'attention des pédopsychiatres que tardivement. Aujourd'hui, l'accord se fait pour reconnaître qu'ils ont un rôle spécifique à jouer auprès de leurs petits-enfants, et A. Kornhaber[1] leur reconnaît même un instinct grand-parental. Pour le pédopsychiatre Michel Soulé, les enfants et les adolescents de parents divorcés ou élevés par une mère célibataire « vont à la dérive » s'ils ne peuvent bénéficier de la stabilité affective qu'offrent les grands-parents.

Dans l'enquête menée en 2001 par C. Attias-Donfut et M. Ségalen[2], les grands-parents, malgré une vie professionnelle encore active, des engagements politiques et sociaux pour la plupart d'entre eux et, pour quelques-uns, des soins à dispenser à des parents âgés, font preuve d'un très grand investissement : 85% des grands-mères et 75% des grands-pères gardent leurs petits-enfants, plus ou moins régulièrement, de façon quotidienne ou hebdomadaire, pendant la fin de la semaine ou durant les vacances, et cela indépendamment du milieu social d'appartenance.

Les petits-enfants, quant à eux, perçoivent les grands-parents comme des personnes très disponibles, affectueuses, dotées de qualités d'écoute et d'empathie[3]. Ce sont ces qualités qui donnent

---

[1] A. Kornhaber, « Les grands-parents », *Dans :* S. Lebovici et F. Weil-Halpern, *Psychopathologie du nouveau-né*, Paris, ESF, 1989, p. 85-88.

[2] C. Attias-Donfut, M. Ségalen, « L'invention de la grand-parentalité », *Dans :* D. Le Gall, Y. Bettahar, *La pluriparentalité*, Paris, PUF, 2001, p. 243-260.

[3] F. Courtines-Laval, Le rôle des personnages âgés dans la formation de la

un sens et toute sa valeur à leur présence dans ces moments de bouleversement affectif que sont toujours la séparation des parents, l'après divorce ou le décès parental. Dans ces périodes tensionnelles, où les parents absorbés par leur gestion émotionnelle ne sont plus en mesure de répondre au besoin de soutien affectif qu'éprouve leur enfant. Dans ce climat d'incertitude, les grands-parents vont représenter la stabilité, la sécurité, l'amour inconditionnel. Ils sont les confidents, les protecteurs et les consolateurs qui leur sont nécessaires.

Par ailleurs, durant les conflits qui surgissent au moment de la séparation et qui souvent perdurent dans l'après divorce, les grands-parents peuvent tenter d'apaiser les tensions, être les conciliateurs auprès des enfants ou du couple, tout en agissant, tâche difficile, avec prudence et discrétion, en maintenant une juste distance par rapport à leurs propres enfants. En d'autres termes, ils devraient faire preuve de suffisamment de clairvoyance et de sagesse pour reconnaître que leur fils, leur fille sont devenus, à leur tour, des parents et que c'est à eux que revient la charge éducative des enfants. Toutefois, sans se substituer aux parents, ils peuvent tenir un rôle d'autorité que M. Porot nomme autorité complémentaire. Leurs interventions se limiteront à soutenir les parents, à les confirmer dans la démarche éducative qu'ils ont choisie pour leurs enfants.

Dans l'enquête menée par C. Attias-Donfut et M. Ségalen, l'éducation, la juste distance, la rivalité entre les deux branches apparaissent comme les principales causes des tensions, des sentiments d'amertume et de rancune, des conflits qui viennent perturber et, parfois, rompre les relations intergénérationnelles.

Lorsque les enfants du divorce deviennent à leur tour parents, les relations intergénérationnelles ne s'améliorent guère. Certains conflits paternels ou maternels de la petite enfance ont laissé des cicatrices ou n'ont pas été entièrement résolus. Dans la situation particulière de l'après divorce que vivent ces jeunes parents, les conflits infantiles peuvent se prolonger ou se rejouer mettant parfois fin aux relations intergénérationnelles.

Cette rupture se répercutera aux deux pôles de la chaîne de la filiation : les grands-parents seront privés de leurs petits-enfants et

---

personnalité de l'enfant, thèse, 1988, Toulouse.

ces derniers, livrés à des filiations incertaines, pâtiront d'un blocage des processus d'identification.

Consolateurs, stabilisateurs, protecteurs, les grands-parents sont aussi de merveilleux « chroniqueurs du passé et de la famille »[4]. Ils racontent leur expérience de vie, leur enfance, les usages, les coutumes de cette époque ; ils rapportent à leurs petits-enfants des événements significatifs survenus durant l'enfance, l'adolescence de leurs parents. Les grands-parents donnent ainsi à l'enfant le sentiment d'appartenir à une lignée.

En partageant avec leurs petits-enfants loisirs et activités (jardinage, bricolage, couture, cuisine), les grands-parents renforcent leur identité sexuelle, participant ainsi à la construction psychique de ces enfants élevés dans une famille à parent unique où le garçon manque de modèle identificatoire, la fille de partenaire œdipien.

Dans leur enquête, les sociologues, C. Attias-Donfut et M. Ségalen, relèvent la tendance des thèmes évoqués à cantonner la grand-mère dans le domaine de l'intime, de l'histoire des relations familiales, tandis que les sujets abordés par le grand-père ont trait essentiellement à sa relation avec la vie extérieure, avec l'histoire sociale. Les grands-parents représentent ainsi les deux dimensions, différentes et complémentaires, de l'ancrage identitaire de leurs petits-enfants. Mais, il est possible de penser, estiment les sociologues, que cette distinction s'atténuera pour les futures générations, la répartition des tâches selon les sexes s'atténuant, elle aussi.

Enfin, les grands-parents en racontant à leurs petits-enfants contes, histoires fantastiques, fables font appel à leur imaginaire, contribuent à leur développement [7].

Quant aux adolescents, un sondage effectué au début des années 90, révèle qu'ils vont aussi trouver soutien et réconfort auprès des grands-parents. Selon les résultats, les jeunes de 15-18 ans recherchent auprès de leurs grands-parents, d'abord « l'amour et le soutien affectif », puis « l'expérience, la mémoire ». D'autre part, un jeune sur trois estime que le dialogue est plus facile avec les grands-parents qu'avec les parents, et deux sur trois disent

---

[4] A. Kornhaber et K. Woodward, *Grands-parents et petits-enfants : un lien vital*, trad. fr. Paris, R. Laffont, 1989.

apprécier leur expérience, leurs conseils et leur confient leurs projets d'avenir.

LA FRATRIE

Elle est le lieu privilégié où frères et sœurs peuvent exprimer leurs sentiments face à la séparation des parents, à leur nouvelle vie familiale : crainte, peur, colère, honte, culpabilité, espoir, résignation, autant de sentiments, d'émotions qui peuvent être verbalisés, entendus, partagés. C'est dans le creuset de la fratrie que frères et sœurs trouvent compréhension et réconfort.

La fratrie revêt une importance toute particulière pour l'enfant d'âge préscolaire encore très dépendant du milieu familial, et qui ne peut accéder directement aux systèmes de soutien extra-familiaux en raison de son âge.

L'éloignement d'une figure parentale peut atténuer la rivalité fraternelle – caractéristique commune à toutes les familles quelle que soit leur structure – au profit d'un renforcement de la solidarité fraternelle. L'aîné s'identifie à l'un des parents et adopte un rôle protecteur à l'égard des plus jeunes dont il se sent responsable, et ces derniers lui témoignent affection et confiance. La relation parent-enfants prend alors la place de la relation fraternelle.

Ainsi, frères et sœurs se soutiennent mutuellement et des liens de profonde affection se nouent, liens que les enfants devenus adultes chercheront à conserver.

LA FAMILLE ÉLARGIE

Certains de ses membres peuvent tenir le rôle de substituts parentaux : souvent un oncle ou une tante, mais aussi un cousin germain ou une cousine. La famille élargie peut également être en relais de solidarité, notamment sur le plan financier, et plus particulièrement pour les familles monoparentales à revenus modestes ou lorsque la mère monoparentale ne peut accéder au marché du travail.

LES FAMILLES HOMOMONOPARENTALES

Les familles homosexuelles à structure monoparentale sont doublement fragilisées : elles doivent affronter les difficultés spécifiques à la situation de monoparentalité auxquelles s'ajoutent les difficultés spécifiques à l'homoparentalité.

LES GRANDS-PARENTS

Si les effets bénéfiques de la grand-parentalité décrits précédemment gardent toute leur valeur quelle que soit la structure de la famille, la grand-parentalité prend un sens et un poids tout particuliers dans une famille homosexuelle à structure monoparentale.

Les grands-parents qui accueillent l'enfant, né par insémination artificielle avec sperme de donneur anonyme ou grâce à une mère porteuse ou encore par adoption, lui donnent symboliquement place dans la chaîne des filiations. Par ce geste d'accueil, ils signifient aussi au parent qu'ils acceptent son orientation sexuelle, et le confirment dans son statut de parent. Pour que les grands-parents puissent jouer adéquatement leur rôle, ils doivent avoir accepté pleinement l'homosexualité de leur fille ou de leur fils. Si les relations ont été renouées grâce à l'arrivée de l'enfant sans que l'homosexualité du parent ne soit encore foncièrement acceptée, une vigilance leur sera nécessaire pour éviter que leurs gestes ou leurs paroles ne véhiculent, à leur insu, critiques ou jugements.

LA FAMILLE ÉLARGIE

Les relations d'aide et de dons sont ici aussi présentes. Les politiques familiales d'entraide recouvrent de multiples échanges : échanges domestiques, financiers, matériels. Des services de toute nature (garde de l'enfant, prêt de la voiture familiale, don de la voiture d'enfant du cousin ou encore prêt financier pour l'achat d'un logement) sont autant d'indices révélateurs de la vitalité de la solidarité familiale.

Chapitre II

LES SYSTÈMES DE SOUTIEN EXTRAFAMILIAUX

LES FAMILLES MONOPARENTALES HÉTÉROSEXUELLES

LA MÉDIATION FAMILIALE

Le rôle principal du médiateur familial est d'amener les couples en situation de divorce ou de séparation à trouver par eux-mêmes un accord durable qui leur permettra d'exercer leurs responsabilités parentales sans contrainte, dans un climat de respect mutuel, en prenant en considération les besoins propres à chaque membre de la famille et plus particulièrement à ceux des enfants.

Le processus de médiation familiale comporte plusieurs étapes dont la succession peut changer selon les situations : la recherche de la nature du conflit, de ses causes, des moyens susceptibles de gérer ce conflit, la détermination et la mise en place des rôles. Un projet d'entente, souvent élaboré par le médiateur, rassemble les décisions acceptées par les deux parents. Ce projet peut être appliqué tel quel par les deux parents. Ce projet peut également être appliqué tel que rédigé ou présenté à l'avocat du parent à l'origine de la demande ou aux deux avocats simultanément.

Selon Dahan [9], le projet d'entente peut être présenté par les parents à l'enfant au cours du dernier entretien.

S'il y a consensus sur la place symbolique de l'enfant tout au long du processus de médiation, l'unanimité ne se fait pas sur la place réelle qu'il peut occuper ou qui doit lui être attribuée. Ainsi, d'après J. Dahan, le médiateur doit inviter l'enfant à se joindre à un des entretiens dès que les parents ont défini les décisions relatives à l'enfant. Quant à J. Filion (1996)[1], elle souligne la nécessité d'une formation et d'une supervision appropriées du médiateur familial qui, dès lors, peut inclure dans le processus l'enfant ou l'adolescent qui en fait la demande ou lorsque les parents ne peuvent parvenir à définir ses besoins ou mesurer les répercussions de leur conflit conjugal sur l'enfant ou sur l'adolescent.

Les entretiens, de six à douze, s'étalent sur une période de trois à six mois.

La médiation familiale en clarifiant les conflits, en aidant les parents à définir leurs rôles et leurs fonctions, forge de saines assises pour la famille monoparentale naissante.

LE JUGE DES ENFANTS

Contrairement au Québec, la médiation familiale n'existe pas encore en France. Cependant, lorsque le conflit des parents risque de mettre en danger la sécurité de l'enfant, il est possible de recourir au juge des enfants qui va tenter de médiatiser les rapports conflictuels des parents.

L'ASSISTANCE ÉDUCATIVE

Elle peut être réclamée par le parent qui ne se sent plus capable d'assumer, pour des raisons diverses, ses responsabilités éducatives. L'assistance éducative peut aussi être ordonnée à l'initiative du juge des enfants selon l'article 375 du Code civil français.

L'AIDE À LA PARENTALITÉ

Dans son ouvrage « La famille dans tous ses états »[2], la psychanalyste Caroline Éliacheff définit l'aide à la parentalité comme « une juste voie entre le déni de la maltraitance et la stigmatisation sociale des parents ».

Cette définition nous semble pouvoir s'appliquer aux situations de carence ou d'inadéquation éducative, aux cas de délaissement, de carences affectives précoces que nous avons précédemment

[1] J. Filion, La médiation familiale, *Dans : PRISME*, 1995, 5*(2-3)* : 256-265.
[2] Éd. Albin Michel, 2004.

exposées. Dans toutes ces situations, nous considérons que l'enfant est objet de maltraitance, le(s) parent(s) ayant privé leur enfant de ce dont il a besoin physiquement et psychologiquement pour se développer normalement, mettant même, dans certaines circonstances, sa vie en danger. Ces adultes qui en sont responsables légalement et moralement ont failli dans l'exercice de leur parentalité, celle-ci étant définie comme « les droits et les devoirs qui incombent à chaque parent à la naissance d'un enfant. Le parent est investi d'une obligation de choix, de surveillance et de protection quant à l'éducation et la santé de l'enfant »[3].

C'est surtout la situation d'inégalité dans laquelle se trouvent les parents face aux aidants qui vont prendre en charge leurs enfants que dénonce Caroline Éliacheff. « Il existe une dissymétrie fondamentale entre ceux qui aident et ceux qui sont aidés » constate la psychanalyste (p. 150). En situation de monoparentalité, le ressenti d'inégalité pèse plus lourdement sur le parent solitaire qui doit affronter, seul, ce face à face où l'Autre est en position d'autorité.

En outre, constate Caroline Éliacheff, les aidants[4] ont tendance à confondre le parent monoparental ou le couple parental avec l'acte qu'il(s) a (ont) commis. Il en résulte un regrettable mélange qui va pousser les aidants à porter, consciemment ou inconsciemment, un jugement sur les parents qu'ils sont censés comprendre et aider.

Dans certains cas, l'aide à la parentalité peut s'avérer inefficace, voire préjudiciable. La situation la plus fréquente est celle où s'opère, à l'insu de l'aidant, un glissement de l'empathie vers la sympathie. L'identification à l'enfant victime est la base fondamentale sur laquelle l'aidant fonde son action. Mais, il n'est pas rare que cette identification à l'enfant victime conduise l'aidant à projeter sur les parents ce que lui aurait ressenti ou pensé à la place de leur enfant. Il se produit alors une sorte de renversement des rôles aidant-aidé. Or, cet enfant fragilisé, en détresse psychologique a besoin d'aide, et il est du mandat du travailleur social, du psychoéducateur ou de l'assistante sociale d'y répondre

[3] Didier Houzel (Éd.), 2007, *Les enjeux de la parentalité*, Paris, Érès.

[4] Nous englobons sous le terme « aidant » : les travailleurs sociaux, les assistantes sociales, les psychoéducateurs.

adéquatement. En d'autres termes, il n'appartient pas à l'enfant d'aider l'aidant à réparer son enfance ou à résoudre ses problèmes de couple ou de parentalité.

Néanmoins, ces parents, en couple ou monoparentaux, « coupables » aux yeux des aidants peuvent changer de statut. De « coupables », ils peuvent devenir « irresponsables » s'ils acceptent de se soumettre aux directives de l'aidant sans s'opposer à ses décisions, à ses directives, même si ces directives et ces décisions sont différentes ou contraires à ce qu'ils auraient souhaité faire ou ne pas avoir à faire. Il arrive aussi que le parent monoparental ou le couple parental soient classés dans une autre catégorie. Ainsi, s'il(s) accepte(nt) trop facilement les décisions, ils seront classés « infantiles ».

Les parents avec lesquels les aidants estiment avoir de la difficulté à travailler sont les parents qui ne se soumettent pas à leurs décisions. Les stratégies les plus souvent utilisées par le parent monoparental ou le couple parental sont la fuite et l'abandon de l'enfant à l'institution. Depuis peu, relève Caroline Éliacheff, les parents ont adopté une nouvelle manière d'agir beaucoup plus déstabilisatrice. Pour éviter de se soumettre, ils calquent leurs attitudes sur celles mises en jeu dans l'institution. Ils utilisent les mêmes formes d'exercice du pouvoir que celles que les institutions ont exercé à leur égard.

Dans cette logique, les parents monoparentaux (ou le couple parental) accusent le personnel de l'institution ou la famille d'accueil de négligence, de mauvais traitements sur la personne de leur enfant, contestent le droit du personnel ou des parents nourriciers à s'occuper de leur enfant, allant même jusqu'à évaluer des actes professionnels des travailleurs sociaux. Leur contestation est globale, accompagnée d'une demande irrecevable. En effet, ces parents demandent à l'institution de leur renvoyer l'image de « bons » parents alors qu'ils ont été jugés « mauvais » parents puisqu'ils ne cessent de tout critiquer, de tout contester, plus particulièrement en raison de l'image de « mauvais » parent que le travailleur social leur a attribuée.

Au terme de son analyse de l'aide à la parentalité, Caroline Éliacheff estime que le moment est venu de trouver « une juste voie entre la reconnaissance de la transgression parentale et la non-identification de la personne entière à son acte. » (p. 152) Mais la voie est étroite sans formation personnelle des aidants.

LES FAMILLES D'ACCUEIL

Nombre de spécialistes ont questionné la valeur thérapeutique des placements dans des familles d'accueil des enfants nés d'adolescentes mères célibataires en situation de rupture familiale et sociale ou d'enfants retirés de leur milieu familial en raison de l'inadéquation éducative des parents.

Une des raisons principales de cette remise en question de la valeur thérapeutique des familles d'accueil nous semble résider, d'une part dans la force du clivage et de l'idéalisation des parents par des enfants qui pourtant ont souffert de l'insuffisance ou de l'inadéquation éducative des parents ; et d'autre part, de la méconnaissance tant des parents nourriciers que des aidants de la force de ces mécanismes de défense et de leur fonction.

Rappelons-nous Charlène, sous-alimentée, « oubliée » par ses parents lors de l'incendie de leur logement, abandonnée par son père, partageant les beuveries nocturnes de sa mère et de ses amis. C'est cette même Charlène qui ne veut pas être séparée de sa mère, qui l'appelle en sanglotant et en s'accrochant à son pupitre lorsque l'assistante sociale de l'école vient la chercher pour une simple visite médicale. Charlène reste « engluée » dans son attachement à ce milieu familial pathogène. C'est aussi cette même assistante sociale qui, en dépit de l'échec d'un premier placement de Charlène, ne comprend toujours pas « l'attachement » de l'enfant à cette « mère indigne ». Étonnée et troublée, elle tente de convaincre Charlène des carences éducatives maternelles, tout en lui vantant les bienfaits d'un placement dans une famille d'accueil.

Les résultats de telles interventions vont généralement à l'encontre des intentions initiales, si bonnes soient-elles, car cette croyance « à tout prix », en une valeur thérapeutique du placement dans une famille d'accueil ou en institution, empêche l'intervenant d'être à l'écoute de l'enfant. L'ampleur de la souffrance psychique de l'enfant restera trop souvent méconnue, son anxiété trop souvent non entendue.

Installé dans une famille d'accueil, l'enfant va continuer à idéaliser ses parents (ou le parent singulier) qui seront à ses yeux toujours supérieurs aux parents de la famille d'accueil, quelle que soit la qualité des soins prodigués et quel que soit le poids de l'inadéquation éducative parentale. D'une part, cet enfant ne pourra intégrer que peu ou prou des valeurs éducatives que la famille d'accueil cherche en vain à lui inculquer. D'autre part, la déception des parents d'accueil, le sentiment de ne pas être reconnus dans leurs efforts, les comparaisons avec les parents exprimées verbalement ou gestuellement, mais toujours à leur désavantage, le contrôle qu'ils doivent exercer sur eux-mêmes pour ne pas manifester leur impatience, leur déception devant l'absence de progrès des enfants, leur réprobation ou leur indignation devant la persistance des défaillances des parents finissent par altérer la qualité du climat familial. Progressivement, l'intérêt, le désir d'aider vont s'affaiblir. Les parents d'accueil, confrontés aux limites de leur capacité à aider, ont senti, intuitivement, que la motivation inconsciente à leur choix d'être parent d'accueil, c'est-à-dire d'être *le parent idéal*, n'était pas dans l'ordre du possible. Souvent la détérioration du climat familial peut conduire au retrait de l'enfant pour le placer dans une autre famille d'accueil où le même scénario risque fort de se répéter.

Généralement, l'intervention de l'équipe psycho-socio-éducative évite que de telles situations se produisent grâce au suivi de chaque situation, au soutien de la famille d'accueil dans sa démarche éducative. L'équipe socioéducative peut également assurer une médiation parent(s) biologique(s) / enfant / parent(s) d'accueil.

L'ÉCOLE

L'aide offerte par l'école consiste essentiellement en mesures de prévention et de soutien psychologique.

L'enseignant, Moi auxiliaire de l'enfant de parents divorcés

Sur le plan pédagogique, l'aide offerte à l'enfant de famille monoparentale pourrait se situer à trois niveaux.

Selon F. Dolto [11], l'absence d'un parent ou la dislocation d'un couple peut faire vivre à l'enfant ou à l'adolescent deux niveaux de déstructuration : au niveau spatial (ce qui retentit sur son corps) quand l'enfant doit quitter l'espace où il a grandi, privé soudain de ses repères spatiaux et temporels ; au niveau de l'affectivité, par des sentiments dissociés. Les trois continuums (corps, affectivité, social) qui régissent la vie de l'enfant sont alors remis en question et l'équilibre psychologique de l'enfant risque d'être ébranlé selon des degrés divers.

Le milieu scolaire pourrait donc pouvoir offrir à l'enfant un cadre structuré pour pallier l'absence de repères fixes qui peut caractériser l'espace, le temps, mais aussi le vécu intérieur de l'enfant de parents divorcés ou séparés.

Toujours selon F. Dolto, dès l'âge de six ans, le pluralisme des modèles familiaux intégré aux connaissances générales, pourrait être étudié à l'école. Les difficultés que les enfants peuvent vivre lors de la séparation ou de la disparition de l'un des deux parents pourraient devenir des thèmes de réflexion illustrés par des textes littéraires. Les sentiments suscités chez chaque enfant par ces lectures pourraient ensuite être discutés en classe par les enfants eux-mêmes et l'enseignant(e).

Replacer les cas particuliers dans les cas généraux atténuerait chez beaucoup d'enfants le sentiment d'être différent des autres. C'est en introduisant une distance par rapport aux difficultés affectives auxquelles il fait face que l'enfant pourra assumer les caractéristiques familiales qui lui sont propres. Les répercussions que ces caractéristiques pourraient avoir sur son narcissisme seront alors sublimées puisque le langage pourra circonscrire les joies comme les épreuves, et que l'enfant pourra appuyer ses fantasmes sur des textes littéraires judicieusement choisis.

Après avoir analysé une dizaine de livres et bandes dessinées conçus sur le thème de la séparation des parents et écrits par des auteurs de différents pays, J. et O. Ornezzano s'interrogent : les enfants et les adolescents à qui ces ouvrages sont destinés pourront-ils mieux comprendre et, éventuellement, mieux vivre cette réalité ? Pour être commercialisé, concluent-ils, le livre doit plaire à un large public et se soumettre à l'idéologie dominante. Cependant, certains tentent d'échapper à ce conformisme.

Sur le plan de l'information : à l'occasion des journées pédagogiques, les enseignants pourraient être informés des comportements réactionnels des enfants au divorce des parents. Mieux avertis, ils pourraient repérer à travers les jeux des élèves les réactions dépressives, la difficulté ou l'incapacité à les maîtriser. Selon R. Munger et W. Morse[5], cette connaissance du vécu intérieur de l'enfant, une compréhension empathique peuvent avoir un effet thérapeutique. Les auteurs insistent sur la nécessité pour l'enfant ou l'adolescent de pouvoir exprimer sa révolte, sa souffrance ou sa peur, et sur l'attitude d'écoute que devrait pouvoir adopter l'enseignant à un moment où la souffrance, l'anxiété de l'enfant ne peuvent pas toujours être entendues par les parents émotionnellement indisponibles. Le caractère transitoire de ces troubles réactionnels devrait être souligné, ce qui pourrait contribuer à modifier la perception négative que certains enseignants ont de ces enfants. Rappelons que les recherches précédemment citées ont montré que cette perception négative que l'enseignant a de l'enfant de parents divorcés, s'étend souvent à l'ensemble des enfants de famille monoparentale, toutes catégories confondues. Cette perception négative se répercute sur le rendement scolaire car ces enfants de famille monoparentale ont tendance à se conformer à l'image du « mauvais élève » que pourraient leur renvoyer certains professeurs (effet pygmalion).

Dans une enquête récente que nous avons menée auprès d'un groupe de 35 enseignantes divorcées ou séparées de fait et d'un groupe de 35 enseignantes de familles dites intactes sur leurs perceptions de la gravité et de la permanence de difficultés scolaires et comportementales d'élèves issus de ces deux types de famille, les enseignantes du premier groupe avaient tendance à sous-estimer, voire à nier, l'existence de telles difficultés chez les enfants de parents divorcés, alors que celles du second groupe avaient tendance à les surévaluer. Mais l'élément le plus intéressant fut la mise en évidence de la tendance significative des enseignantes qui avaient vécu durant leur propre enfance le divorce ou la séparation de leurs parents à s'identifier à « leurs enfants de classe »[*] et à projeter sur eux leur propre vécu « d'enfant du divorce », attribuant à ces élèves les sentiments qu'elles avaient ressentis lors du divorce de leurs parents et que, peut-être, certaines d'entre elles ressentaient encore.

---

[5] R. Munger, W. Morse, 1979. "When divorce rocks a child's world", *The Educational Forum Campaign*, 111, 43*(4)* : 429-433.

[*] Expression utilisée par plusieurs enseignantes.

Plus que tout autre, l'enfant est un objet transférentiel, et l'enseignant plus que le psychanalyste est marqué par le contre-transfert car durant sa formation il n'a guère été informé, sensibilisé à ses manifestations contre-transférentielles, à leurs répercussions dans le champ du savoir, dans sa relation à l'enfant-élève.

Dans leur rencontre avec des enfants du divorce, ces enseignantes n'ont pu que rejouer leur propre histoire, en toute méconnaissance de ce qui les habitait.

Au lieu d'aider l'enfant à transformer sa souffrance en processus de croissance, ces enseignantes, inconsciemment, vont le figer dans sa douleur, sa colère ou sa culpabilité.

Cette confusion entre l'enfant qu'elles ont été et l'élève dont elles ont la charge éducative va, à leur insu, venir perturber l'espace des apprentissages.

La relation enseignant-enfant de famille monoparentale interpelle l'enseignant dans sa propre histoire familiale, dans son univers fantasmatique parental. En outre, les situations dans lesquelles l'enseignant peut jouer un rôle de Moi auxiliaire sont de plus en plus fréquentes dans nos sociétés contemporaines : absence du père suite à une rupture familiale, incapacité émotionnelle relationnelle de la mère à assumer temporairement son rôle de soutien affectif auprès de ses enfants eux-mêmes émotionnellement fragilisés par la dissociation familiale. La formation personnelle de l'enseignant s'avère donc nécessaire.

Une sensibilisation aux phénomènes conscients et inconscients de la dynamique relationnelle, la participation à des groupes de sensibilisation, de réflexion sur l'imaginaire fantasmatique familial de l'enseignant, de ses répercussions dans ses relations à l'enfant de famille monoparentale, sur l'élaboration du vécu de la classe sont quelques exemples de modes de formation ou de moyens d'aide dont pourrait bénéficier l'enseignant [5].

Les services de psychologie scolaire

L'école qui bénéficie des services d'un psychologue en milieu scolaire est en mesure d'offrir à l'enfant de famille monoparentale un lieu d'écoute et de parole où il pourra exprimer sans crainte d'être jugé, censuré ou rejeté, les sentiments de honte, de colère, de tristesse, de culpabilité qui l'habitent pour l'aider à mieux en saisir le sens afin de pouvoir les intégrer et les dépasser. Ce soutien psychologique est particulièrement profitable aux enfants de parents divorcés ou séparés quand leur Moi est submergé par d'intenses et persistants sentiments de culpabilité. Ces enfants ou ces adolescents ont alors besoin d'entendre une personne extérieure au conflit familial leur signifier que la rupture conjugale n'est pas le résultat des fautes qu'ils s'attribuent, mais l'aboutissement d'une mésentente qui existe entre deux adultes qui prennent conscience qu'ils ne peuvent plus vivre ensemble et qui, néanmoins, gardent toute leur affection et leur protection à leur enfant. C'est en mettant « des mots vrais » sur la souffrance de l'enfant ou de l'adolescent que le psychologue lui permettra d'accéder à sa vérité.

LES PAIRS

Le nombre croissant de divorces, de séparations de fait, de ruptures d'union libre, de mères célibataires volontaires a eu, pour heureuses conséquences, de soustraire l'enfant ou l'adolescent issu de ces familles monoparentales de sa position périphérique, vécue souvent douloureusement, et de lui procurer le sentiment si important pour son équilibre psychique d'« être comme les autres ».

D'autre part, les échanges qui peuvent s'établir entre les enfants ou les adolescents issus de ces nouvelles familles permettent à l'adolescent de mesurer sa valeur personnelle, sa compétence, la confiance en lui-même. L'amitié suivie s'est révélée bénéfique pour l'adolescent qui vit cette période toujours difficile qu'est la séparation parentale.

LE RÉSEAU RELATIONNEL ET AMICAL

C. Martin [21] a tenté de cerner l'impact de la rupture conjugale sur le réseau relationnel et amical. Près de la moitié des parents gardiens interrogés (54%) estiment avoir conservé leurs amis. Si la désunion familiale est bien un facteur de modification du tissu relationnel, la situation conjugale actuelle du parent gardien joue également un rôle. Ainsi, 60% des parents gardiens qui ont formé un nouveau couple sans cohabiter, 54% des parents gardiens sans partenaire et 47% des parents gardiens remariés considèrent qu'ils ont conservé leurs amis. La recomposition familiale, conclut C.

Martin, entraînerait une certaine coupure dans les relations amicales.

Mais, l'étendue du réseau amical varie d'un milieu social à l'autre. Dans les milieux populaires, les contacts familiaux priment alors que dans les milieux sociaux moyen et supérieur les amis occupent la première place. Les réactions des parents proches à la séparation familiale ou à l'entrée choisie ou subie dans la situation de monoparentalité prennent toute leur importance dans ce moment critique. Ces contacts familiaux étroits vont-ils s'espacer ou disparaître ? Les parents proches vont-ils occuper la place désertée par les amis ?

LES MODÈLES D'INTERVENTION PRÉVENTIVE ET THÉRAPEUTIQUE

La rareté des recherches portant sur l'intervention thérapeutique auprès des familles éclatées contraste étonnamment avec l'abondance des travaux consacrés au divorce. Comme le remarque très justement L. Spector-Dunsky[6], les recherches consacrées au processus de la séparation et à ses effets sont encore plus rares, particulièrement celles qui s'intéressent à l'intervention, surtout lorsqu'elle s'adresse à la famille résiduelle en tant que système. Si la séparation est un événement douloureux qui suscite des sentiments de deuil, de la souffrance, du désarroi, cet événement bouleversant peut aussi, soutient L. Spector-Dunsky, être porteur de changements bénéfiques pour la famille résiduelle (mère/enfants, père/enfants), mais également pour les membres qui composent ces systèmes.

Sur le plan préventif

L'objectif visé est de réduire et même d'éviter des difficultés secondaires qui surgissent lors de la séparation.

Quatre à cinq familles résiduelles se réunissent une fois par semaine durant sept mois. La flexibilité de la formule permet de réunir des parents gardiens/enfants soit ensemble, soit par génération. Elle permet aussi d'inviter les parents non gardiens à

[6] L. Spector-Dunsky, « Le divorce source de souffrance, source de croissance », *Dans : L'enfant dans sa famille, Nouvelles approches*, Paris, PUF, 1990, p. 432-443.

participer à ces réunions. Sur le plan thérapeutique, l'objectif vise essentiellement à libérer les ressources intrinsèques diminuées par la crise vécue (mais qui peuvent aussi être simplement dissimulées) et, pour ce faire, le modèle utilise des techniques variées : thérapie familiale systémique, psychodrame, le MFT (*Multiple Family Therapy*).

Le but ultime étant de favoriser le processus d'adaptation à la nouvelle situation. Les thérapeutes par la mise en action de ces diverses techniques visent :

- l'augmentation et l'amélioration de la communication et des interactions intrafamiliales,
- la résolution de difficultés identifiées par le thérapeute ou par la famille lorsque ces difficultés constituent un obstacle au bon fonctionnement de la famille,
- partager avec le groupe des résultats de recherche quand ceux-ci favorisent la compréhension et l'acceptation de comportements déroutants.

L'action thérapeutique

Celle-ci, conclut l'auteure, se situe au niveau de la désorganisation transitoire engendrée par la séparation. Mais le modèle comporte aussi une dimension thérapeutique d'égale importance : il favorise une restructuration familiale dans le cadre systémique ; ce qui permet aux membres de la famille résiduelle d'identifier les difficultés associées à la séparation et de les dépasser. Ils sont alors en mesure de surmonter la crise de façon saine et constructive.

LE PSYCHODRAME EN GROUPE

Il semble donner de bons résultats pour la résolution des conflits engendrés par la rupture familiale, par simple libération des tensions générées par ces conflits. Les résultats sont particulièrement bons avec les enfants durant la période de latence.

LES PETITS GROUPES D'ENFANTS

Ils sont composés d'enfants vivant des situations familiales semblables. Ces groupes sont animés par un couple de thérapeutes qui peuvent utiliser l'expression verbale ou non verbale des conflits.

LES PSYCHOTHÉRAPIES INDIVIDUELLES

Elles sont généralement réservées, en priorité, aux enfants souffrant d'états pathologiques organisés.

LES PSYCHOTHÉRAPIES DE SOUTIEN

Les psychothérapies de soutien visent à maintenir, à travers des entretiens à rythme variable, un contact suivi avec un ou les deux parents durant la psychothérapie de l'enfant. Si la psychothérapie de soutien n'est pas en mesure de résoudre les problèmes névrotiques des parents, elle permet cependant d'alléger les tensions qu'engendre, inévitablement, l'entrée en thérapie de l'enfant.

Nombre de difficultés jalonnent le processus thérapeutique démentant l'impression de superficialité et de facilité qu'introduit la terminologie « thérapie de soutien ».

Les parents investissent affectivement la psychothérapie de soutien, alors que les attitudes transférentielles induites par la psychothérapie ne sont pas résolues. En outre, toute l'attention se porte sur l'enfant sans que les difficultés parentales ne soient directement appréhendées ce qui favorise leur enkystement, les rendant par là même inaccessibles.

L'opposition des parents, manifeste ou latente, n'est jamais absente. Elle vient freiner ou annuler les progrès thérapeutiques en provoquant la rupture de la relation ou en favorisant le maintien d'attitudes qui font obstacle à tout changement. Il appartient alors au thérapeute de s'attacher à diminuer les sentiments de frustration et de culpabilité ressentis par les parents, tout en cherchant à élever leur seuil de tolérance à l'égard de la thérapie de leur enfant. Pour y parvenir, le thérapeute ne peut faire l'économie de la clarification du sens que revêt cette thérapie pour les parents. Les déceptions et les difficultés qu'elle provoque doivent également être objet de clarification. Si, dans ce contexte thérapeutique, la structure névrotique des parents ne peut être remaniée, il est néanmoins possible de parvenir à un changement des attitudes parentales rendant possible la poursuite de la psychothérapie de l'enfant.

LES FAMILLES HOMOMONOPARENTALES

LES AMIS

La présence d'un réseau social homosexuel atteste de la capacité du parent à assumer son orientation sexuelle. La présence d'amis est source d'échanges, de conseils, de soutien dans les moments difficiles quand les critiques, le doute ou le découragement sont trop lourds à porter.

LES INTERVENANTS

Quels que soient les intervenants, médecin généraliste, pédiatre, enseignant, personnel administratif, tous devraient disposer d'informations sur l'homoparentalité, savoir qu'il n'existe aucune différence entre le développement d'un enfant élevé par un parent homosexuel et l'enfant élevé par des parents hétérosexuels. Ces intervenants seraient alors en mesure d'observer leurs attitudes vis-à-vis de l'homoparentalité, du parent lesbien ou gay afin qu'elles ne livrent pas, inconsciemment, des messages négatifs ou accusateurs qui viendraient rompre la relation de confiance ou l'alliance thérapeutique, les empêchant ainsi de jouer leur rôle de soutien. C'est toute la problématique des réactions contre transférentielles qui se joue ici aussi.

L'ÉCOLE

Une fois de plus, l'institution scolaire a un rôle important à jouer. L'étude de Tasker et Golombok (2002), déjà citée, a montré que l'acceptation de son homosexualité et la possibilité d'en parler dans son entourage exercent une influence sur les attitudes tolérantes ou hostiles des camarades d'école. De nombreux parents homosexuels, évoquant leurs souvenirs d'écoliers, disent avoir souffert des railleries de leurs camarades et parfois même des attitudes de rejet qu'ils manifestaient à leur égard. Les moyens que l'école peut mettre en jeu pour lutter contre ces attitudes et les préjugés qui entourent l'homosexualité sont multiples :

— Comme nous l'avons précédemment signalé, une révision des programmes scolaires apparait souhaitable afin que puissent y figurer des informations sur les différentes formes de sexualité, l'homoparentalité, la similitude développementale des enfants de l'hétérosexualité et de l'homoparentalité.

Ces programmes enrichis constitueraient un véritable outil de prévention, efficace par le nombre important d'élèves qui pourraient en bénéficier et, éventuellement, transmettre les informations reçues.

— Généralement, l'enseignant est un modèle identificatoire pour ses élèves. En adoptant une attitude neutre et bienveillante à l'égard des élèves élevés dans une famille homomonoparentale, l'enseignant est en mesure de désamorcer les taquineries, les plaisanteries, d'éviter les mises à l'écart que certains élèves seraient tentés d'imposer aux enfants de l'homomonoparentalité.

— D'autre part, en développant chez les élèves l'empathie, la tolérance, l'école contribuerait à maintenir ou à renforcer l'estime de soi, l'équilibre psychologique de ces enfants trop souvent objets de railleries ou victimes de rejet.

— C'est aussi en favorisant la mise en jeu de telles attitudes, l'instauration de relations de bonne camaraderie entre les élèves élevés par un parent homosexuel et ceux élevés dans un foyer hétérosexuel que l'école contribuera, non seulement au développement de la socialisation des élèves, mais aussi au développement de l'esprit de tolérance à l'égard de *tous* les élèves. Le but ultime étant que ces élèves devenus adultes transfèrent ces valeurs et ces comportements dans leur vie de parents et de citoyens.

LES ASSOCIATIONS MILITANTES

Selon l'étude de F. Tasker et S. Golombok (2002) déjà citée, la convergence des résultats de centaines de recherches montrant l'absence de différence fondamentale entre les enfants élevés par un ou des parents homosexuels et les enfants élevés par des parents hétérosexuels, n'a pas eu d'effets positifs sur les préjugés, attitudes et propos dévalorisants tenus à l'égard des enfants de parents gays ou lesbiens en couple, ou célibataires gays ou lesbiennes.

Selon Martine Gross [16], il appartiendrait aux associations militantes de lutter contre les préjugés, les discours dévalorisants si pénibles à entendre et si nocifs pour l'équilibre psychique de ces enfants.

LES GROUPES DE RENCONTRE ET DE DISCUSSIONS

Ils pourraient être lieux de discussions, d'échanges d'ordre administratif, juridique, psychologique. Par exemple, on se souvient que les résultats de la recherche de A. Brewaeys *et al.*[7] (1997) montraient le désir unanime des mères lesbiennes qui avaient eu recours à l'insémination artificielle d'informer leurs enfants du recours à un donneur. Pourtant plus de 50% d'entre elles ne le faisaient pas, ne sachant comment le dire, ni à quel âge l'enfant pouvait recevoir cette information. Cette carence d'information chez les mères lesbiennes est d'autant plus regrettable que l'étude a montré une fréquence plus élevée de problèmes de comportement et de problèmes émotionnels chez les enfants nés également d'insémination artificielle avec donneur dans un couple hétérosexuel, mais qui n'avaient pas été informés du recours à l'insémination artificielle avec donneur, contrairement aux mères homosexuelles qui avaient informé leurs enfants des origines biologiques de leur naissance.

Dans ces groupes de rencontre, des jeux, des repas pourraient être organisés. Ces activités offriraient à ces enfants une expérience de vie différente de celle vécue dans le milieu scolaire : ici, ils ne se sentiraient plus différents, mais acceptés. Ce sentiment d'appartenance au groupe entraînerait une amélioration du niveau de l'estime de soi tout en favorisant leur socialisation.

En conclusion, *les systèmes de soutien : des possibles manqués ?*

L'efficience des systèmes de soutien, qu'ils soient intra ou extrafamiliaux, repose essentiellement sur des personnes. Les unes sont des « aidants naturels », ce sont les parents, les grands-parents, la famille élargie ; les autres sont des professionnels, personnages familiers, mais en position d'autorité : ce sont surtout les enseignants, le directeur d'école ; d'autres enfin, sont des « aidants professionnels » : les psychologues scolaires, le médiateur familial, le médecin généraliste, le pédiatre, le psychothérapeute familial ou le pédopsychiatre. L'investissement et le contact personnels caractérisent ces professions.

---

[7] Brewaeys, A. *et al.*, "Donor insemination : Child development and family functioning in lesbian mother families", *Human Reproduction*, 12, 1349-1359.

Tous ces « aidants », quels qu'ils soient, se trouvent dans une relation d'aide et, à des degrés divers, en position d'aidant. Il arrive cependant que certains enseignants considèrent que leur tâche se limite aux apprentissages scolaires, à la transmission des connaissances. Consciemment ou inconsciemment, ces enseignants ne tiennent compte dans la relation éducative que des facteurs opératoires, négligeant ou annulant les facteurs affectifs. Ce sont ces mêmes enseignants qui refuseront le rôle de Moi auxiliaire de l'enfant, prétextant qu'ils ne sont pas des psychologues. Mais, souligne S. Freud « l'on ne peut être éducateur que si l'on est capable de participer à la vie psychique de l'enfant ».[8]

Quant aux « aidants professionnels », s'ils ont une connaissance théorique des attitudes transférentielles et contre-transférentielles mises en jeu dans la relation aidant-aidé qu'ils vivent au quotidien, tous n'ont pas entrepris une formation personnelle. Et combien « d'aidants » ont été sensibilisés aux motivations inconscientes de leur choix vocationnel ?

> *Savoir que l'on est soi-même un labyrinthe, s'accepter comme multiple, dans un carnaval où chacun choisit son masque ethnique, psychologique, sexuel, etc. : telle est la condition, le mot de passe qui permet d'accéder au labyrinthe et de commencer à parcourir les chemins de la sagesse...*[9]

Quand le labyrinthe ne sera plus énigme mais connaissance de soi-même, alors les systèmes de soutien cesseront d'être des possibles manqués, voire des possibles risqués : ils seront devenus « chemins de la sagesse ».

[8] Freud, S. *Résultats, idées, problèmes. Tome 2*, Paris, PUF, 1985.

[9] Jacques Attali, *Les chemins de la sagesse. Traité du labyrinthe*, Paris, Éd. Fayard, 1996.

RÉFÉRENCES BIBLIOGRAPHIQUES

[1] AJURIAGUERRA, (J. de), *Manuel de psychiatrie de l'enfant.* Paris, Masson, 2e éd., 1974, 3e tirage 1980.

[2] AJURIAGUERRA, (J. de), MARCELLI (D), *Psychopathologie de l'enfant.* Paris, Masson, 2e éd. 1984.

[3] BAWIN-LEGROS, (B), *Familles, mariage, divorce : une sociologie des comportements familiaux contemporains.* Bruxelles, Éd. Mardaga, 1988.

[4] BERGER, (M), *L'enfant et la souffrance de la séparation*, Paris, Dunod, 2003.

[5] BOURGUIGNON, (O), *L'expérience du divorce parental : effets psychologiques sur l'enfant.* Compte rendu de recherches récentes. *Dans* Bourguignon, O. ; Rallu, J.L. ; Roussel, L. ; Théry, I., *Du divorce et des enfants*, Paris, PUF, 1985, 159-236.

[6] CAGLAR, (H), *Motivation et choix vocationnel de l'enseignant en enfance inadaptée. Étude à l'aide du dessin de l'école réelle et de l'école imaginaire, Dans Être enseignant. Un métier impossible ?* (sous la direction de H. Caglar), Paris, L'Harmattan, 1999.

[7] CHOUCHENA, (O), Les grands-parents dans la dynamique normale ou pathologique des enfants, *Dans Nouveau traité de psychiatrie de l'enfant et de l'adolescent*, Paris, PUF, 2004, Tome 4, 2633-2660.

[8] CORDERO, (C), *La famille*. Paris, Le Monde, Poche, 1995.

[9] DAHAN, (J), *La médiation familiale*, Paris, Éd. Morisset, 1999.

[10] DESCHAMPS, (J.P.), *La mère adolescente, le couple adolescent et l'enfant, Dans Nouveau traité de psychiatrie de l'enfant et de l'adolescent*, Paris, PUF, 1995, 2663-2677.

[11] DOLTO, (F), *Quand les parents se séparent*. Paris, Seuil, 1988, 2004, 176 p.

[12] DUNNE, (G.A), *Les différentes dimensions de la paternité gaye : une exploration des mythes*, *Dans Homoparentalités, état des lieux* (sous la direction de Martine Gross), Paris, Éd. Érès, 2005, 251-279.

[13] GAULEJAC, (V. de), AUBERT (N), *Femmes au singulier ou la parentalité solitaire*. Paris, Éd. Klincksieck, 1990.

[14] GAUTHIER, (P), *Les nouvelles familles*. Montréal, Éditions Saint-Martin, 2e éd., 1988.

[15] GERMAIN, (D), *La famille reconstituée. Le deuil de l'idéal, Dans Les nouvelles familles*, Montréal, Éditions. Saint-Martin, 2e édition, 1988.

[16] GROSS, (M), *L'homoparentalité*, 3ème éd., Coll. Que Sais-Je ? Paris, Presses Universitaires de France, 2007.

[17] HETHERINGTON, (E.M), COX, (M) et COX (R), Family interaction and the social, emotional, and cognitive development of children following divorce, *Journal of Social Issues*, 35*(4)*, 1979, 26-44.

[18] LE GALL, (D), MARTIN, (C), *Les familles monoparentales. Évolution et traitement social.* Paris, E.S.F., 1987.

[19] LEVITIN, (T.E.), Children of Divorce : An Introduction, *Journal of Social Issues*, 35*(4)*, Fall 1979, 1-25.

[20] MARBEAU-CLEIRENS, (B), *Les mères célibataires et l'inconscient*. Paris, Éditions universitaires, 1980.

[21] MARTIN, (C), *L'après divorce. Lien familial et vulnérabilité*. Les Presses de l'Université Laval, 1997.

[22] OLIVIER, (C), *Les fils d'Oreste ou la question du père*. Paris, Flammarion, 1994.

[23] PERRON, (R), PERRON-BORELLI, (M), *Le complexe d'Œdipe*. Paris, PUF, Coll. « Que Sais-je ? », 1994.

[24] POUSSIN, (G), SAYN, (I), *Un seul parent dans la famille*. Paris, Éditions du Centurion, 1990.

[25] ROUSSEL, (L), *La famille incertaine*. Paris, Odile Jacob, 1989.

[26] RUFO, (M), *Détache-moi ! Se séparer pour grandir*. Paris, Éd. Anne Carrière, 2005.

[27] ST-ANDRÉ, (M), *Gestation psychique et parcours d'adoptant, Dans Adoption - État des lieux.* Coll. PRISME, Éd. CHU, Ste-Justine, Montréal, 2007, 236-257.

[28] SEGALEN, (M), *Sociologie de la famille.* Paris, Éd. Armand Colin, 1981, 6e éd. 2006.

[29] WALLERSTEIN (J.S.) et KELLY (J.B.), The effects of parental divorce. Experiences of the preschool child, *Journal of the American Academy of Child Psychiatry*, 14*(4)*, Autumn 1975, 600-616.

[30] WALLERSTEIN (J.S.) et KELLY (J.B.), The effects of parental divorce : experiences of the child in early latency, *American Journal of Orthopsychiatry*, 46*(1)*, 1976 Jan., 20-32.

[31] WALLERSTEIN (J.S.) et KELLY (J.B.), The effects of parental divorce : experiences of the child in later latency, *American Journal of Orthopsychiatry*, 46*(2)*, 1976 April, 256-269.

[32] WALLERSTEIN (J.S.) et KELLY (J.B.), *Les effets du divorce des parents : l'expérience vécue par l'adolescent, Dans* Anthony E.J., Chiland C., Koupernik C., *L'enfant à haut risque psychiatrique*, PUF, "Le fil rouge", 1980, 477-503.

LISTE DES ÉTUDES DE CAS ET DES OBSERVATIONS

LISTE DES DESSINS DE LA FAMILLE

INDEX

TABLE DES MATIÈRES

Psycho - logiques

Collection fondée par Philippe Brenot
et dirigée par Alain Brun

Sans exclusives ni frontières, les logiques président au fonctionnement psychique comme à la vie relationnelle. Toutes les pratiques, toutes les écoles ont leur place dans Psycho - logiques.

Déjà parus

Frédéric BRISSAUD, *Pour un renouveau de la psychothérapie. Mutations*, 2010.
Ahmed CHANNOUF, *Les freins invisibles à l'égalité des chances*, 2010.
Pascal COULON, *Les groupes d'entraide. Une thérapie contemporaine*, 2009.
Samuel GONZALES PUELL, *Comprendre les déficiences intellectuelles sévères et profondes. Approche diagnostique et évolutive à l'âge adulte*, 2009.
Claire METZ, *Absence du père et séparations*, 2009.
Charlotte MARCILHACY, *Productions graphiques et clinique infantile*, 2009.
Lucien TENENBAUM, *La dépression, une épreuve moderne*, 2009.
Luc VANDEN DRIESSCHE, *L'enfant parallèle*, 2009.
Serge BAUMGARTEN, *L'enfant porte-symptôme*, 2008.
Pierre MANNONI, *Psychopathologie de la vie collective*, 2008.
Alain BRUN, *L'échelle d'intelligence de Wechsler. Interprétation clinique et psychopathologique*, 2008.
François PEREA et Jean MORENON, *Les jeux contradictoires de la parole et du corps*, 2008.
Jacques MICHELET, *Handicap mental et technique du psychodrame*, 2008.
Alhoussein DIA, *La psychiatrie au pays des marabouts (Mauritanie)*, 2008.
Bernadette MATTAEUR, *Procréation, IVG et maltraitance*, 2007.
Jean-Curt KELLER, *La méthode thérapeutique de Palo Alto*, 2007.
Colette LHOMME-RIGAUD, *Exils et troubles de la pensée*, 2007.

L'HARMATTAN, ITALIA
Via Degli Artisti 15 ; 10124 Torino

L'HARMATTAN HONGRIE
Könyvesbolt ; Kossuth L. u. 14-16
1053 Budapest

L'HARMATTAN BURKINA FASO
Rue 15.167 Route du Pô Patte d'oie
12 BP 226
Ouagadougou 12
(00226) 76 59 79 86

ESPACE L'HARMATTAN KINSHASA
Faculté des Sciences Sociales,
Politiques et Administratives
BP243, KIN XI ; Université de Kinshasa

L'HARMATTAN GUINÉE
Almamya Rue KA 028
En face du restaurant le cèdre
OKB agency BP 3470 Conakry
(00224) 60 20 85 08
harmattanguinee@yahoo.fr

L'HARMATTAN CÔTE D'IVOIRE
M. Etien N'dah Ahmon
Résidence Karl / cité des arts
Abidjan-Cocody 03 BP 1588 Abidjan 03
(00225) 05 77 87 31

L'HARMATTAN MAURITANIE
Espace El Kettab du livre francophone
N° 472 avenue Palais des Congrès
BP 316 Nouakchott
(00222) 63 25 980

L'HARMATTAN CAMEROUN
BP 11486
Yaoundé
(00237) 458 67 00
(00237) 976 61 66
harmattancam@yahoo.fr

Achevé d'imprimer par Corlet Numérique - 14110 Condé-sur-Noireau
N° d'Imprimeur : 737043 - Août 2017 - Imprimé en France